Mit Angst, Lust und Aggression leben

Heilsame Gedanken und Methoden für Erziehung und Beratung

1. Auflage: September 1997

Layout: René Reichel
Satz: Druckerei Müller, Prinzersdorf
Titelzeichnung: Kasia Sander, Münster
Fotos: Auguste Reichel
Andrea Stangl
Renate Lengauer
Kindergarten 1, Purgstall
SeminarteilnehmerInnen
Elisabeth Kossmeier
Gerald Müller
Helga Gumplmaier

Herausgeber: AGB - Arbeitsgemeinschaft für Gruppenberatung
c/o AGB Shop
Waidhausenstraße 8/1
A - 1140 Wien

CIP- Titelaufnahme der Deutschen Bibliothek

Reichel, Auguste:
Mit Angst, Lust und Aggression leben : Heilsame Gedanken und Methoden für Erziehung und Beratung / Auguste und René Reichel. [Hrsg.: AGB - Arbeitsgemeinschaft für Gruppenberatung c/o AGB Shop]. - 1. Aufl. - Münster: Ökotopia-Verl., 1997
ISBN 3-931902-06-4

Auguste und René Reichel

Mit Angst, Lust und Aggression leben

Heilsame Gedanken und Methoden für Erziehung und Beratung

Ökotopia Verlag, Münster

Mit Angst, Lust und Aggression leben

Heilsame Gedanken und Methoden für Erziehung und Beratung

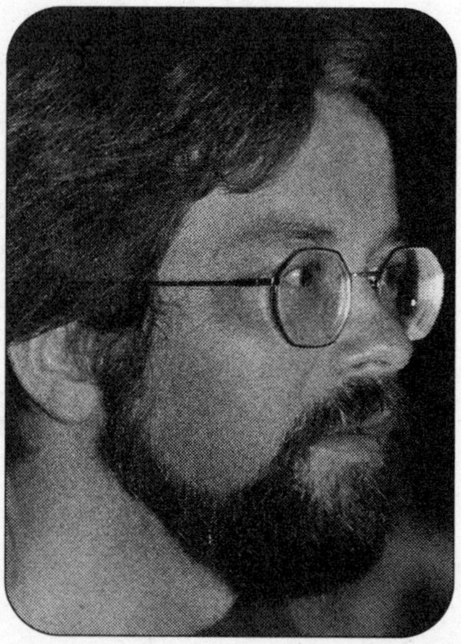

René Reichel

Dr. phil. (Pol.Wiss.), geb. 1948, aufgewachsen in Deutschland und Österreich, viele Jahre Jugendarbeit; heute Psychotherapeut, Supervisor, Lehrtherapeut und Lehrsupervisor am FPI, Trainer für Gestaltpädagogik und kreative Gruppenarbeit, Lehrer an der Sozialakademie St.Pölten.
Ich lebe mit Auguste und drei Söhnen, mit Angst, Lust und Aggression ... und gern.

Ich habe Angst ...
... vor übler Nachrede
... vor Menschenmassen in Erregung
... vor körperlichen Qualen - eigenen und denen anderer.

Ich spüre Lust ...
... bei multikulturellen Kontakten - Fremdheit ist für mich prickelnd
... bei starkem Wind am Meer und bei Gewitter
... bei klugen Gedanken
... bei gutem Wein
... bei gewollter Intimität.

Ich werde wütend ...
... wenn Erwachsene länger als 3 Minuten lang selbstherrlich sind
... wenn ich selbst unnötig feig war
... wenn andere unnötig feig sind.

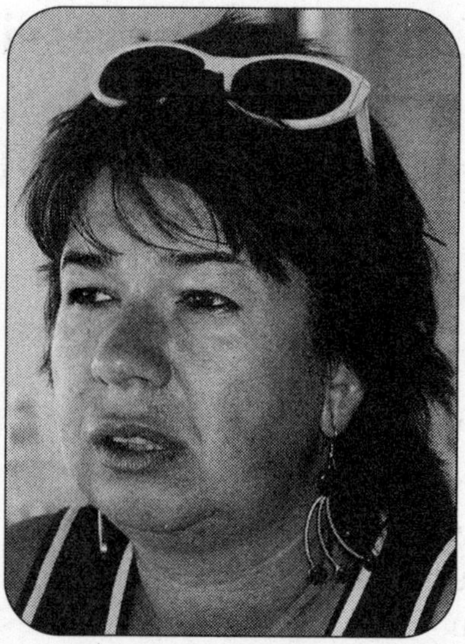

Auguste Reichel

geb. 1948, verheiratet mit René, 3 Kinder.
Psychotherapeutin, Lebens- und Sozialberaterin, Lehrtrainerin für Integrative Bewegungstherapie und Tanzpädagogik, Supervisorin.

Durch die Grenzgänge zwischen sozialpädagogischer Tätigkeit und therapeutischer Arbeit merkte ich die Ratlosigkeit und Ohnmacht im Umgang mit den drei Emotionen Angst, Lust und Aggression. Ungelöste Konflikte schüren Angst, verdeckte Aggression hemmt Lust und ungelebte Lust macht langweilig. Die Auswirkungen sind zwar individuell therapeutisch behandelbar, doch welche Lebensbedingungen brauchen wir, um destruktive Entwicklungen zu verringern?

Auf der Suche nach Antworten fand ich mit René diese Leitgedanken für unser Buch:
- Angst hilft Überleben
- Lust macht Sinn
- Aggression ist Lebenskraft

Vorwort

Jede Zeit hat ihre Not

LehrerInnen, ErzieherInnen und Eltern fühlen sich zunehmend aggressiven Kindern gegenüber hilflos. Mediziner fühlen sich durch die hartnäckigen Angstsymptome ihrer Patienten überfordert. Psychotherapeuten haben gegen die sozialen Ursachen von Gewalt keine Strategien. Aus Hilflosigkeit und Ohnmacht wird zu den alten Mitteln gegriffen: strengere Erziehung, bessere Medikamente und „Schnellheilmethoden", die Symptome beseitigen sollen.
Angst, Lust und Aggression bleiben in der Verdrängung: „Wir haben alles unter Kontrolle" - beruhigend und verdächtig zugleich.
Dennoch:
- Unverstandene Angst lähmt und macht hilflos: Die Angstneurosen, Phobien und Depressionen sprechen es aus.
- Ungelebte Lust sucht nach Ersatz und wird zur Sucht. Empörung und Verachtung über Drogen füllen Zeitungen und Medien, Alkohol, das Suchtmittel Nr.1, wird dabei vornehm übersehen.
- Ungeregelte Aggression wird zur Gewalt, man gewöhnt sich an den täglichen Terror, solange es einen nicht persönlich betrifft.

Not macht erfinderisch

Angst, Lust und Aggression sind kräftige Emotionen, sie sind überlebensnotwendig: Sie brauchen angemessenen Ausdruck und Antworten: Gefühle dienen der Kommunikation. „Emotionen sind ein Teil unserer Intelligenz, ohne den emotionalen Teil können wir auch die rationalen nicht zu unserem Wohl nutzen." (Finkeldey 1997)
Emotionen prägen unser Zusammenleben: Sie stören und verbinden.
Gefühle haben eine sehr differenzierte und doch allgemeine Sprache, sie zu verstehen bedarf der Verständigung.
Darum: Wo sind die Lernfelder für Angst, Lust und Aggression ?
Wie kann den destruktiven Auswirkungen vorgebeugt werden?

Suchtprävention, Hilfen zur Konfliktbewältigung und Kommunikationstraining sind notwendige Maßnahmen, um Drogenmissbrauch, Gewalt und soziale Ängste zu vermindern. Vorbeugen ist besser als zahlen!

Gefühle gestalten

Erziehung und Kultur sind auch Lernräume für Gefühle: Wir lernen voneinander und brauchen Autoritäten, die kreativ und empathisch mit sich und anderen umgehen.
Mit Spielen, Ritualen, in kreativem Ausdruck formen Menschen ihre Emotionen, manchmal verschlüsselt, manchmal provokant. Symbole, Bilder, Tanz und Riten sind verdichtete menschliche Emotionen und Erfahrungen und diese helfen, „Unbeschreibliches" begreifbar zu machen. Spielregeln und klare Formen regulieren die Kraft der Emotionen.
So kann ein körperlicher Kampf lustvoll werden, eine entspannende Fantasiereise Angst lindern, Tanzen und Spielen Berührung und Körperkontakt erlauben.

Die Motivation, ein Buch über Angst, Lust und Aggression zu schreiben, entstand aus unserer Arbeit mit Psychotherapie, Supervision und Fortbildung sowie aus unserer Elternrolle.
Die Methoden stammen aus unserer therapeutischen und pädagogischen Praxis und basieren auf der Integrativen Therapie, auf Gestaltpädagogik und der Integrativen Bewegungstherapie.

Aus diesen Quellen entstand ein Bächlein, dann ein Fluss mit Windungen und Zuflüssen. Gefühle sind beweglich, das war beim Schreiben spürbar. Alles fließt und „nix ist fix".
Denn: Gefühle sind wie Wasser, sie brauchen ein Bachbett, damit sie nutzbar bleiben.
Die Ufer sind unsere Werte und Normen. Kraftvolle Wildbäche und tiefe Ströme werden auch zubetoniert oder gestaut. Daraus erwachsen die meisten Zivilisationsstörungen, die sich in Lustlosigkeit, Neurosen und Gewalt äußern. So ist dieses Buch ein Versuch, Wildbachverbauungen zu lockern und Stauseen umzuleiten, damit neue Quellen und Flüsse aus dem Land der Angst, Lust und Aggression Lebenskraft bringen.

Gebrauchsanleitung für Übungen, Spiele, Methoden

1. Wählen Sie nur Übungen, die Ihnen selbst gut gefallen und die Sie sich selbst zumuten.

2. Die vorliegenden Übungsanleitungen sind veränderbar und anpassungsfähig an die Alters- und Zielgruppe, an den Prozess und den Rahmen.
Trauen Sie sich Veränderungen zu!

3. Genügend Zeit zur Einstimmung, zum Abklingen und Beruhigen, auch zur Nachbesprechung einplanen.

4. Fantasiereisen und Imaginationsübungen brauchen einen guten und ruhigen Rahmen und vorherige Entspannung oder Lockerung.

5. Aggressive oder angstverdeutlichende Spiele nicht unmittelbar in angespannten Situationen einsetzen.

6. Trotz allen Regelungen kann mal etwas passieren: Blaue Flecken, Kratzer, ein Riss in einem Kleidungsstück, ein paar Tränen, ein kleiner Schaden an einem Möbelstück.
Das muss ertragbar sein. Nicht überreagieren!

7. Eltern sollen über den Sinn dieser Spiele informiert werden, das gibt Ihnen auch Rückhalt.

8. Übungen nicht zu früh abbrechen. Manchmal ergeben sich erst nach einiger Zeit wichtige Wendungen, z.B. neue Gefühle oder Verhaltensideen.

9. Vertrauen Sie den Kindern: Lebendige Kinder, die mit Bewegung vertraut sind, verletzen sich fast nie.

10. Grenzen und Regeln werden auch dann spürbar, wenn sie fallweise überschritten und neu gefunden werden.

11. Wählen Sie einen guten Aufbau aus 3 - 5 Übungen, manche werden besser ankommen, andere weniger gut. Auch das ergibt Stoff für Gespräche.

12. Suchen Sie sich bei diesen Themen und Methoden möglichst guten kollegialen Rückhalt und Austausch. Nutzen Sie auch Supervision oder mal wieder ein Fortbildungsseminar.

P.S.: Wir haben in diesem Buch die männliche und weibliche Anrede je nach guter Lesbarkeit verwendet und hoffen, dass Sie sich als Leser und Leserin persönlich angesprochen fühlen.

Eine Liste der dargestellten Methoden, Übungen und Spiele finden Sie am Ende des Buches.

Kapitel 1

Brav sein macht krank

Wenn Sie mit diesem Titel spontan etwas anfangen können, dann werden Sie hier viel Bekräftigendes finden.

Wenn Sie dieser Titel unangenehm provoziert, dann lesen Sie erst recht weiter!
Brav sein erleichtert vordergründig Zusammenleben:
sich an Vorgegebenes anpassen ist auch notwendig.
Brav sein ist daher ein übliches Erziehungsziel.

Brav sein bedeutet aber auch, all das, was andere stören oder behindern könnte, zu unterdrücken.
In vielen Fällen ist das wichtig und richtig.
Um nicht jede Lebenssituation neu bewerten zu müssen, legen wir uns Lebensmuster zu,
die wir in fast allen Situationen dann spontan einsetzen.
Das Muster wird dann für uns „typisch".

So ist es auch mit dem Bravsein. „Typisch Brave" unterdrücken daher dauerhaft all das, was andere stören oder behindern könnte, und dazu gehören besonders Gefühle wie Lust und Aggression. Angst wird nicht unterdrückt - im Gegenteil: Angst ist die Grundlage für chronisches Bravsein.

Und all das ist gelernt. Die Lerngeschichte unseres Fühlens ist das Thema dieses ersten Kapitels.
Zunächst stellen wir den Vorgang des Fühlenlernens dar.
In drei „Vorgeschichten" wird dann verdeutlicht, warum und wie das Verlernen eines gesunden Fühlens krank machen und zugleich unsere heutige Alltagskultur prägen kann.

1.1. Fühlen lernen und verlernen

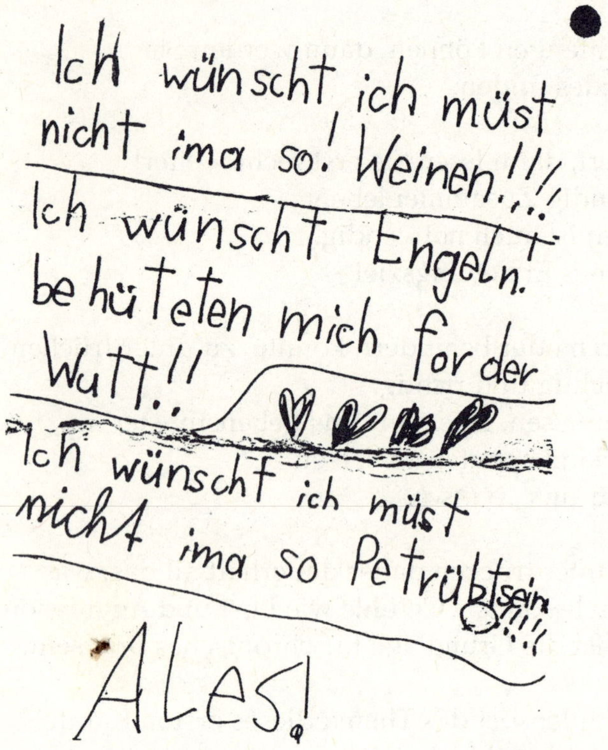

Eine Sonderschülerin

Sei doch normal!

Im Supermarkt: Ein dreijähriges Mädchen sitzt im Einkaufswagen und weint laut.
Die etwas nervöse Mutter sagt zu ihr: „Hör doch auf, die Leute schauen schon auf dich!"
Das Kind wird leiser.
Der Satz „Die Leute schauen schon auf dich", mit dem anklagenden und drohenden Tonfall der Mutter wirkte.

Die Reaktion der Mutter ergibt sich

a) aus der Grundhaltung in unserer Gesellschaft, dass weinende Kinder eher stören;

b) aus der verbreiteten Ansicht, dass Emotionen höchstens innerhalb der Familie Platz haben, ausserhalb muss man sich für sie schämen;

c) aus der gestressten Tagesverfassung der Mutter bzw. ihren Schuldgefühlen.
Das Kind wird diese Lektionen lernen, denn „man" möchte nicht unangenehm auffallen, nicht schief oder gar verächtlich angeschaut werden.

Verhaltensauffällige Kinder agieren ihre Gefühle einfach aus. Sie sind weniger in Gefahr, körperlich zu erkranken. Ihre Schwierigkeiten entstehen im sozialen Bereich.

Brave Kinder bremsen ihre Emotionen, halten Stimme und Bewegungen zurück und sind unauffällig. Ganz brave Kinder halten sogar den Atem unter Kontrolle und sind eher ängstlich. Sie sind tüchtig und fallen durch Leistung auf.
Beispiel: Mit Monika hatte die Mutter nie Schwierigkeiten, sie widersprach nie und war immer eine Vorzugsschülerin.
Trotz ihrer ausgezeichneten Leistungen litt Monika an Prüfungsängsten und brachte oft keinen Ton heraus. Sie verbrachte die ganze Zeit mit Schulaufgaben und hatte nur eine einzige Freundin.
Es ging alles „klaglos", bis sie mit 16 Jahren depressiv wurde, Medikamente und Therapie brauchte. Sie hatte alle Erwartungen der Umwelt erfüllt und sich selbst dabei vergessen.
Ihr brav sein hatte sie krank gemacht!

Emotionen sind beweglich

Gefühle, Stimmungen und Emotionen sind innere Bewegungen, die auf äußere Einflüsse reagieren. Gefühle sind daher immer in Beziehung zum Umfeld zu sehen und geprägt von den Bewertungen der Mitwelt. Wie und wo wir unsere Gefühle äußern, hängt wesentlich von unseren Normen ab. Und die haben eine persönliche und kulturelle Geschichte.

Erinnern sie sich, wann, wo und warum Sie zuletzt geweint haben? Falls Sie eine Frau sind, wird es Ihnen vielleicht nicht so schwer fallen eine Situation zu finden.

Sind Sie männlich, so werden Ihre Tränen wohl schon lange getrocknet sein, oder wissen Sie noch den letzten Anlass? Männer dürfen nicht öffentlich weinen und wenn, dann möglichst effektvoll.
Wann haben Sie als Frau zuletzt öffentlich laut und deutlich Ihre Wut geäußert?
Und nicht nur Kindern gegenüber? Erinnern Sie sich: Mädchen, die wütend sind, werden hässlich, und Buben, die weinen, sind schwächlich. Manche Gefühle sind männlich und andere weiblich, oder?

Was davon angeboren oder angelernt ist, können wir nicht ganz genau unterscheiden. Affekte, Triebe, Instinkte und offene Gefühlsäußerungen werden rasch als primitiv bezeichnet. Vornehmes oder zivilisiertes Verhalten bedeutet Zurückhaltung, gebremste Körpersprache und dezente Ausdrucksweise oder „Cool sein" als die Meganorm.
Die dunklen, unangenehmen und abgelehnten Gefühle verstecken wir in den Hinterhöfen der Seele und die angepassten Emotionen zeigen wir als Verpackung nach außen. Die Angst vor Ablehnung lässt uns lächelnd die Zähne zeigen oder in Ausdruckslosigkeit erstarren.

Zur Selbsteinschätzung:

Überlegen Sie, welche Gefühle Sie bei sich mögen oder kennen?
Verwenden Sie dazu die folgende Liste, und tragen Sie Ihre Stimmungen und Gefühle entsprechend ein.
Sie können sich dann von Verwandten oder FreundInnen dazu eine Rückmeldung holen und sehen, wie weit Ihr Selbstbild mit der Einschätzung anderer übereinstimmt.

(3 - bin ich sehr, 2 - mittel, 1 - wenig)

	3	2	1
ruhig			
schwerfällig			
lustlos			
traurig			
einsam			
unglücklich			
trübsinnig			
griesgrämig			
ängstlich			
feindselig			
verzweifelt			
nervös			
erregt			
aktiv			
stark			
begeistert			
erfreut			
freundlich			
glücklich			
zufrieden			
warmherzig			
gelassen			
friedvoll			

Sind Sie normal?

Das ist eine heikle Frage, an der Gefühlsausdruck und Verhalten gemessen wird:

Drei Sichtweisen stehen zur Auswahl:

a) Sie sind normal aus der Sicht des statistischen Durchschnittslebens: nicht auffällig, durchschnittlich.

b) Sie sind „normal" im Sinne eines wünschenswerten Zustands, nahe einem Ideal: gesund, aktiv, wohlhabend, kreativ, verheiratet, schön. Je nach Zeitgeist und Wertorientierung werden Sie sich einordnen können.

c) Sie sind normal durch Anpassung an die unmittelbare Umgebung, wo Ihr soziales Milieu und Ihr Status bestimmt, wie Sie zu sein haben. Das muss nicht dem allgemeinen Durchschnitt entsprechen.
Z.B. neigen Jugendliche zu dieser Normalität: die Clique bestimmt, was normal ist und das ist häufig gesellschaftlich auffallend.

Welcher Norm wollen Sie entsprechen?

Normen sind weitaus relativer und verschiedener als es den Menschen bewusst ist und Erziehung geschieht im Spannungsfeld zwischen Anpassung und Widerstand und fordert daher zur Reflexion der Normen heraus.

Stimmungen und Gefühle sind von außen beeinflussbar und steuerbar. Die persönlichen Stimmungen werden ausgedrückt, stoßen bei anderen auf Widerhall und dieser wirkt zurück. Gefühle sind Auslöser für Kommunikation.

Ein Alltag: Am Morgen sind Sie vielleicht übel gelaunt, wie das Wetter, ein wenig wolkig und trüb, und plötzlich kommt ein Anruf. Jemand lädt zu einem Kinobesuch am Abend ein. Sie freuen sich. Der Tag bekommt mehr Glanz. Gefühle und Stimmungen sind beeinflussbar: sich einstimmen, umstimmen und verstimmen lassen, kann bewusst und unbewusst geschehen. Versuchen Sie einmal, bei guter Musik unangenehme Arbeiten zu machen!

Begriffe wie „E-motion" (Heraus-Bewegung) deuten auf diese Beweglichkeit hin, auf die Wechselwirkung von Eindruck und Ausdruck, daraus entsteht Kommunikation. Resonanz auf Gefühlsäußerungen machen diese spürbarer: Der kritische Blick der Mutter, der wohlwollende Ton in der Stimme des Lehrers, die ablehnende Geste des Freundes, all dies ist Resonanz und bestimmt mit, wie die eigenen Gefühle angenommen und bewertet werden.
Selbstwahrnehmung geschieht zuerst über Fremdwahrnehmung. Wer keine Reaktion bekommt, findet sein Gefühl nicht beachtenswert und verdrängt es.
Mit-geteilte Freude ist doppelte Freude, und mit-geteiltes Leid wird halbiert. So sagt es der Volksmund, und er hat Recht.

Gefühle, die nicht oder widersprüchlich beantwortet werden, können nur teilweise gelebt werden.
Kinder erleben ganzheitlich und atmosphärisch, sie spüren auch unausgesprochene Reaktionen besser, als es Erwachsenen manchmal lieb ist.
Erwachsene können durch ihre Kommunikation mit dem Kind Störungen verursachen und verstärken.

Hier einige Beispiele:

1. **Gefühlsverwirrungen**
entstehen über unbeständige oder widersprüchliche Reize (Stimulierung), z.B. einmal starkes Verwöhnen und dann wieder krasse Zurückweisung. Auch Doppelbotschaften verwirren: Lächeln trotz Wut usw. Eindeutigkeit oder zumindest Ehrlichkeit ist für die emotionale Entwicklung wesentlich. Kinder spüren oft die wahren Gefühle genau.

2. **Gefühlsarmut**
entsteht durch Defizite an emotionaler Zuwendung, z.B. kann bei meist abwesenden, meist abgelenkten oder depressiven Eltern Gefühlsarmut entstehen.
Neue Erlebnisqualitäten ausserhalb des Elternhauses können das Gefühlsspektrum wieder erweitern. In vielen Lebensgeschichten zeigt sich deutlich, wie wichtig dafür andere ergänzende Bezugspersonen (Großeltern, Nachbarn ...) sein können.

3. **Blockierung des Ausdrucks**
Tiefgreifende Konflikte oder traumatischer Stress können eine Art Ausdruckslähmung bewirken. Die Wiederbelebung des Ausdrucks geschieht durch Kommunikation, kreative Mittel und Stärkung des Selbstvertrauens. Auch hier ist die außerfamiliäre Welt meist sehr bedeutsam und anregend.

4. **Überschiessende Reaktionen**
(„die Nerven verlieren") sind ungesteuerte Gefühle, diese brauchen eine Grenze durch geregelten Ausdruck, Zuwendung und Antwort.

5. **Emotionale Einseitigkeit**
Jemand kann nur ängstlich oder feindselig reagieren. Diese Menschen brauchen eine Erweiterung ihres Denkens und Fühlens durch Stimulierung und neue Ausdrucksmöglichkeiten.

Eindruck ohne Ausdruck macht Druck - eine psycho-logische Regel.

Kreativer Ausdruck

Genau hier liegt die Chance und der Sinn von Selbsterfahrung in kreativen Gruppen und Methoden: Sie entwickeln und bereichern die Wahrnehmungs- und Ausdrucksfähigkeit und damit die „Sinnfähigkeit". Durch Tanzen, Malen, Fantasiereisen, Musik usw. werden Gefühle angeregt und ausgedrückt.

Metaphern, Märchen und Geschichten beschreiben menschliche Erfahrungen und Emotionen.
Kreativer Ausdruck ist heilsam und gesund, sich vielfältig mitzuteilen macht lebendig, neugierig und sinnlich. Und manchmal ergibt sich daraus ein Glücksgefühl.

Gefühle sind leiblich: Wahrnehmung geschieht durch die Sinne; die körperlichen (leiblichen) Vorgänge und Empfindungen sind die Basis für Gefühle.

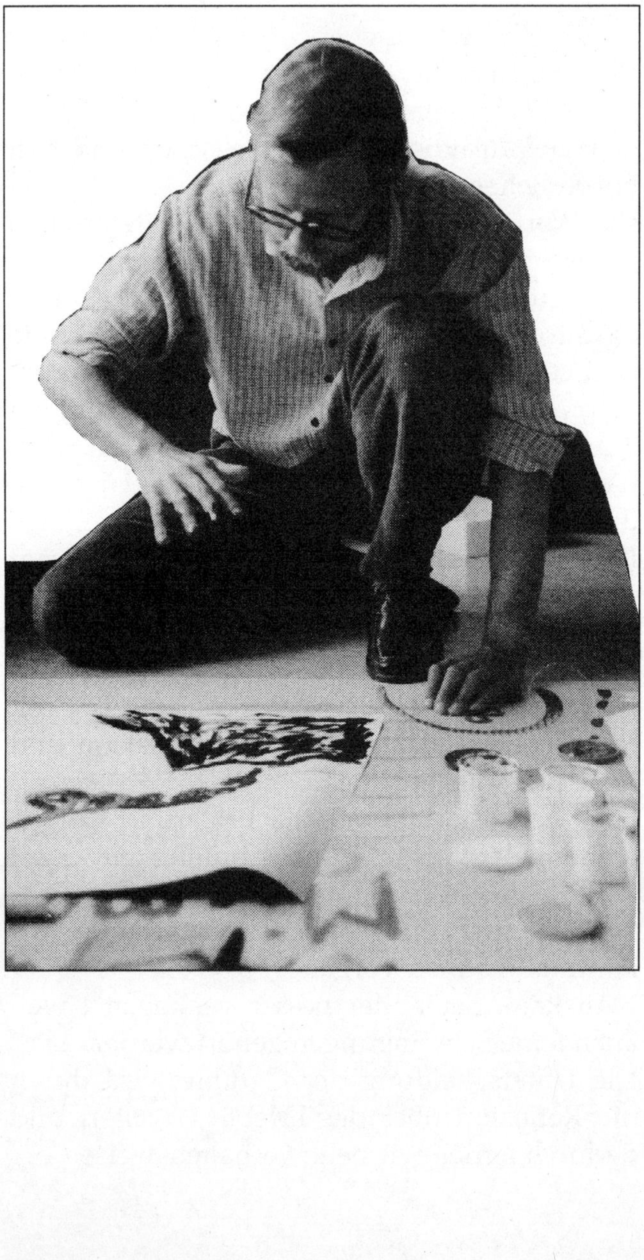

„Der Körper ist das beste Bild der Seele."
L. Wittgenstein

Im 4. Jahrhundert vor Christi meinte Aristoteles, dass der Sitz der Seele und der Nervenfunktionen im Herzen sei.
Die chinesische Medizin ordnet seit Jahrtausenden die Gefühle den verschiedenen Organen zu: Die Angst den Nieren, die Trauer den Lungen, die Wut der Galle usw. Manches davon ist uns in Redewendungen bekannt: „Da geht mir die Galle über".
Körperliche Symptome als Ausdruck seelischer Not zu verstehen ist Aufgabe von Selbsterfahrung und Psychotherapie, besonders der Psychosomatik.

Wir wissen heute, dass das menschliche Gehirn den Ablauf zwischen unseren Wahrnehmungen und Reaktionen, den seelischen und den körperlichen, steuert.
Das Wort Emotion entstammt dem lateinischen movere - bewegen. Jedes Gefühl löst eine Bewegung im Körper aus, physikalisch und chemisch: Im Zorn strömt Blut in die Hände und verstärkt die Abwehrkraft, bei Angst aktiviert der Körper die Fluchtbereitschaft, bei Trauer wird der gesamte Stoffwechsel auf Sparflamme gesetzt, er soll Ruhe gewährleisten, um den Verlust zu verarbeiten.
Im Glück wird man kräftiger, der Körper sagt sich: „Jetzt kann ich alles schaffen". Für die Emotionen sind verschiedene Systeme des Gehirns zuständig und Eindrücke und Erfahrungen werden dort gespeichert und verarbeitet. Weiterentwicklung braucht Reflexion und neue Erlebnisse.
Hier liegt die bio-logische Erklärung für die emotionale Intelligenz. „Feinfühligkeit" lässt sich üben, sie führt zu angemessenen Reaktionen, bewirkt eine bessere Abstimmung im kommunikativen Vorgang.
Man kann „einander besser verstehen", weil auch feine Schwingungen gehört werden.
Die Unterscheidung der Gefühle wird durch die Reflexion über das Erlebte erweitert und dadurch lernen wir neue Verhaltensweisen.

Kultur ist die Art und Weise, wie Menschen ihre Gefühle und ihr Zusammenleben regeln und gestalten. Wo haben Angst, Lust und Aggression ihren Platz?

Wo dürfen Sie laut lachen, weinen, schreien, springen und tanzen, singen und zärtlich sein?

- Schreien und toben:
Auf dem Fußballplatz und bei bestimmten Mannschaftssportarten. Aber bitte hauptsächlich für Männer!

- Ekstatisch kreischen:
Bei einem Teeniepopkonzert.
Aber bitte nur Mädchen bis 17 !

- Vor sich hin schluchzen:
Bei einem Begräbnis, aber nur, wenn Sie die Person gekannt haben. Etwas dezenter bitte, mein Herr!

- Ausgelassen tanzen, sich verkleiden, verrückt benehmen:
Im Fasching und Karneval, aber auch nicht überall. Und vor allem: Hier muss man so sein!

- Heftige Gefühle rauslassen:
In Psychogruppen und Selbsterfahrungskursen. Aber bitte vorher zahlen!

- Das Ausleben unerwünschter Gefühle und Verhaltensweisen wird manchmal bestraft, manchmal als mehr oder weniger geisteskrank hingestellt.

- Leidenschaftliche Gefühle werden an die Massenmedien und Kunst delegiert.
Im Fernsehen oder auf den Bühnen wird es dann heftig: Die Verbindungen zwischen Sex und Gewalt, zwischen Freundschaft und Betrug, zwischen Hass und Liebe bekommen hier ihren (Ersatz)Spielort und werden zur Projektionsfläche ungelebter und ungeliebter Gefühle.

Wo wird die emotionale Intelligenz gefördert? Die Kleinfamilie alleine ist mit emotionaler und sozialer Bildung überfordert, da sie zuwenig flexible Möglichkeiten anbietet. Die Schule kann neue Aspekte einbringen:

In Amerika gibt es Schulprojekte, die emotionales Lernen als Hauptziel in ihrem Lehrplan haben. In New Haven erhalten Kinder in den ersten Klassen Unterricht in Selbstwahrnehmung:
Sie rollen Würfel, auf denen bestimmte Gefühle stehen wie aufgeregt, traurig usw. Wenn ein Kind an die Reihe kommt, schildert es, wann es zuletzt dieses gewürfelte Gefühl hatte und welches Bild es damit verbindet. Konfliktrollenspiele werden im Lehrplan eingebaut, und als Vorbeugung gegen Gewalt und Drogen eingesetzt.
Es vermittelt Schülern, dass sie außer Passivität oder destruktiver Aggression noch andere Mittel haben, um einen Konflikt zu bewältigen.
(Goleman 1995, S. 345, 347)

Emotionale und soziale Erziehung misst sich an den Werten der bestehenden Kultur und an Idealen. Erziehung kann Entwicklung und Veränderung unterstützen oder behindern. Wenn die Gesellschaft ausreichend Zeit, Räume und Geld für die Prävention, für Bildung und Begleitung der PädagogInnen zur Verfügung stellt, würde sie sich viele Heil- und Sozialkosten ersparen.

Was wäre, wenn ...

- der Angst vor Versagen in der Schule von Lehrern und Eltern mehr Beachtung geschenkt würde, hätten weniger Kinder Angstneurosen oder Verhaltensstörungen.

- es mehr Räume für kraftvolle Bewegung und fairen Kampf gäbe, könnten manche Jugendliche ihre Konflikte anders lösen lernen.

- kreative Prozesse und entspanntes Lernen die Didaktik des Unterrichts mehr prägen würden, wären weniger Kinder aus Frust suchtgefährdet.

- Eltern bessere Arbeitsbedingungen und mehr Unterstützung bei der Kinderbetreuung hätten, könnten sie ihre Erziehungsarbeit entspannter leben und müssten ihre Aggressionen nicht an Kindern und PartnerInnen auslassen.

- mehr Freizeit- und Kultureinrichtungen für lustvolle Begegnungen, für kreatives und freies Handeln allen Generationen zu Verfügung stünden, würden weniger Menschen aus Langeweile, Einsamkeit und innerer Leere in den Alkohol flüchten.

- Angst vor dem Alter, vor Krankheit und Tod nicht verdrängt werden müsste, sondern in Gruppen, in der Schule, an der Uni und im Kindergarten behandelt werden dürfte, dann wären weniger Menschen depressiv.

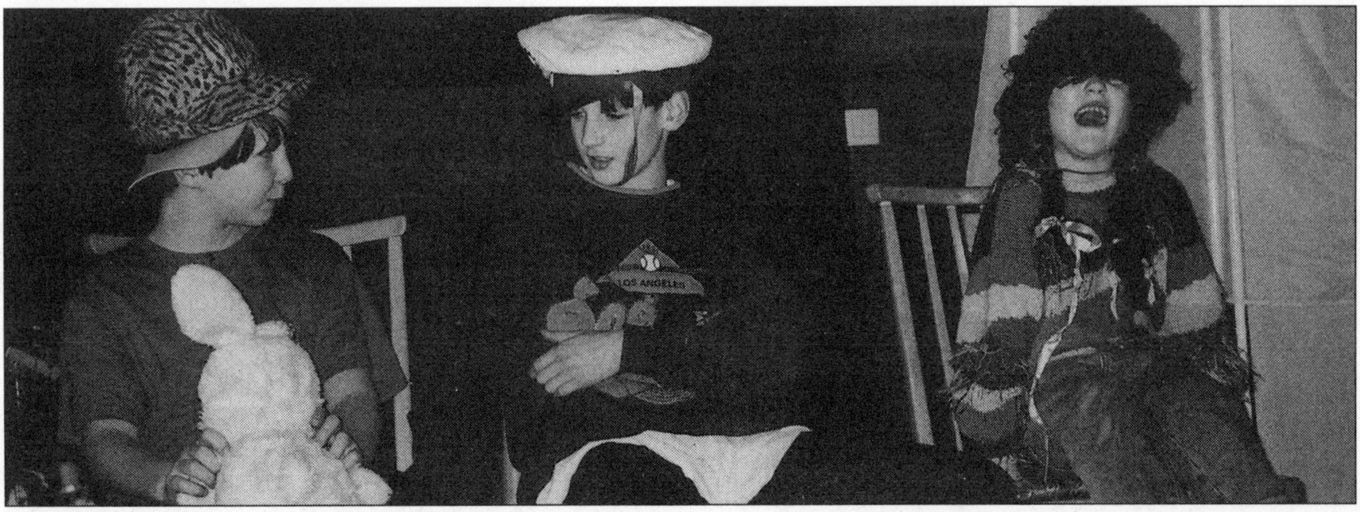

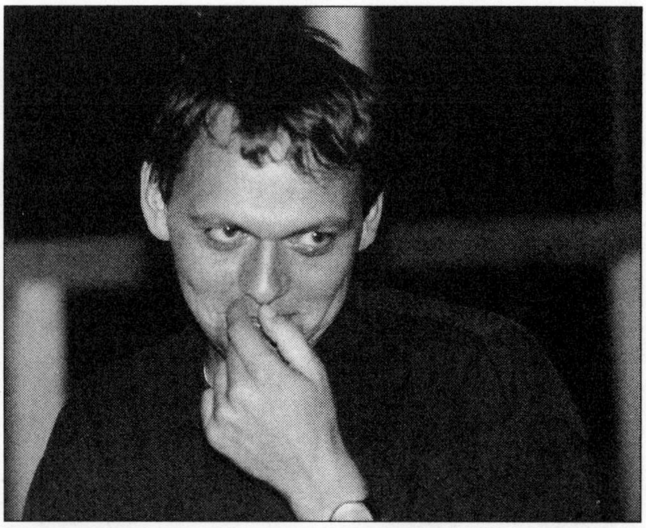

Spiele

Die Anregungen und Gedanken in diesem Buch sind Wegweiser, um die inneren Landschaften der Angst, der Aggression und der Lust kennenzulernen.
Die Spiele und Übungen sind mögliche Wege, um diese Gefühle neu und vertieft zu erforschen, vielleicht auch neue Aspekte zu entdecken. Sie dienen teilweise auch der Wiedergutmachung (Heilung) und der Vorbeugung von Schäden (Prävention).

Gefühle spielen

Schreiben Sie verschiedene Gefühle auf Zettel oder Kärtchen:

Variation 1:

Die Kärtchen mit den Gefühlen liegen auf einem Stoß in der Mitte. Jedes Gruppenmitglied zieht eines und sucht - für sich allein - einen Platz im Raum und eine Körperhaltung, die dieses Gefühl deutlich macht. Dann stellt jeder in der Runde nacheinander seinen Körperausdruck vor, und die anderen raten, welches Gefühl hier dargestellt ist. Mehrere Runden sind möglich, je nach Zahl der Mitglieder.

Variation 2:

Jeder zieht zwei bis drei Kärtchen und entwickelt eine Bewegungs- und Ausdrucksabfolge mit dem Ziel, diese zwei bis drei Gefühle mit Körperausdruck ineinander übergehen zu lassen, also etwa von „erregt" zu „verzweifelt" und dann zu „gelassen". Auch hier vorzeigen und raten lassen. So wird Stimmungswechsel erfahren und geübt.

Variation 3:

Paare bilden: Jeder zieht ein Kärtchen und lebt sich in sein „Gefühl" ein. Jeder spielt dann dieses Gefühl und begegnet so seinem Spielpartner. Sie versuchen, einander zu beeinflussen und umzustimmen. Wie entwickelt sich der Kontakt?
Wenn es passt, können sich auch zwei Paare treffen und aufeinander reagieren und es entsteht eine nonverbale Szene daraus.

Danach Gespräch über diese Dialoge.

1.2. Vorgeschichten:

A. Die „Schwarze Pädagogik"

Es gehört zu den Merkmalen unserer ungeduldigen Alltagskultur, dass wir unangehme Erlebnisse als überwunden und bewältigt betrachten, wenn wir darüber nicht mehr reden. Dabei täuschen wir uns. Vor allem traumatische und gewalttätige Szenen bleiben im Unbewussten gespeichert. Das gilt nicht nur für die Kindheit. Krieg und einige Aspekte des Nationalsozialismus haften noch in unserer Gesellschaft, und nähren noch manche Grundeinstellungen zur Kindererziehung, auch wenn sie uns als vorsintflutlich und überholt erscheinen.

Die wesentlichen Merkmale dieser Erziehungstradition wurden unter dem Ausdruck „Schwarze Pädagogik" (Rutschky 1977 in Miller 1980) auf schonungslose Weise zusammengefasst. Wir sollten uns von der vielfach veränderten Kulisse der Erziehung heute - viel mehr Geld, viel mehr Konsum, viel mehr Ablenkung, viel mehr Organisation - nicht täuschen lassen: Die alten Konzepte gelten in hohem Maße auch heute, wenn auch meist modisch verkleidet.

Zur „Schwarzen Pädagogik" gehören z.B. Meinungen wie:

1. dass das Pflichtgefühl Liebe erzeuge;

2. dass man den Hass mit Verboten töten könne;

3. dass Eltern a priori als Eltern Achtung verdienen;

4. dass Kinder a priori keine Achtung verdienen;

5. dass Gehorsam stark mache;

6. dass eine hohe Selbsteinschätzung schädlich sei;

7. dass Zärtlichkeiten schädlich seien (Affenliebe);

8. dass das Eingehen auf kindliche Bedürfnisse schlecht sei;

9. dass Härte und Kälte eine gute Vorbereitung fürs Leben bedeuten;

10. dass vorgespielte Dankbarkeit besser sei als ehrliche Undankbarkeit;

11. dass der Körper etwas Schmutziges und Ekelhaftes sei;

12. dass die Heftigkeit der Gefühle schädlich sein;

13. dass die Eltern immer Recht hätten. (Miller 1980, S. 78)

Sie werden feststellen, dass manche der genannten Meinungen in ihrem Elternhaus nicht vertreten worden sind und Ihnen doch bekannt vorkommen.
Versuchen Sie den „sound" dieser Liste nachzuempfinden, die grundlegende „Stimmung", die „Haltung", die hier zum Ausdruck gebracht wird.
Die familären Erziehungsnormen stammen auch aus der sozialen Mitwelt, und diese können in zwei Generationen entscheidend verändert werden.
Versuchen Sie anhand der oben genannten Meinungen eine Diskussion mit anderen PädagogInnen. Welche der Normen sind noch spürbar, welche waren prägend?

Wenn wir unsere Eingebundenheit in diese Prägungen aufspüren, ohne vorschnelle Abwehr, ohne Selbstanklagen, sondern als Wahrnehmung, dann eröffnen wir uns Möglichkeiten der verändernden Weiterentwicklung.

„Wir sind so gewöhnt, alles, was wir hören, als Vorschriften und Moralpredigten zu empfangen, dass zuweilen auch reine Informationen als Vorwürfe erlebt und deshalb gar nicht aufgenommen werden können."
(Miller 1980, S. 23)
Gemeinsamer Nenner aller Einzelaussagen der „Schwarzen Pädagogik" ist die Annahme, dass ein Mensch zunächst als schlechtes, böses oder zumindest als problematisches Wesen auf die Welt kommt.
Die jüdisch-christliche Grundannahme von der Erbsünde wurde durch die abendländische Gesellschaftsentwicklung einseitig gedeutet und weiter perfektioniert. Auch philosophisch war „der Mensch des Menschen Feind".
Sigmund Freud setzte diese Tradition in gewisser Weise fort, indem auch er den neugeborenen Menschen als von Trieben bestimmt sah, die es zu kontrollieren galt.
Und dann gibt es zu allen Zeiten den beinahe notwendigen Pendelausschlag ins Gegenteil, der uns heute in manchen therapeutischen Gruppen - oft gemischt mit esoterischen Konzepten - begegnet:
„Denk positiv", „Glaube an dich", „Sei ein Winner", „In dir steckt was ganz Besonderes", „Sei deine Göttin", das sind typische Sätze aus dieser Gegenhaltung. Als Pendelausschlag ist diese Tendenz verständlich und für persönliche Weiterentwicklung wichtig, aber sie überfordert:
Wenn Kinder zu einem frühen Zeitpunkt in einem hohen Maß bewundert werden, ist das eine unverdauliche Überforderung für sie. Wenn Kinder diesen Erwartungen nicht entsprechen, riskieren sie enttäuschte Eltern. Kindliche Lebendigkeit und Spontanität wird unterdrückt und manchmal sind Versagensängste oder Verhaltensauffälligkeit, Verweigerung oder Passivität die Antwort.

Innerhalb der verfrühten Bewertungen gibt es solche, deren Wirkungen harmlos bleiben, und solche, deren Wirkungen deutlich schädigend sind.
Das hängt davon ab, welche psychische Energie hinter der erwachsenen Wertung steckt:
Geht es um ein leicht besorgtes „das tut man nicht" oder ein modisch bewunderndes „wie toll du das machst", dann ist das für Kinder wohl locker verdaulich.
Bei einigen Situationen steckt aber hinter der erwachsenen Wertung mehr, nämlich die unbewusste Abwehr unverdauter und schmerzvoller Erfahrungen mit solchen Wertungen.
Und diese unverdauten Erfahrungen werden bei unserem eigenen pädagogischen Handeln in einer oberflächlich kaum erkennbaren Verbissenheit oder Panik für das beurteilte Kind spürbar: „Ein richtiger Bub muss das mit 8 Jahren können!"
Da wird vermutlich eine ehemals eigene kränkende Überforderung einfach an das Kind weitergegeben.

Nun gibt es neben der Einmaligkeit jeder einzelnen Biografie doch auch gemeinsame pädagogische Traditionen, und dazu gehört bei uns zum Beispiel die Abwertung und Bekämpfung des kindlichen Hasses.
„Ein Mensch, der von Anfang an das Glück hatte, auf Enttäuschungen mit Wut reagieren zu können, wird empathische Eltern verinnerlichen und nachher mit allen seinen Gefühlen, auch mit dem Hass, ohne Analyse umgehen können. ...
Der Hass ist ein normales, menschliches Gefühl, und ein Gefühl hat noch niemanden umgebracht. ... Nicht der erlebte, sondern der mit Hilfe der Ideologien aufgestaute Hass führt zu Tätlichkeiten und zur Zerstörung, ..."
(Miller 1980, S. 300f.)

In manchen Fällen führt verdrängter kindlicher Hass also zu später ideologisch gerechtfertigten Verfolgungen anderer.
Der Zusammenhang zwischen einer verbreiteten pädagogischen Unterdrückungspraxis und der Kriegsbereitschaft derselben Gesellschaften ist in der „spartanische Erziehung" sprichwörtlich geworden.

In vielen anderen Fällen werden die verdrängten Gefühle auch noch mit Schuldgefühlen versetzt: vor allem kleine Kinder beziehen familäre Konflikte auf sich und deuten sie als von ihnen verschuldet: Kinder geben sich die Schuld, wenn ihre Eltern streiten oder sich trennen.
Sie reagieren dann je nach Familienstruktur mit noch mehr Bravheit, Krankheit oder Aggression. Das kann in der psychotherapeutischen Praxis mit einer Fülle von Beispielen belegt werden. (H.E.Richter 1992, 191ff.)

Was gilt noch...

Meinungsspiel zu Erziehung

1. Suchen Sie die drei Meinungen heraus, die in Ihrer Ursprungsfamilie am deutlichsten vertreten wurden.

2. Suchen sie drei Meinungen, die Sie für die Kindheit Ihres Partners oder Ihrer KollegInnen vermuten, wenn die bereit sind, hier mitzumachen. Das ist auch mit Jugendlichen durchführbar.

3. Dann besprechen Sie Ihre Übereinstimmungen bzw. Abweichungen.

Die Ergebnisse sind Meinungen und subjektiv, sind daher weder richtig noch falsch. Nutzen Sie den Austausch zum gegenseitigen Verstehen.

B. Der Krieg

„Jetzt haben wir wieder einen strammen Soldaten in unserer Familie!"
Wie viele Omas und Opas haben auch in diesem Jahr wieder diesen Satz gesagt, als ihr Enkel einrücken musste bzw. durfte?

Was sagt das aus?
Viele von denen, die Angehörige in einem Krieg verloren haben, gerade von denen, die unbeschreibliches Leid durchstehen mussten, sind - jetzt wieder - stolz, wenn sie einen der ihren in Uniform sehen.

Wie ist das möglich?
Die Erklärung steckt unserer Meinung nach in der Formulierung „unbeschreibliches Leid". Das Unbeschreibliche, das, was nicht erklärt werden kann, wo einem - schon immer - die Worte gefehlt haben, das darf letztlich nicht wahr sein.

Ein Teil der Vergangenheitsbewältigung hat stattgefunden; und paradoxerweise hat sie einen anderen Teil von Vergangenheitsbewältigung verhindert: Während viel und intensiv auf die noch unbeschreiblicheren Verbrechen wie Judenvernichtung und Massenerschießungen hingewiesen wurde, blieben die millionenfachen „kleinen" Unbeschreiblichkeiten im Dunkeln der persönlichen Geschichten.

Jakob B. war gegen die Nazis. In den 30er-Jahren war er ohne Aussicht auf Arbeit, er hatte gerade eine Familie gegründet. Da bekam er ein Angebot: Ein sicherer Arbeitsplatz mit Parteimitgliedschaft. Er nahm an. Er wurde kein Kriegsverbrecher, er hatte „nur" seine Überzeugung geopfert.
Bis zu seinem Tod 1978 wurde über diese Zeit vor 1945 geschwiegen, auch seine Frau unterband jedes Gespräch darüber. Die Tochter entdeckte erst viel später, wie sehr dieses Schweigen die Familienatmosphäre belastet, ja vergiftet hatte, denn auch die Auseinandersetzung über andere, aktuelle Konfliktthemen war dadurch erschwert. Es gab eben keine Konfliktkultur.

Konrad H. war in der Zwischenkriegszeit als Judenfreund bekannt. Im Krieg fand er manche Schlupflöcher für sich und auch für andere. Davon erzählte er auch später gern. Von anderen Dingen erzählte er wenig. Er war ein tüchtiger Mann und Vater, aber er durchlebte auch Phasen schwerer Depression. Kurz vor seinem Tod hatte er einen psychotischen Schub, der darauf schließen ließ, dass er im Krieg vielleicht in eine Erschießungsaktion verwickelt gewesen war. Er nahm dieses Geheimnis mit ins Grab. Nach seinem Tod fand man die Belege für jahrelange Zahlungen nach Israel. Auch das war sein Geheimnis.

Diese kleinen wahren Geschichten sollen verdeutlichen, dass die Folgen des Krieges bzw. beider Kriege nicht auf plakative Horrorereignisse reduziert werden dürfen, auch nicht auf spektakuläre Täter oder Opfer. Jede mitteleuropäische Familie leidet unter Kriegsschäden, viele wissen es nicht.

Diese Schäden werden nicht bewusst gemacht, und sie werden auch weiterhin laufend angerichtet ... und übersehen. Auch in Nordirland oder in Bosnien wurden und werden nicht nur extreme Horrortaten vollbracht, sondern der „kleine" Horror wird zu einer kollektiven Alltäglichkeit. Und kollektiv wird es auch viel einfacher zu verdrängen, zu bagatellisieren, zu tabuisieren: Es ist einfach nicht mehr nötig, das Unbeschreibliche zu beschreiben, Worte dort zu suchen, wo sie fehlen.
1997 machte die Ausstellung „Die Verbrechen der Wehrmacht" in Österreich und in Deutschland großes Aufsehen, besonders die Schwierigkeiten vieler Politiker und Bischöfe, den Ehrenschutz für diese Ausstellung zu übernehmen, wirbelte einigen Staub auf ... kurzfristig natürlich. Hunderttausende hatten sich auf eine Konstruktion von Wirklichkeit geeinigt, die heißt: Das Böse ist die Sache einiger weniger, schrecklicher Menschen.

Was hat dieses Thema mit diesem Buch zu tun? Ohne die hier beschriebene Nachwirkung der Weltkriege in unseren Familien würde der Umgang mit Angst, Lust und Aggression anders und vielleicht konstruktiver verlaufen. So berühren diese Themen in unserer Kultur laufend die angedeuteten „Unbeschreiblichkeiten". Krieg steigert alles - auch die Gefühle - ins Maßlose. Die Angemessenheit, ein Wert, der schon der „schwarzen Pädagogik" fremd war, ist durch die Kriegserfahrungen weiter verloren gegangen; und Angemessenheit misst sich an der menschlichen Würde.

Diskussion „Kriegsbereitschaft"

Frage dazu:
Wo und wie besteht ein Zusammenhang zwischen Erziehungspraxis und Kriegsbereitschaft einer Kultur?
Vielleicht finden Sie Beispiele, Gegenbeispiele oder Argumente, die diese Frage zu einer Auseinandersetzung machen.

C. Der Geschlechterkampf

Angst, Lust und Aggression prägen das Verhältnis der Geschlechter ganz wesentlich und wirken auf das Verhältnis von Männern und Frauen zueinander. Aus dieser Einstellung heraus werden Buben und Mädchen erzogen.
Über das Verhältnis von Mann und Frau in der Gesellschaft ist in den letzten Jahren reichlich geschrieben und gesprochen worden. Vieles ist noch im Fluss.
Die Benachteiligung von Frauen ist statistisch nachweisbar und wird kaum mehr bestritten.
Die realen Auswirkungen dieser Kritiken sind noch oberflächlich oder von Vorteil für die Gruppen von Frauen, die es schon vorher besser hatten.
Die Sozialisation von Frauen und Männern zeigt sich deutlich im Umgang mit Macht, Angst, Aggression, Ohnmacht und dies verdeutlicht sich in Opfer- und Täterrollen, die dann zu Klischees erstarren.

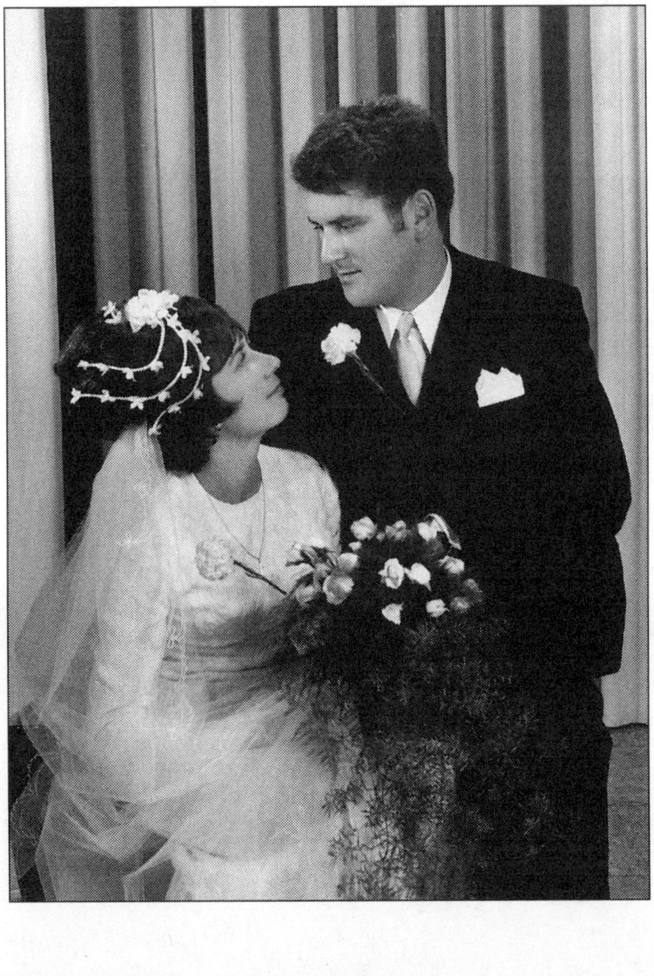

Zunächst zum Bereich Aggression und Unterdrückung: Zwei Thesen beschreiben unsere Haltung und fließen daher auch in die Behandlung der Themen dieses Buches ein:

These 1:
Indem die Täter nicht auch als Opfer gesehen werden, werden sie in der Täterrolle festgehalten.

Männer gehen meist nicht freiwillig in den Krieg, sie werden dazu verpflichtet, von Männern, die das auch mussten.
Sie verlieren dabei Körperteile, ihre Seele, ihr Leben. Männer werden auf Erfolge programmiert ... als Derrick wie als Versicherungsvertreter, als Unternehmer wie als Lehrer ... und als „Mann"- und sie werden von vielen Frauen dafür bewundert.
„Starke" Männer unterscheiden nicht mehr zwischen sinnvollem und destruktivem Erfolg ...
Und so rennen sie mit hängender Zunge hinter Zielen her, mit denen sie andere und vor allem sich selbst schädigen können.
Frauen tragen dazu bei und profitieren auch vordergründig davon.

These 2:
Der Ausstieg aus Ohnmachtshaltungen und Opferrollen bewirkt eine Veränderung auf beiden Seiten: Auch wenn die Männer die äußerlich aktive Rolle spielen, so ist doch die Unterdrückung eine wechselseitige, die daher nur gemeinsam verändert werden kann.

Noch ist es so, dass Buben oder Männer, die sich den „offiziellen Klischees" von Männlichkeit verweigern, auch von Mädchen und Frauen geringgeschätzt werden.
Noch ist es so, dass Mädchen und Frauen kaum für die Abschaffung des Militärdienstes kämpfen, manche sogar eine Karriere als Soldatin anstrebt. Damit wird diese Art der Männlichkeit von bestimmten Frauen verherrlicht.
Die weiblichen Formen von Missbrauch, Unterdrückung und Feindseligkeit sind noch nicht ausreichend diskutiert, die besetzenden Mütter werden teilweise noch bewundert.

Auch wenn es vereinfacht wirkt, so entsteht durch die Zusammenfassung der beiden Thesen der für die Generationen unserer Kultur typische Teufelskreis:

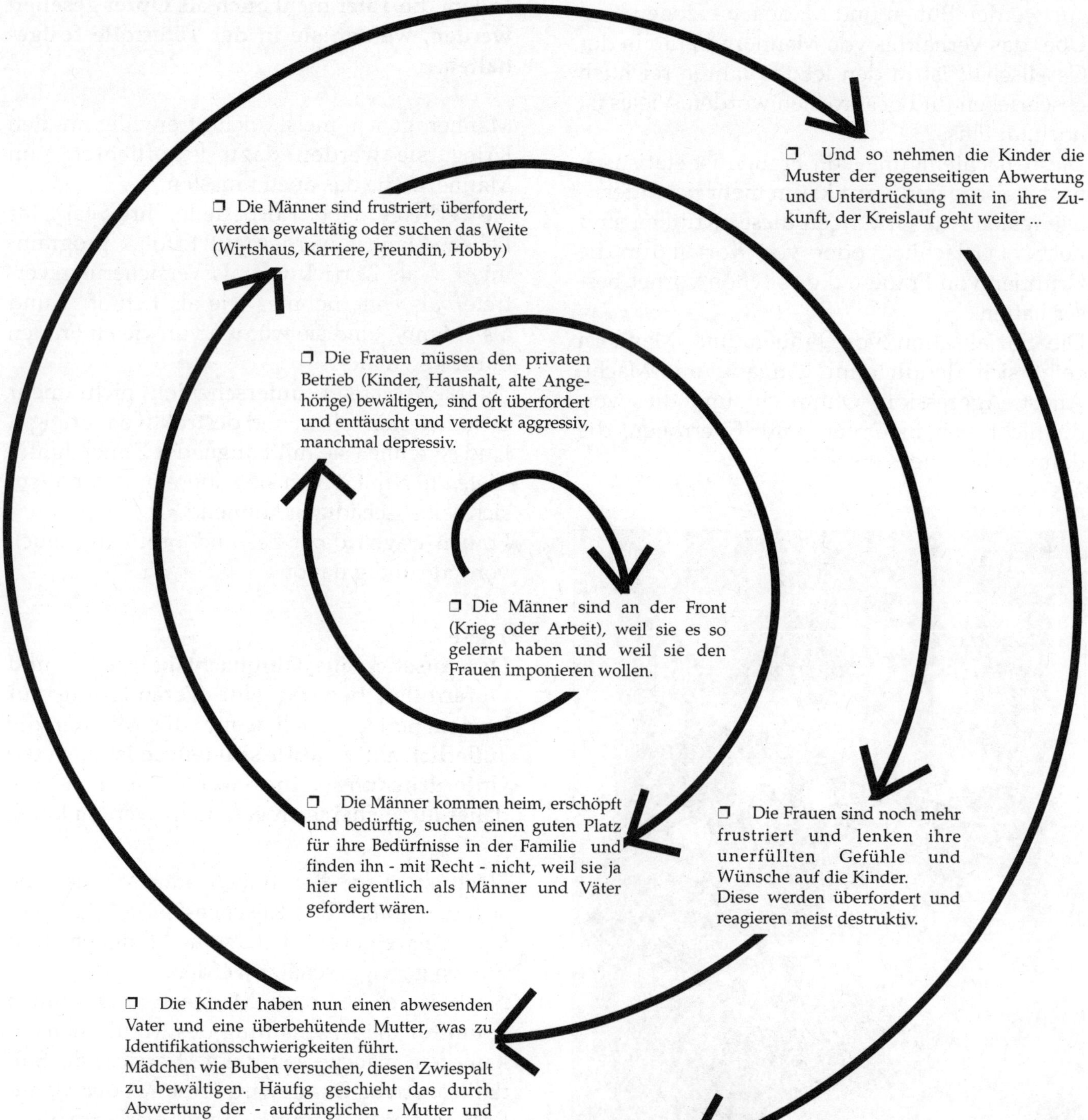

Hier sind außerfamiläre Erwachsene sehr wichtig: Als Onkel, ErzieherIn, als LehrerIn oder NachbarIn kann Entlastung und Hilfe angeboten werden.
Manche PädagogInnen haben Hemmungen, mit Kindern zu viel über deren Familienleben zu sprechen. Fragen Sie nach, es kann manchmal für das Kind rettend sein!

Nun geht es ja zwischen Mann und Frau - und in diesem Buch - nicht nur um Aggression und Unterdrückung, sondern auch um Lust.
Eine nüchterne Betrachtung der Paare in der persönlichen Umwelt bietet meist denselben Eindruck, den die Lektüre moderner Untersuchungen zu diesem Thema vermittelt: Mit der Lust ist es nicht weit her.
Das Bild von der Dauerlust zwischen Mann und Frau und Lust ist nicht einmal 200 Jahre alt.... „und sie lebten glücklich und zufrieden bis ans Ende ihrer Tage". Märchen drücken Wünsche aus.

Eine Idee dieses Jahrhunderts ist die vom Glück durch „mehr" Konsum.
Übersetzt auf Beziehung ergibt sich die heilige - oder eher unheilige - Allianz von Vatikan (Moral von der ewigen Bindung) und Hollywood (Moral vom ewigen Glück).
Sie lässt viele süchtig der Idee nachlaufen, dass die regressive Geborgenheit einer Dauerbeziehung und die Faszination der Leidenschaft als Beziehungsanspruch forderbar wären.
Daher die

These 3:

Beziehungen, Ehen und Familien können unter der Bürde der Erwartungen kaputt gehen. Diese Überforderung verhindert dann manchmal, die erreichbare Lust und Zufriedenheit anzunehmen.
Atmosphären und Stimmungen vermitteln mehr als gesagte Worte. Und wenn diese Stimmungen zwischen Mann und Frau, Mama und Papa, von Frust, Enttäuschung, Vorwurf, Resignation oder Zynismus geprägt sind, dann geschieht dadurch Erziehung.

Kinder lernen dabei: Meine Eltern haben die Ziele, die sie angestrebt haben, nicht erreicht. Sie sind zu schwach für die „wahre Liebe", und Erwachsensein ist frustrierend.
Sie ahnen zwar, dass da was faul ist mit den Erwartungen an die Liebe, aber letztlich bleibt ihnen nichts anderes über, als diese Erwartungen zu übernehmen. Die verzweifelte Suche nach vollkommenem Dauerglück geht weiter.
Der Abschied von der Illusion des Dauerglücks ist mühsam, weil es Mut von seiten der Erwachsenen fordert, sich neu mit ihrem Lebenszielen zu beschäftigen.
Ein gelungener Abschied von der Illusion kann Kindern die „Atmosphäre der möglichen Liebe" vermitteln, die auch das familiäre Mittagessen, das Gespräch nach Abschalten des Fernsehers und andere Alltäglichkeiten manchmal zu einem Lusterlebnis werden lässt.

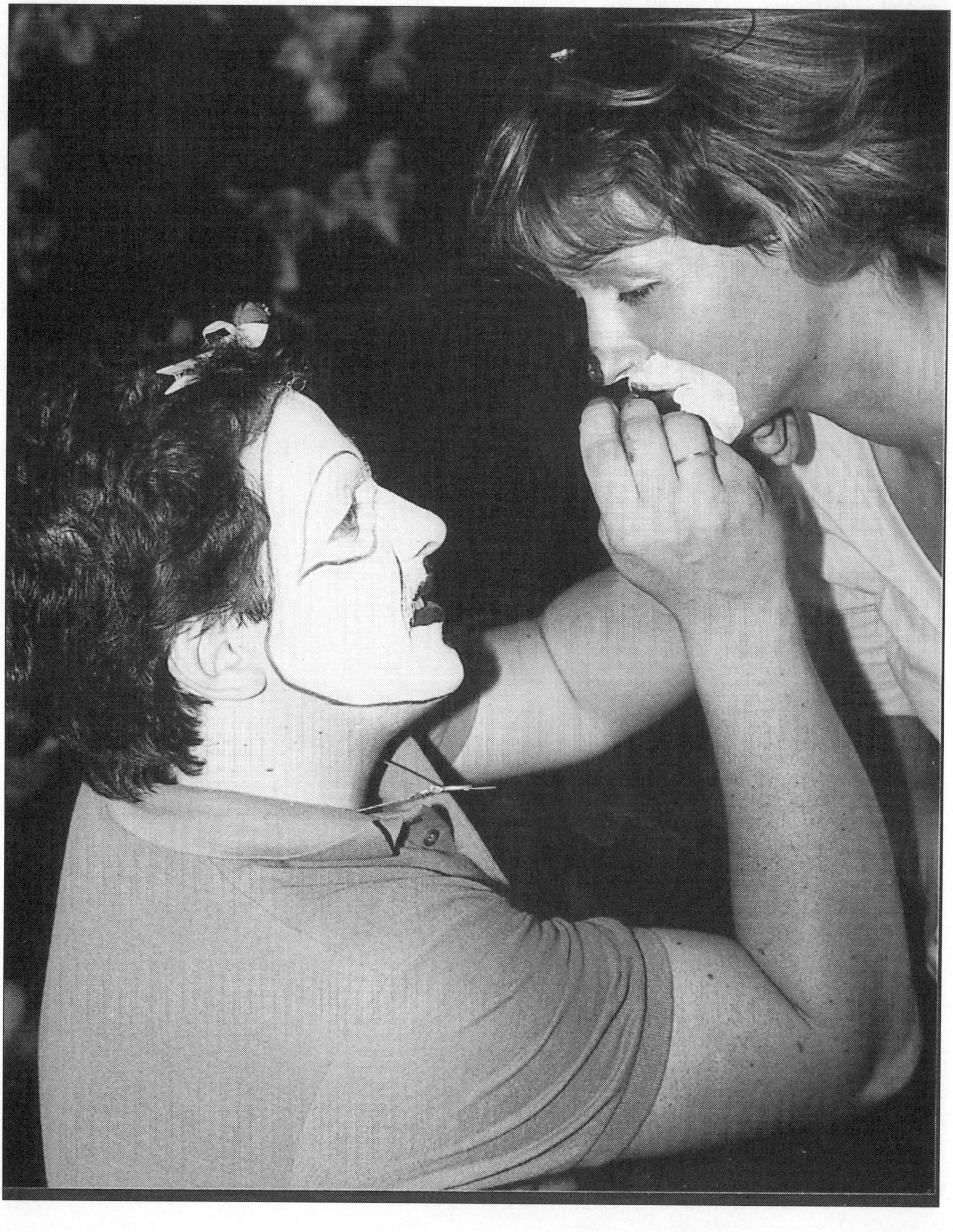

Kapitel 2

Angst hilft Überleben

Das Thema Angst können Sie mit Ihrer rechten Gehirnhälfte erkunden ...
z.B. mit unserem ersten Impuls „Reise ins Angstland".

Ihre linke Gehirnhälfte braucht Beispiele, Argumente, praktische Anregungen.
Die finden Sie in den anschließenden drei Unterkapiteln.

Erfassen, verstehen und begehen können Sie das Angstland nur mit beiden Gehirnhälften
und mit Leib und Seele, also mit Ihrer Intuition, Ihrer Sensibilität,
Ihrem Verstand und Ihrer Tatkraft.

Die Reise ins Angstland

„Du hast die Möglichkeit, mit deiner Fantasie ins Land der Angst zu reisen. Ich werde dich anleiten. Auch wenn dir vielleicht ein wenig mulmig wird bei dieser Vorstellung: Entspanne dich trotzdem, nimm eine gute Sitzhaltung ein, mit den Füßen am Boden und den Rücken angelehnt. Schließe die Augen. Atme ein paar mal durch und spüre die Flächen des Körpers, mit denen du die Umgebung berührst ...

Überlege, was du auf dieser Wanderung mitnehmen möchtest: Nimm dir jedenfalls einen Wanderstock zur Unterstützung mit.
Stell dir nun eine Landschaft vor, mit einem Weg. Begib dich nun auf den Weg und spüre, mit welchem Tempo du gehst. ...
Nun siehst du einen ersten Hinweis: „Angstland, 5 Min. Gehzeit. Vorsicht, Begehen auf eigene Gefahr!" ...

Du gehst weiter und kommst zu einem Wald. Vor dem Wald steht eine Tafel: „Angstland, weitergehen oder umkehren!"
Links vom Wald ist ein kleines Haus mit einer Hinweistafel: „Begleitung durch das Angstland" - Du schaust hinein, und eine Gestalt taucht auf: Vielleicht ist es ein Tier oder eine Märchengestalt oder eine reale Person...
Entscheide, ob du mit dieser Begleitung ins Angstland gehen willst oder lieber alleine ...

Gehe nun noch ein Stück den Weg weiter, dann siehst du eine unbekannte Landschaft, ein wenig grau und nebelig - das Angstland.
Falls du hingehen möchtest, musst du den Weg genau beachten, langsam gehen und genau hinsehen ...

Manches, was dir begegnet, kommt dir bekannt vor, als ob es aus einer dunklen Erinnerung auftaucht, manches ist vielleicht ganz fremd ...

Welche Gestalten, Farben, Formen und Gebäude tauchen auf? ... Wie reagierst du? ....
Du selbst kannst dich auch verändern: Dich größer oder kleiner machen, mächtiger, und dich oder die Umgebung verzaubern ...

Wenn du genug gesehen hast, kehrst du wieder um oder beendest deinen Weg:
Du verabschiedest den Begleiter, falls einer dabei war. Du gehst zur Grenze des Angstlandes zurück und auf eine Wiese.
Lasse die Anspannung und Aufregung los, dehne und strecke dich, atme durch und öffne die Augen. Streiche mit deinen Händen über dein Gesicht und den ganzen Körper und gehe ein paar Schritte durch den Raum.

Schreibe oder male nun die Eindrücke auf und erzähle jemandem die Geschichte."

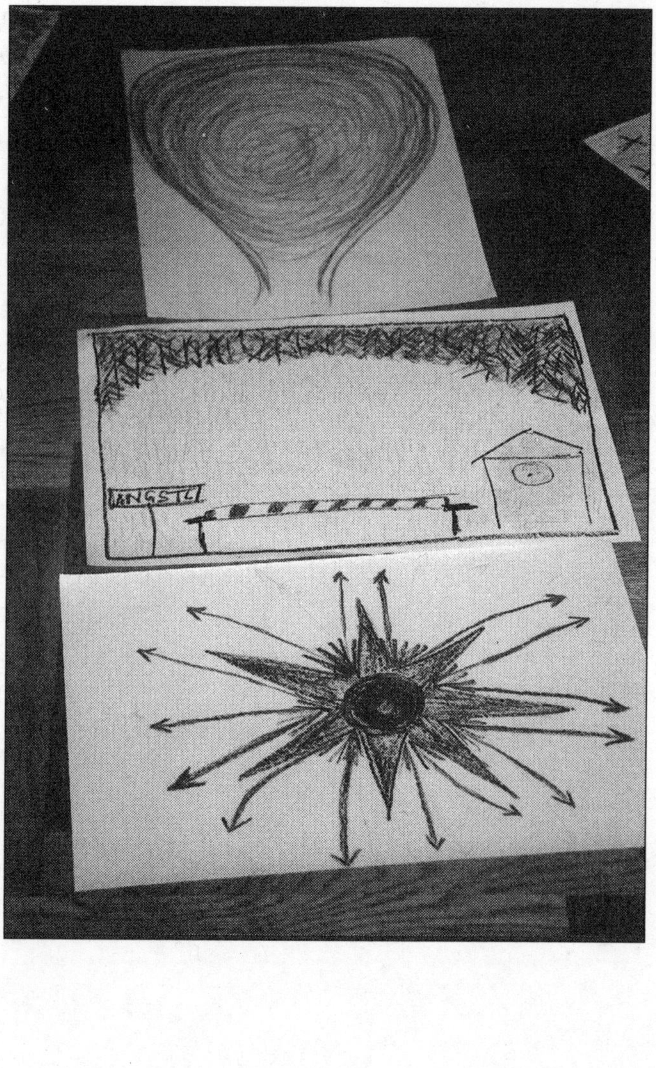

2.1. Angstgeschichten und Notausgänge

Es gibt eine Angst,
die macht klein,
die macht einen krank und allein.
Und es gibt eine Angst,
die macht klug.
Mutiger, freier von Selbstbetrug.
Andre Heller

Erinnerungen

Erinnern Sie sich an eine angstvolle Szene aus Ihrer Kindheit, z.B. Dunkelheit, Gewitter, fremde Besucher, Streit, Schularbeiten: Waren Sie da alleine und verlassen, oder hat Sie jemand getröstet? Wurden Sie ermutigt, durch die Angst hindurchzugehen, wurden Sie dabei gestützt oder wurden Sie lächerlich gemacht?
Sammeln Sie nun die Botschaften, Sätze, Meinungen und Reaktionen, die Sie in Ihrer Kindheit zu Angst überwiegend erfahren haben.
Einige sind hier aufgelistet, finden Sie Ihre vertrauten Sätze heraus und ergänzen Sie diese.

Botschaften zu Angst

o Das bildest du dir nur ein!
o Sei nicht so zimperlich!
o Das ist doch lächerlich!
o Komm, ich helfe dir!
o Angsthase, Pfeffernase!
o Armes Kind!
o Stell dich nicht so an!
o Die anderen fürchten sich da nicht!
o Du bist aber feige!
o Du brauchst keine Angst zu haben!
o Du bist doch schon so groß!
o ....
o ....

Manchmal scheint Angst ganz unnötig, geradezu lächerlich zu sein.
Das stellt uns dann vor interessante pädagogische Fragen, die wir in diesem Kapitel ausführlich behandeln.

Es gibt aber Ängste, die - so stellt sich nachher heraus - schützend, ja sogar lebensrettend sind. Erinnern Sie sich an so ein Beispiel, wie Ihnen oder einem Bekannten die Angst vielleicht die Gesundheit oder sogar das Leben gerettet hat!? Im Straßenverkehr nachgeben, im Gebirge rechtzeitig umkehren, auf eine verrückte Wette nicht einsteigen, auf unbekannte Drogen verzichten.

Ja, manchmal können wir uns bei unserer Angst bedanken.

Szenen der Angst

Angst vor dem Alleinsein

Tina, 2 Jahre, will abends nicht in ihrem Zimmer einschlafen, dauernd fordert sie Tee oder ruft nach irgend etwas. Die Eltern sind schon ärgerlich, weil sie endlich den Film sehen wollen. Das Zimmer von Tina liegt eine Etage höher, und sie kann die Eltern nicht hören.

Ausweg

Licht und Geräusche vermitteln das Gefühl, dass jemand da ist. Es gibt kleine Leuchtsterne fürs Kinderzimmer, diese bringen Orientierung ins Dunkel. Manche Kinder brauchen die geöffnete Tür, sie schlafen bei Geräuschen leichter ein als bei „Totenstille". Ein Teddybär mit Mamas Halstuch oder Papas T-Shirt würde Tina noch zusätzlich helfen, alleine einzuschlafen, denn vertraute Gerüche beruhigen.

Angst vor Träumen

Michael, 3 Jahre, träumt fast jede Nacht von einem Löwen und schreit dann nach den Eltern. Manchmal ist der Löwe sehr groß, manchmal laut, dann wieder lieb. Er ist im Zimmer und für Michael deutlich sichtbar.

Ausweg

Die Eltern sprechen mit Michael über und mit dem Löwen, und versuchen ihn zu „zähmen". Michael bekommt unterschiedliche Stofflöwen geschenkt und spielt mit ihnen tagsüber Zirkus, da müssen sie ihm gehorchen. Nach und nach verlieren die Alpträume an Bedrohung und der Löwe an Bedeutung.

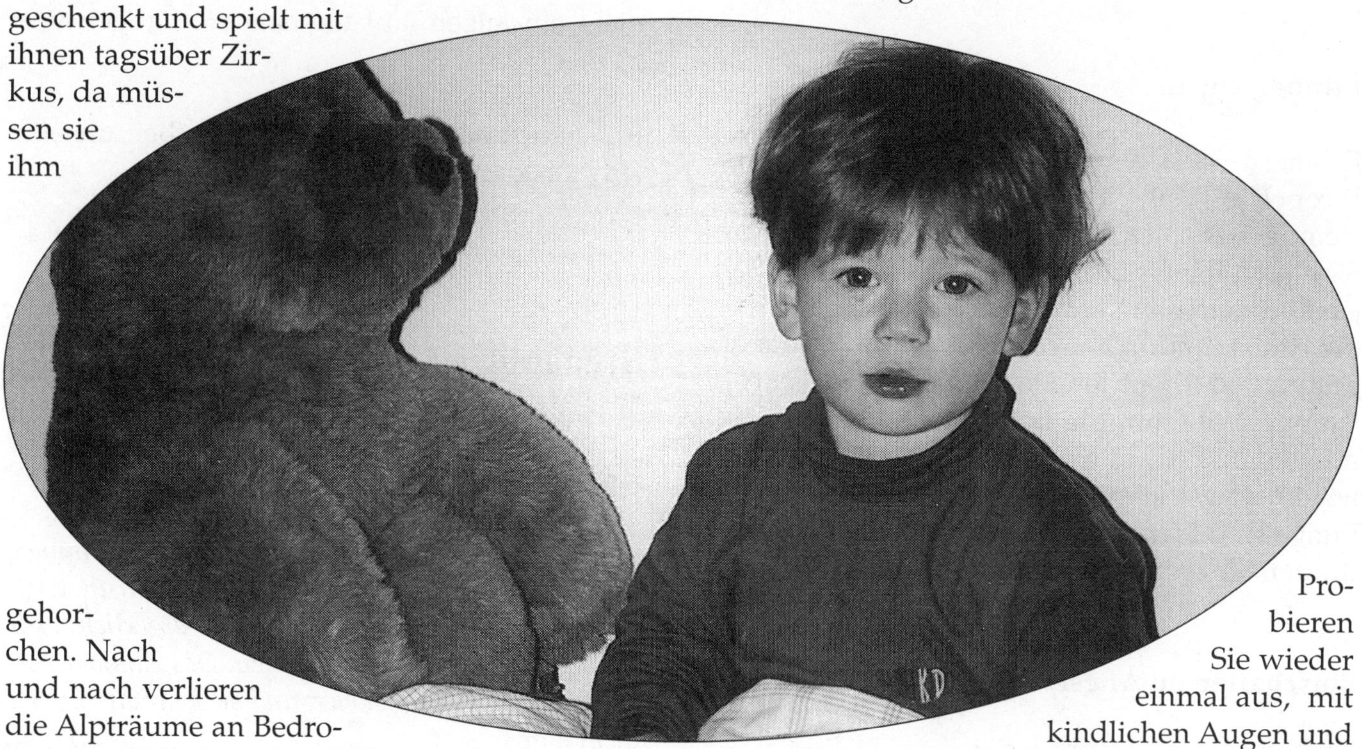

Das Spiel und die Stofftiere helfen Michael, Alptraumgefühle zu kontrollieren und zu gestalten. So kann er mit seinen Mitteln die Angst bewältigen.

Magische Phase

Die magische Entwicklungsphase (ca. 4 bis 8 Jahre) ist wertvoll und aufregend, sie ist Quelle von Märchen und Mythen. Dabei werden Gefühle über Bilder und Gestalten ausgedrückt und verarbeitet. Erwachsene, die die Welt noch mit kindlichen Augen ansehen können, werden merken, dass es Zwerge und Riesen gibt: Allein der körperliche Größenunterschied macht es aus. Wenn diese „Riesen" dann noch streiten, dann kann schon mal ein Alptraum daraus werden.
Es sind normale, aber für sie unbegreifliche Situationen, die Kinder ängstigen und die Erwachsene schon als Angstquelle vergessen haben: Das rauschende Klo mit dem Loch ins Nirgendwo, die flimmernde, knallende Glasscheibe, die man Fernseher nennt, das schnelle, laute Riesending, das auf Schienen vorbei donnert und von dem Mama begeistert sagt: „Da, schau ein Zug!" usw.

Probieren Sie wieder einmal aus, mit kindlichen Augen und Ohren die Welt wahrzunehmen, sie werden die normalen Ängste verstehen.

Zum Umgang mit Alpträumen

Alpträume sind Angstträume, sie können durch Spielen, Zeichnen und Gestalten sichtbar und entmachtet werden. Sie können wie ein Film neu gedacht und inszeniert werden und damit aus der Angstenge herausgeführen.
Der Träumer ist in jedem Fall der Regisseur - ob bewusst oder unbewusst. Das kann kreativ genutzt werden. Alpträume sind auch oft ein Hinweis auf Wachstumsschübe, Übergänge, aber auch auf Stress und Überforderung.

Trennungsangst

Monika, 4 Jahre, fährt zum ersten Mal mit den Eltern zum Schiurlaub. Sie soll an einem Kinderschikurs teilnehmen, war aber noch nie ohne Eltern unter Kindern. Sie wird zur neuen Gruppe gebracht, sie weigert sich zu bleiben und schreit. Die Eltern gehen schnell weg.

Ausweg

Kinder haben grundsätzlich ein anderes Zeitgefühl als erwachsene Menschen. Sie schauen, trödeln (aus der Sicht der Eltern) oder wollen nicht plötzlich alleine sein.
Sie brauchen Übergangszeit, Vorbereitung und Orientierungshilfen. Wenn sie die Uhr noch nicht kennen, muss man andere Zeitmaße finden: Essenszeiten, die Aktivitäten mit den Fingern abzählen, bestimmte Signale vereinbaren... usw.
Einfühlendes Verständnis (Empathie) macht erfinderisch.

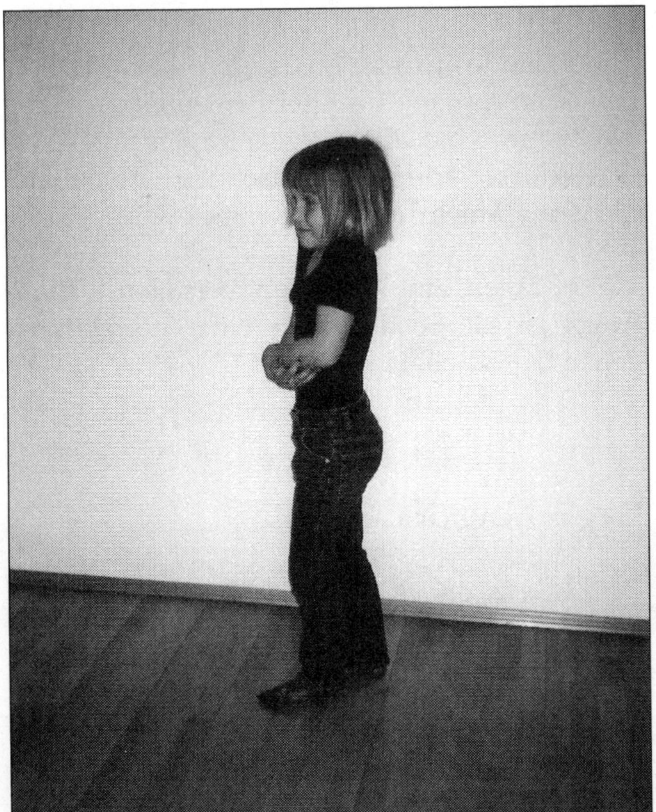

Wenn Trennungen wie z.B. bei einem Krankenhausaufenthalt notwendig sind, dann bedarf es besonders viel Sorgfalt und Klarheit. Sicherheiten und Beziehungssignale helfen über die schwierige Schwelle einer Anfangssituation.

Neubeginn

Erster Schultag: Clemens hatte sich bisher geweigert, in den Kindergarten zu gehen und steht nun vor der Situation, dass er eingeschult werden muss. Alle Kinder stehen schon in einer Reihe vor der Schule, bereit zum Abgang zur Kirche. Clemens weint an der Hand der Mutter, die heute ihr erstes Kind der Schule übergibt. Die neue Lehrerin sieht das, nimmt Clemens entschlossen bei der Hand und marschiert in vorderster Reihe mit ihm ab. Er ist beruhigt, und der Einstieg ist gelungen.

Ausweg

Hilfreich war hier der klare, entschiedene und doch freundliche Kontakt der Lehrerin zu Clemens und auch das Loslassen durch die Mutter. Diese Erstkontakte sind prägend für weitere Übergänge. ErzieherInnen können davon ein Lied singen und Mütter ebenso. Kinder spüren die Ambivalenz der Mutter, und diese muss ihre eigene Trennungsangst überwinden (die den meisten Müttern nicht einmal bewusst ist). Und die neuen Begleiter können die Angst des Kindes in Neugier verwandeln.

Namenlos

Renate, 7 Jahre, hat mit ihrer Familie den Wohnort und die Schule gewechselt. Sie kennt dort keine Kinder. Sie kommt in die Klasse, und die Lehrerin verweist sie an einen Platz in der letzten Bank. Dort sitzt die Außenseiterin der Klasse. Auch Renate fühlt sich abgelehnt und fremd. Sie wird von der Klasse oder der Lehrerin kaum angesprochen, so fühlt sie sich sehr verlassen.
Ein Sitzplan mit Namen und ein direkter Kontakt zur Lehrerin hätte genügt.

Ohne Abschied !?

Pädagogische Institutionen handeln mit Kindern und LehrerInnen manchmal wie mit Schachfiguren und „versetzen" einfach: Wenn die Klasse aus Leistungsgründen gewechselt werden muss oder die Erzieherin ihre Arbeitsstelle tauscht, ist ein bewusster Abschied sinnvoll. Vermiedene Abschiede aktivieren Ängste und verringern Lust auf neue Beziehungen. Die Trauer bei Scheidungen, Trennungen und Ortswechsel braucht Zeit und Verständnis. Gut getrennt ist halb begonnen...

Versagensangst

Zum Kotzen

„Walter hatte das immer deutlicher werdende Bedürfnis, sich zu übergeben. Tatsächlich passierte ihm das auch gelegentlich, zum Äußersten kam es jedoch zumeist nur vor den Mathematik-Schularbeiten. Das Lärmen in der Klasse, das aufgeregte Geschnatter der Schüler wurde zusehends lauter, hektischer, eine unglaubliche Spannung lag über dem Raum.
Walter fischte nach seiner Brechtüte, welche er in seiner Aktentasche bereitgelegt hatte. Für den Notfall. Nicht erst einmal hatte er sich, als sein Magen dieses nervenaufreibende Spiel nicht mehr mitgemacht hatte, genötigt gesehen, einen Schwall hineinzukotzen, vornüber unter den Tisch geduckt, inmitten der Klasse, von den Mitschülern in deren hektischen Treiben nicht einmal bemerkt.
Walter spürte, dass sich in seinem Mund zuviel Speichel sammelte. Irgendjemand schrie von der Tür her, dass die Lehrerin käme. Zehn Minuten verspätet am Tag der Schularbeit, und die Zeit würde sie ihnen wie üblich nicht hinterher zugeben!
Walters Banknachbar wollte noch etwas zu einem bestimmten Integralbeispiel wissen; Walter kannte die Lösung nicht; er wollte gar nicht mehr reden; er wollte nichts mehr wissen; jetzt nützte es ohnehin nichts mehr. Ein gewaltiger Druck auf seiner Kehle machte ihm das Atmen schwer.
Ein flehentlicher Blick zu seinem Sitznachbarn und Freund Bert, dass der ihn bloß nicht im Stich ließ, wenn er nicht mehr weiterwissen sollte.
Walters Gedanken wurden trübe. Obwohl er eigentlich kein unbegabter Schüler war, war sein Nervenkostüm derart aufgepeitscht, als hinge sein Leben von dieser Klassenarbeit ab." (W.Lager, 1996)

Dieser Schüler fühlt sich außer sich, hilflos, ohnmächtig und ausgeliefert, fast zum Sterben bereit. Und wenn darüber dann noch gelacht wird, wie der Schüler Walter befürchtet, dann ist die Sackgasse perfekt. Die normale Klassenarbeitsaufregung rückt in die Nähe eines Todesurteils, der Weg dahin ist gepflastert mit Versagensangst und Isolation.

Nach Auswegen fragen

Wie wird in einer Schulklasse über die Angst vor Prüfungen gesprochen, wie trägt das Klassenklima zur Abwertung von Schwächeren bei?
Wie werden ängstliche oder schüchterne Kinder integriert?
Werden die schulischen Leistungen der Kinder von den Eltern anerkannt oder überbewertet?
Darf das Kind über Autoritätsängste und Widerstände auch zu Hause sprechen oder bilden LehrerInnen und Eltern einen Pakt?
Wird dem Kind alles abgenommen und kann es dadurch keine Enttäuschung aushalten?
Muss es immer der oder die Beste sein?

Viele Fragen am Weg zum Versagen - diese Angst ist die Schattenseite einer perfektionsgeilen Gesellschaft.

Vergleichen macht einsam

Daniela, jetzt 19 Jahre, klagt darüber, dass sie keine Freundin hat. Und wenn sie jemanden trifft, weiss sie nichts zu reden. Sie vergleicht sich ständig, ob sie auch schlanker ist und schöner als die Andere. Sie urteilt rasch abfällig über die anderen Frauen ihres Alters. Diese junge Frau verdeckt ihre Angst vor Ablehnung und Isolation, indem sie Arroganz vorschiebt.

In der Familie galt die Regel, dass man mit Aussenstehenden über nichts Persönliches reden darf: Sie könnten neidig sein oder die Familie schlecht machen.

Ausweg

Daniela lernte erst langsam, anderen Menschen außerhalb der Familie zu vertrauen. Kontakte zu anderen Studenten und der Austausch über Lerninhalte festigten ihre sozialen Fähigkeiten. Sie wohnte auch nicht mehr im Elternhaus und entkam so der Kontrolle der Familie.

Angst vor Neid

Kevin getraut sich nicht, sein gutes Zeugnis den anderen in der Klasse zu zeigen. Er hat Angst vor der Bezeichnung „Streber". Er ist in der Klasse isoliert, und manchmal glaubt er, alle seien gegen ihn. Partys besucht er nicht, da er sich nie eingeladen fühlt. Kevin erlebt sich nur über gute Leistungen wertvoll und kann, weil er sonst so unsicher ist, mit dem Neid der anderen nicht mehr unbefangen umgehen.
Er konnte die normale Kontaktangst gar nie durchleben: Wie komme ich an, wer mag mit mir Eis essen gehen, wen kann ich einladen? Das waren unnötige Themen, mit denen sich ein braver Schüler gar nicht beschäftigen sollte, sagten seine Eltern. In der Schulklasse bekam er tatsächlich Bedeutung durch sein Wissen, einige Lehrer stellten ihn sogar als Vorbild hin. Da er kaum freundschaftliche Beziehungen zu seinen Schulkollegen hatte, brachte ihn das ins Abseits.

Ausweg

Lehrer, die ein kooperatives Klima in der Klasse unterstützen, werden gute Leistungen zwar beachten, doch nicht zur Bewertung von Persönlichkeit benutzen. Gruppenarbeit und Methoden, die das soziale Geschehen in der Schulklasse unterstützen,werten die Beziehungsfähigkeit auf.

Überehrgeizige Eltern brauchen deutliche Appelle und Impulse, dass Kinder nicht nur Leistungsträger sind, dass zu Reife und Lebenstüchtigkeit auch soziale Fähigkeiten und Kreativität gehören.

Angst vor Autonomie

Sabine, 18 Jahre, ist erstmals auf Auslandsreise ohne Eltern. Sie hatte sich sehr darauf gefreut und alles selbst organisiert. Sie landet auch gut am Reiseziel und fühlt sich mit ihrer Reisebegleiterin wohl. Nach einigen Tagen wird sie krank und muss die Reise abbrechen.
Sie kommt nach Hause, und ihre Mutter ist heilfroh, dass sie wieder da ist. Sie hatte viel Angst um ihre Tochter.
Dieser mütterlichen Behütung zu widerstehen, gelang Sabine trotz guten Willens mit dieser Reise nicht, es werden wohl noch einige Anläufe dazu nötig sein.
Ein Familiensystem mit Trennungsängsten wird es einem Jugendlichen schwerer machen als eine Familie, in der Autonomie als Erziehungsziel unterstützt wird.

Ausweg

Weiterentwicklung ist ohne Ablösung und Neuorientierung nicht möglich. Früher mussten Kinder notwendigerweise die Familie verlassen, heute muss man sie manchmal „aus dem Nest werfen" - und wer tut das schon gerne?
Wenn schon in der Pubertät offen über „später" fantasiert wird, dann kann auch Neugierde wachsen.
Kleinere Ablösungsschritte können rechtzeitig geübt werden: Gelegentliche Übernachtungen bei FreundInnen, kurze Inlandsreisen oder ein Schüleraustausch im Ausland. Eltern werden ebenso schrittweise aus ihrer Verantwortungsrolle entlassen und mit Fragen konfrontiert, die um ihre persönliche Entwicklung als Mann und Frau kreisen. Dazu gehören Fragen nach dem Lebenssinn, besonders wenn die Angst vor dem Altwerden spürbar wird.

Verdrängte Angst hat Geschichte

1. Wiederholt unverstandene Angstsituationen können sich zu Zwangshandlungen, aggressivem Verhalten, Depression und Panik verdichten. Erwachsene werden durch Kinder an die eigene Ohnmacht und Trostlosigkeit erinnert und wehren dann die Ängste des Kindes neuerlich ab. So brauchen PädagogInnnen Einsicht in ihre eigenen Angstgeschichte.

Angst entsteht aus Spannungen und Überforderungen, Konflikten, die in der Luft lagen, aus Atmosphären, die nicht benannt werden konnten. Es ist besonders die „namenlose Angst", deren ursprünglicher Ausdruck kein Verständnis bei anderen Menschen gefunden hat.

Vielleicht durfte ein Tabu nicht benannt werden:
- die verlorene Liebe zwischen den Eltern
- der Hass auf ein behindertes Familienmitglied
- traumatische Ereignisse im Krieg
- eine tiefe Schuld in der Familie, z.B. Missbrauch
- ein verleugnetes Familienmitglied

2. Krankhaft wird die Angst auch, wenn sie in ihrer Warnfunktion zur Gefahr selbst wird, „als ob die Feuerwehrsirene die Gefahr wäre und nicht das Feuer".
Um die Angst vor der eigentlichen Bedrohung abzuwenden, wird das Warnsignal Angst übertrieben, um die Krise dahinter nicht sehen zu müssen.

3. Angst wird meist als Schwäche ausgelegt und daher hinter verschiedenen Masken versteckt: Überaktivität, Heldentum, Perfektionismus usw.
Erkennen Sie hinter einem Gewaltverhalten die panische Angst des Angreifers? Auch die Ohnmacht, die hinter manchen klugen Erklärungen eines Besserwissers steckt, ist kaum noch wahrzunehmen.
Weitere gesellschaftlich akzeptierte Verhaltensweisen und kulturelle Formen sind als Angsttarnung zu erkennen. Einige werden wir hier schildern.

Private Angstmache

Sinnvolle Angst ist eine,
die vor einem Unglück warnt,
nicht aber eine,
die in ein Unglück hineintreibt.
Elisabeth Lukas

Angst als Warnung vor Gefahr anzuerkennen und richtig einzuordnen, setzt die Angst an die richtige Stelle und macht sie sinnvoll.
Dass Angst als Machtmittel benutzbar ist, zeigt folgendes Beispiel:

Wenn du nicht, dann...
In einem Speisewagen: Eine Mutter sitzt mit ihrem 4jährigen Kind und der Großmutter des Kindes bei Tisch. Das Kind hat keine Lust zu essen und stochert in seiner Speise herum: „Wenn du nicht fertig isst, kommt der Schaffner und schimpft mit dir!". Das Kind reagiert, indem es schnell ein paar Bissen schluckt und ängstlich zur Tür blickt.... der Schaffner kommt und es würgt rasch den Rest hinunter.

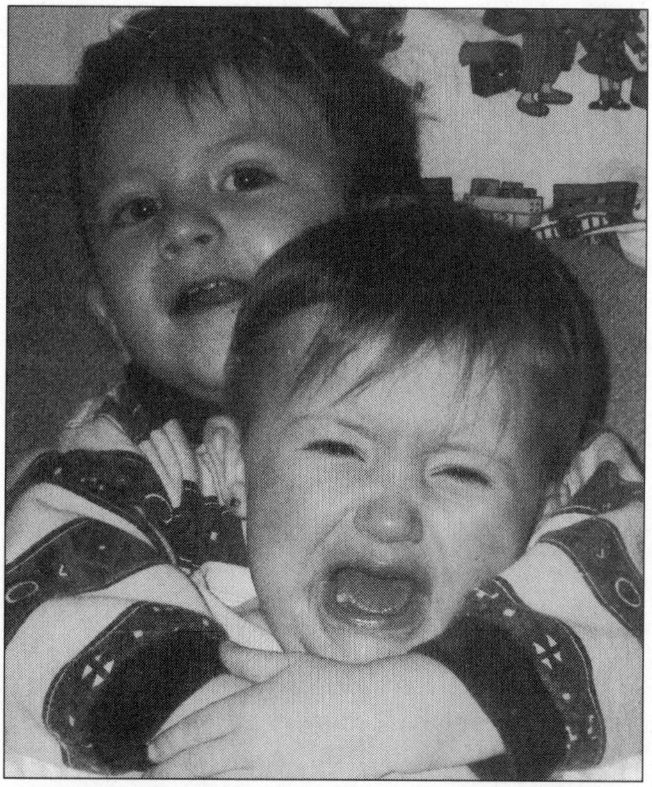

Diese Szene konnte nur funktionieren, weil das Kind vermutlich mit Drohungen dressiert wurde. Die Abhängigkeit des Kindes wird benutzt und die so wird die Angst mächtig.

Mit der Verbindung von „wenn du nicht..., dann..." kann viel erreicht werden, sie ist trotz des Rückgangs von Strafandrohungen durch Hölle und Fegefeuer noch immer ein wirksames Anpassungsinstrument.

„Wenn du nicht Zähne putzt, dann bekommst du Karies" - das ist noch einzusehen. „Wenn du nicht mit dieser Zahncreme putzt, werden sie nicht weiß genug" ist bereits ein Geschäft mit der Angst vor Ablehnung.
Der Sauberkeitskult ist auch die verpackte Angst vor sozialer Ausgrenzung. Zwanghafte Gewohnheiten sind ein Versuch, mit Angst die Lust zu kontrollieren:
„Pfui, das ist schmutzig, fass das ja nicht an! Du wirst krank!"

Türschlösser, Alarmanlagen, Lebensversicherungen, Impfungen sollen vor den Unsicherheiten des Lebens schützen. Absicherungen für ein schönes Leben nach dem Tod bieten alle Religionen an, vorausgesetzt man war entsprechend gut.

Zeitalter der Angst

Die Angstkrankheiten haben in den letzten Jahren stark zugenommen. Es wird bereits von der Angst als Zivilisationskrankheit gesprochen: In statistischen Zahlen heißt das, dass 43% der Bevölkerung (Deutschland) von unbestimmten Ängsten geplagt wird oder wurde! (Luczak H. in Geo 4/96, S. 88)
Wieso in unserer aufgeklärten Zeit?
Ein nur selten diskutierter Grund dafür ist der Individualismus: Viele tausend Jahre - etwa bis zur Aufklärung vor 200 Jahren - hat sich der Mensch kaum als Einzelwesen verstanden. Das Wort Individuum war tatsächlich ein Fremdwort. Auch gefühlt wurde kollektiv. Die Menschen haben sich miteinander gefreut, miteinander geärgert und miteinander geängstigt.

Erst in unserer Zeit wird der Wert von Individualität und damit auch der Selbstverantwortung gesehen und gefördert. Dazu gehört auch, Gefühle als Privatsache zu sehen, und das ist nicht nur ein Fortschritt (R. Sennett 1984).
Angst ist nicht nur in der familiären Biografie begründet. Sie ist dort zwar grundgelegt, wird aber später vor allem gesellschaftlich aufgegriffen, verstärkt, ausgenutzt.

Öffentliche Angstmache

Die im folgenden beschriebenen Ängste sind gruppen- und gesellschaftsbezogen und können auch nur in diesem Zusammenhang sinnvoll erfasst und bearbeitet werden.

Angst vor Krankheit

„Zecken kennen keine Gnade" - dieses Plakat wirbt in Österreich für die Impfung: Eine junge Mutter geht mit zwei Kindern und einem Hund über eine frische Wiese. Neben ihnen ist der übergroße Schatten eines Insekts zu sehen.... Die Unsachlichkeit dieser Information ist deutlich, Zecken sind nur ein paar Milimeter groß...

Aus dem Infoblatt eines Gesundheitsvereines:
„Der Killer-Pilz"
„... ein Pilz, dem jeder von uns täglich millionenfach begegnet... der, wenn ihm ein geschwächtes Immunsystem Nährboden bietet, zum Killer werden kann.
Der Pilz lauert in Spannteppichen, im Hausstaub, in feuchten Räumen und auch im Blumentopf..."

Oder: Eine Tageszeitung berichtet über Unfälle auf Kinderspielplätzen: jährlich verletzen sich 8.200 Kinder, verursacht durch reparaturbedürftige Geräte.
Die Politiker werden aufgerufen, sich darum zu kümmern, das ist gut so.
Doch die nächste Schlagzeile in diesem Bericht lautet: „Ich lasse meine Kinder nie wieder alleine".

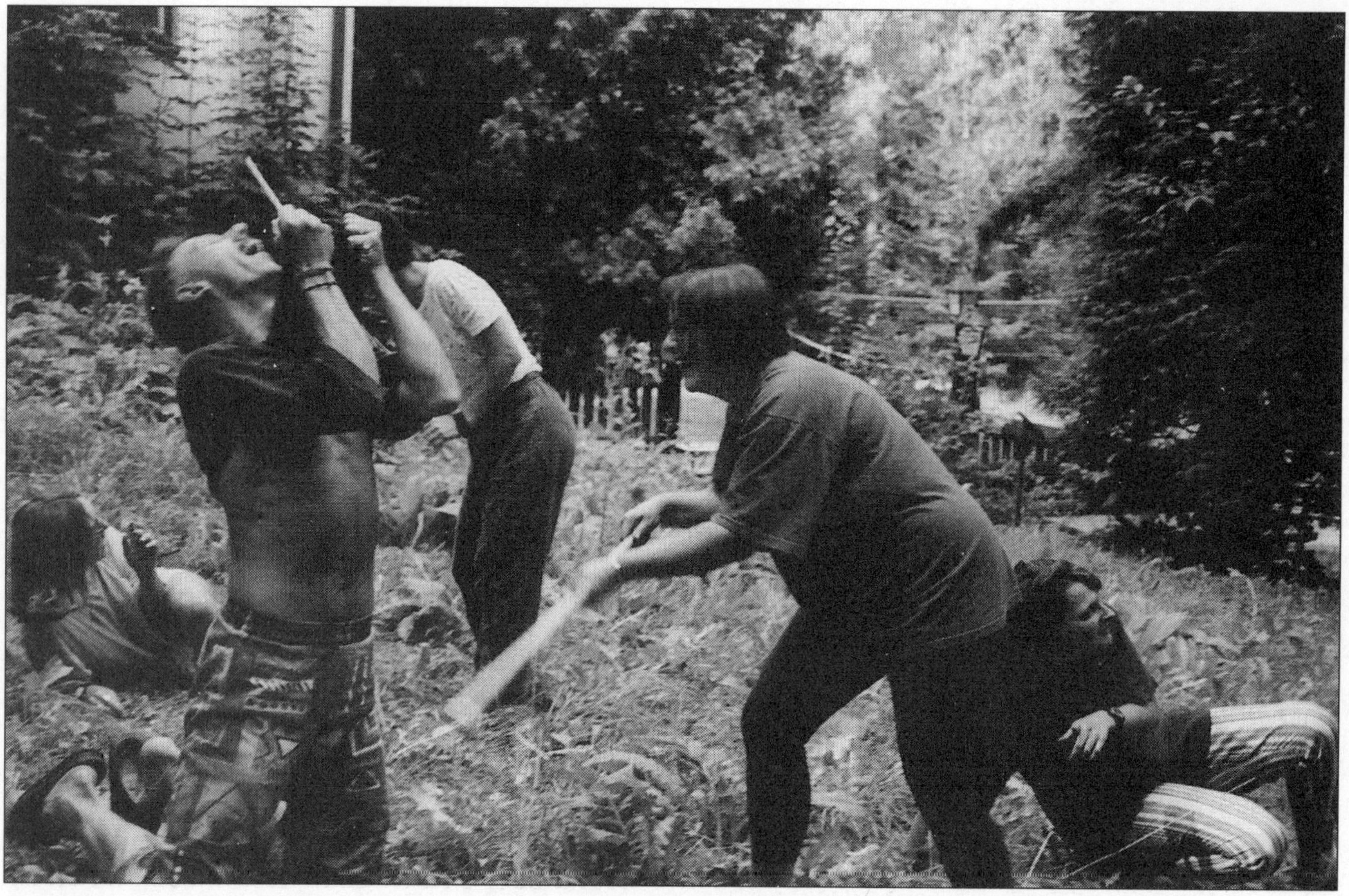

Eine Mutter, deren Kind einen Unfall hatte, zieht daraus diese Konsequenz.
Es ist als erste Panikreaktion verständlich, jedoch, dass daraus eine medienwirksame Angstmache unter dem Aufhänger Sicherheit gemacht wird, ist verkehrt.
Der beste Schutz vor Gefahren wie Autoverkehr, Klettern auf Geräten usw. wird durch Übung, Beweglichkeit und Wachsamkeit erlernt.

Bewähren statt nur behüten!

Die kritischen Widerstandskräfte werden mit überflutenden Informationen langsam, aber stetig durchlöchert, viele Menschen werden panisch und unkritisch. Angstvolle Menschen greifen nach jedem Strohhalm und das ist ein gutes Geschäft!

Angst vor Kriminalität

Ständige Katastrophenmeldungen durch Medien sind nicht verkraftbar:
Berichte über Überfälle, Einbrüche, Morde und Amok bilden den Inhalt der meisten Tageszeitungen. Die Sensationslust einerseits (thrill) und die Projektion der „bösen" Eigenschaften auf die anderen haben die Sensationslust immer schon gut genährt.
Traurig ist, dass manche Jugendliche erst nach kriminellen Taten beachtet werden: Ein 15jähriger Schüler erschießt seine Lehrerin, weil er familär überfordert war ... „Ich wollte beachtet werden", sagt er später. Der leichte Zugang zu Waffen wird allerdings nur zögernd in Frage gestellt. „Privatpersonen brauchen keine Waffen", fordert ein Jurist und spricht damit ein wichtiges Thema an. Wer kauft Waffen?
Wachsame Selbstsicherheit schützt besser als Panikreaktionen!

Angst vor Arbeitslosigkeit

Angst am Arbeitsplatz ist ein aktuelles Thema. Wen seine Ängste daran hindern, auf Aggressionen und Konkurrenz der Arbeitskollegen adäquat zu reagieren, wird leichter zum Opfer des Arbeitsplatzterrors (Mobbing).
Und Angst macht gefügig - die ArbeitnehmerInnen trauen sich nicht mehr, krank zu werden oder in Urlaub zu gehen. Lohnverhandlungen können nicht mehr nüchtern geführt werden; streiken, demonstrieren oder solidarisieren ist von Angst begleitet, und doch wäre Solidarität - öffentlich und - der einzige Schutz.
Die Firmen wissen aber, dass „zuerst das Fressen, dann die Moral" kommt, und ein Klima, wo keiner vom anderen weiß, wer der nächste Arbeitslose ist, macht gefügig.
Auch Ausländerangst und -feindlichkeit wird geschürt durch die nachweislich falsche Drohung, dass AusländerInnen unsere Arbeitsplätze gefährden.
Der Ohnmacht einzelner Arbeitsloser müsste neben der Einzelbetreuung auch ein neues Verständnis von Arbeit sowie ein Netzwerk von Initiativen entgegengestellt werden, durch die sich die Menschen zwar als „arbeitsplatzlos", aber nicht „arbeitslos" erleben.

Man weiß längst, dass die Ausbildung von Jugendlichen in Zukunft mehr auf Flexibilität gerichtet sein müsste, sodass es - von einer Grundausbildung ausgehend - mehrere Umstiegsmöglichkeiten gibt.
Selbstorganisation und Eigeninitiative sind wichtige Lernziele einer zukunftsorientierten Pädagogik.
Sie dient nicht nur der (Er)Findung neuer Arbeitsplätze, sondern überhaupt einer selbstbewussteren Lebensgestaltung, denn Langeweile und Einfallslosigkeit in der Freizeit sind ebenso ein Mangel an Selbstorganisation und Freiräumen.

Angst vor Umweltzerstörung

Die Angst vor Umweltvergiftung steigert sich bei angstanfälligen Menschen leicht ins Irrationale. Hier müssten die sachlich berechtigten Informationen über reale Bedrohungen mit konkreten Handlungsimpulsen verbunden sein, damit nicht nur Ohnmachtsgefühle erzeugt und geschürt werden. Dazu gibt es gute Beispiele, z.B. bei Greenpeace und anderen Umweltvereinen.
Die Pflege der Natur, die Liebe zu Tieren liegt Kindern noch sehr am Herzen. Kindgemäße Formen sind die Erforschung eines Waldes im Biologieunterricht, das Anlegen eines Biotops im Schulgarten und der respektvolle Umgang mit den natürlichen Kreisläufen.
Kinder sind nicht die Verursacher der Umweltprobleme, sie sind die Ohnmächtigen im Ökokreislauf. Die kritische Erziehung kann dort ansetzen, wo Kinder selbst Zugang zu Konsum und Geld haben bzw. auch über ihre Ernährung entscheiden können.
Hier ist der empathische Umgang mit der kindlichen Belastbarkeit notwendig.
Werden Kinder durch kritische, umweltbewusste Aufklärung zu Handlungen ermutigt oder in ihrer kindlichen Ohnmacht verstärkt?
Das ist die wesentliche didaktische Frage an umweltbewusste Lehrinhalte und PädagogInnen. Verantwortungsvolle Information braucht Handlungsmöglichkeiten, sonst wird sie zur Lähmung.

Das Abenteuer Leben und Natur kann gut mit dem folgenden Thema verbunden werden:

Angstlust - „thrill"

Ein aufregendes Gesicht der Angst ist die Verbindung von Lust und Angst, der Nervenkitzel: Die Geisterbahn, die Achterbahn, der Horrorfilm, das sind nur die einfachsten Beispiele für dieses faszinierende Phänomen (Balint 1991). Wir suchen diese Angstspannung, wir zahlen dafür viel Geld.

Angstlust ist vor allem für Jugendliche wichtig, aber auch gefährlich.
Wir sind der Meinung, dass diesem Phänomen ein gesundes und vitales Interesse zugrundeliegt, ein Interesse, das wir hier in einem fantasierten Monolog beschreiben:

Stellen Sie sich einen Jungen vor und begeben Sie sich in den folgenden Gedankengang, es beginnt beim Einjährigen:

„Ich bin neugierig, was passiert, wenn... ich will die Welt um mich herum entdecken...
Ich verstecke mich vor Mama. Hoffentlich findet sie mich. Sicherheitshalber komme ich von selber hervor und sage „Da!".

Später: Jetzt lockt mich der Tisch, die Leiter, der hohe Baum; und wenn die Mama ängstlich ruft: „Komm sofort herunter!", dann bin ich stolz, weil ich wieder etwas geschafft habe. Auch reizen mich die „Kirschen in Nachbars Garten". Wenn keine da sind, keine Bäume und keine Nachbarsgärten, dann nehme ich halt den Supermarkt. Den Kaugummi da: Steck ich ihn einfach ein? Ich probier's. ... Und wenn ich erwischt werde? Ich probier's. ... Geschafft! Wieder bin ich ein Stückchen größer.... Hoffentlich sehen das auch meine Freunde!

Und so trainiere ich weiter:
Die Rauferei, bei der ich trotz Angst nicht davon gelaufen bin, der erste Kuss, vor dem ich total zittrig war, die Schwindelei bei der Klassenarbeit, der erste sexuelle Versuch...
Manchmal ist mir das zu wenig und zu langweilig. Ich will mit meinem Mut auch meine Freunde beeindrucken!

Dann muss ich eben mehr riskieren:
.... Einmal einen Joint probieren macht doch noch lange nicht süchtig, das weiß doch jeder...oder...?
.... und: vertrage ich fünf Flaschen Bier?
Hilfe! Das war zuviel! ...."

Setzen Sie selbst die Geschichte fort...

Mutproben

„Die meisten Jugendlichen
werden nur aus einem Grund
straffällig -
weil sie ihren Freunden
imponieren wollen."
Ein Kriminalbeamter

Durch Mutproben sich selbst und anderen etwas beweisen, ist ebenso alt wie die Menschheit. Der Impuls, Grenzen zu erfahren, bei gleichzeitiger Angst, diese zu überschreiten, liegt je nach Persönlichkeitsstruktur im Bereich zwischen destruktiver und konstruktiver Erfahrung.
Ohne Grenzerfahrungen gibt es keine Weiterentwicklung, das Spannungsfeld Sicherheit und Risiko macht lebendig und dynamisch. Sicherheit ist ein hoher und guter Wert. Wenn aber Sicherheitsdenken einseitig überwiegt, dann führt das zu unserer alltäglichen „Verhinderungspädagogik", die vor allem darauf achtet, dass „nichts passiert".
Die wiederum ist die engste Verbündete von irrationalem Draufgängertum. Das eine provoziert das andere!

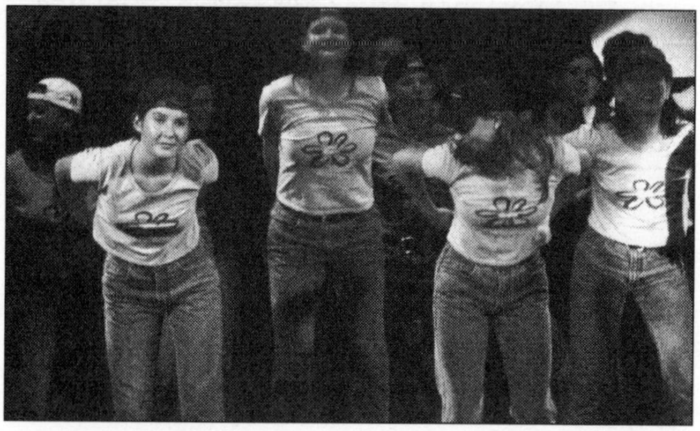

Einige Grenzgängereien sind gesellschaftlich anerkannt, es werden Geschäfte damit gemacht, wie etwa bei manchen Extremsportarten.

Viele Menschen „delegieren“ solche Bedürfnisse z.B. an Formel 1-Fahrer oder Abfahrtsläufer. Gefährlicher sind dagegen die subkulturellen Experimente mit der Grenzerfahrung (U-Bahn-Surfen, manche Rauschgifte, Geisterfahrer ...), weil sie einfach den Rest an instinktivem oder gesellschaftlich organisiertem Sicherheitsverhalten überspringen und direkt mit dem eigenen Tod - und dem anderer Menschen - spielen.

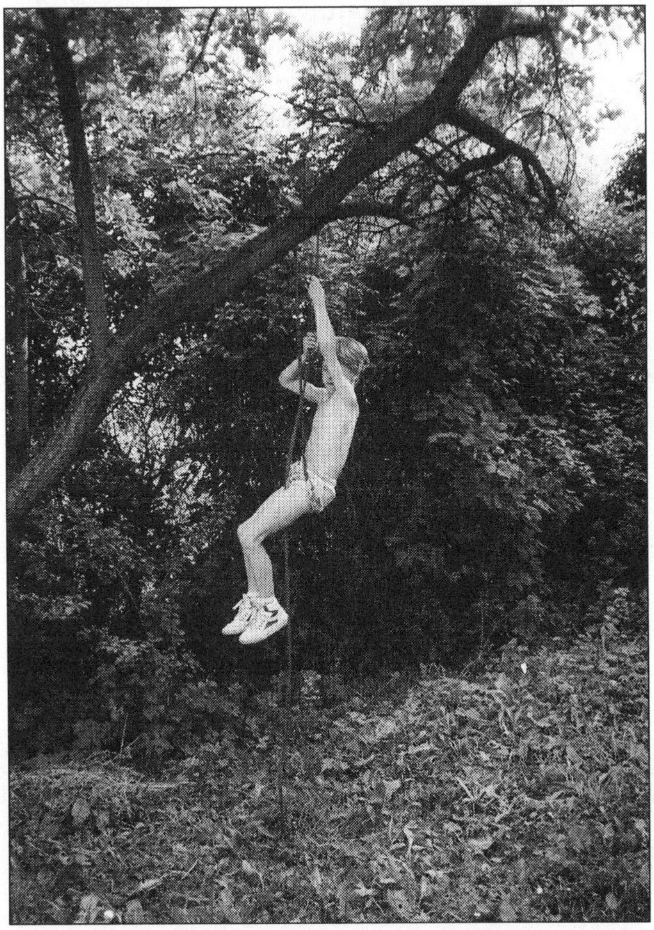

Solche Entwicklungen sind im Mangel an „gesicherten Mutproben“ begründet. Das wären: Abenteuerspiele, Reisen, Flirt, fremde Menschen einladen, das Ungewisse suchen und aushalten, mit wenig Dingen reisen, sich für andere Kulturen interessieren, ein Waldspaziergang im Dunkeln, Tanzen bis zum Umfallen, ein Theaterstück selbst erfinden und aufführen .... was davon ist in Ihrem Alltag möglich?

2.2. Meinungen und Theorien über Angst

Um mit den verschiedenen Gesichtern der Angst umgehen zu können, sie besser zu erkennen und in ihrem Ausdruck zu verstehen, bedarf es der Akzeptanz und einem überschaubaren Wissen um ihre lebenserhaltenden Funktionen.

Die Angst respektieren

1. Angst ist ein naturwüchsiges Phänomen, und als solches zunächst wichtig und wertvoll. Wenn wir Angst wahrnehmen, nehmen wir sie zunächst als Wahrheit an.
Nicht: Angst ist grundsätzlich zu vermeiden, zu überwinden, auszuschalten.

2. Angst kann verschiedene wichtige Funktionen haben; wenn wir ohne Scheu und ohne Abwertung an sie herangehen, kann sie uns ihre Bedeutung enthüllen.

3. Angst hat ihre eigene Logik und ist nicht immer rational zu begründen.
Wenn Angst nicht begründet werden kann, ist sie deswegen nicht Unsinn oder krankhaft. Die Unterscheidung zwischen realer und irrationaler Angst kann erst durch genaues Wahrnehmen geschehen.

4. Angst ist persönlich und subjektiv, manchmal genügt es dem Ängstlichen, dass der Andere einfach da ist.
Manche Ängste muss der Mensch alleine bewältigen, er sollte dann „in Ruhe gelassen", aber nicht „alleine gelassen" werden.

5. Manchmal braucht Angst einen Mitmenschen, der sagt: „Ich bin bei Dir. Ich helfe Dir." Da sind vor allem Eltern, andere Verwandte, Freunde oder professionelle ErzieherInnen gefordert. Zwischen den beiden vorigen Bedürfnissen unterscheiden zu können, ist eine hohe Kunst. Sie ist lernbar.

6. Angst wird auch von Menschen oder gesellschaftlichen Institutionen bewusst oder unbewusst erzeugt und benützt. Gute pädagogische Arbeit mit Angst schließt das energische, aggressive Auftreten gegen Angstmacherei mit ein. Pädagogik darf sich nicht nur auf Tröstung und Reparatur beschränken.

8. Wer seine eigene Angst und ihre Ursachen kennt, kann mit den Ängsten anderer verlässlich gut umgehen lernen. Angst ist körperlich wahrnehmbar und gutes Umgehen mit Angst braucht den körperlichen Ausdruck mit Bewegung und Entspannung.

9. Angst kann sich gut tarnen: Hinter aggressivem Gehabe oder hinter trotziger Verschlossenheit. Sie braucht trotzdem unsere Stabilität und Sicherheit.

10. Situationen, die uns Angst machen, wird es in unserem Leben immer wieder geben. Wir können und sollen uns immer wieder darauf vorbereiten, alleine und miteinander. Dafür gibt es gute Gedanken und hilfreiche Methoden.

Die Angst verstehen

*Die Angst ist
das Fieber der Seele.*

Angst äußert sich wie jedes andere heftige Gefühl auf mehreren Ebenen fast gleichzeitig:

1. Körperreaktionen: Herztätigkeit nimmt deutlich zu oder ab, Schweißausbruch, zittern, Kälteempfindungen, ...

2. Gedanken über diese Reaktionen, z.B. : „Ich mache mich ja lächerlich!“ - „Hoffentlich sieht keiner, dass meine Hände zittern!“

3. Gefühle: Angst, Ablehnung, Scham, aber auch Ärger, vor allem über die eigenen Empfindungen der Schwäche

4. Spontane Verhaltensmuster: Sich zurückhalten, die Nähe eines anderen suchen, sich verstecken wollen.

5. Handlungsimpulse: z.B. „Ich will hier raus!“ oder „Na warte, das lasse ich mir nicht gefallen!“ Dieser Schritt führt aus dem Ohnmachtsgefühl heraus.

All diese Reaktionen laufen rasch ab und es braucht einige Übung, um von der eingeengten oder hilflosen Haltung zu einem Ausweg zu kommen.
Die instinkthafte Reaktion des Stammhirns warnt, und das Zusammenspiel mit dem Großhirn - Neokortex - muss erst durch verändertes Wahrnehmen und Deuten der Realität geschehen. Beispiel: Ein schon erwachsener Mann bekommt jedesmal, wenn der Chef ihn anspricht, schweißnasse Hände. Obwohl ihn der Chef schätzt, reagiert er so unerklärlich.
Nach einiger Zeit merkt der Mann, dass ihn die Stimme des Chefs an seinen gefürchteten Schuldirektor erinnert.
Jetzt kann er die alte Erfahrung, auf die er noch immer reagiert hatte, von der Person des Chefs lösen und ihm angstärmer begegnen. Bei angstkranken Menschen bringt die Konfrontation mit dem Angstobjekt oder Auslöser ein angemesseneres Verhalten zuwege, gestützt durch Selbstbewusstseinsübungen und Entspannung.
Das setzt voraus, dass der Betroffene seinen unangenehmen Empfindungen nicht aus dem Weg geht, sondern die Körperreaktionen als Hilferuf versteht und sich auch Hilfe sucht.

Urängste

In Anlehnung an den Autor Rainer Taeni (1976) können wir eine plausible Einteilung der Angstphänomene wagen, die von Polaritäten ausgeht:

A. Die Angst aus Hilflosigkeit

Dieses Bündel von Ängsten entsteht aus Problemen, die alleine (noch) nicht bewältigt werden können oder die aus zu hohen Anforderungen kommen: die Prüfungsangst, die Potenzangst, die Angst vor dem Verlust des Arbeitsplatzes, sind auch die Ergebnisse von Überforderung, dessen Ausdruck wir oft als Mischung von Angst und Wut erleben. Diese Ohnmacht ist eine Urerfahrung und braucht Vertrauen in die eigene Macht und Kraft.

B. Die Angst vor Einsamkeit

Ob durch die Erfahrung im Mutterbauch, ob durch unsere Gene geprägt: Wir sind auf Gemeinschaft angelegt. Längeres Alleinsein löst Angst aus, die sich bis zur Panik steigern kann. Angst vor Beziehungsverlust, die Trennungsangst, verleitet uns auch zu Handlungen, mit denen wir uns andererseits selbst schaden.

C. Die Angst vor dem Tod

Dort, wo die Hilflosigkeit und die Einsamkeit am größten ist, dort begegnen wir dem Sterben und dem Tod.
Der bewusste wie der unbewusste Gedanke an den Tod wird zu einer kulturellen Triebkraft. Sie schafft Wert- und Sinnplattformen, welche uns Halt gegen diese existentielle Angst bieten. Besonders Religionen lindern diese Angst: Das Wesen unserer Religionen entstammt mehr der Unfassbarkeit des Todes als dem Staunen über das Leben. Menschen sind folglich stark motiviert, ihre Angst durch kulturelle Weltanschauungen zu kontrollieren. Daher verteidigen sie ihre „Religion" und bleiben unter sich, das beruhigt. Werden Menschen mit alternativen, fremden Weltanschauungen konfrontiert, kommt es in der Regel zu Abwehrreaktionen: abwerten, sie verurteilen, ausrotten oder auch missionieren und vereinnahmen (Saum-Aldehoff Th., 1996, S. 58).
Trotz vieler kollektiver Angebote muß jedoch jeder selbst mit dieser „Urangst" fertig werden. Erziehung kann darauf vorbereiten, indem sie das Thema Tod und Sterben nicht ausklammert. Damit leisten wir auch einen Beitrag gegen die „Angst vor der Angst", einem Merkmal der Angst-Krankheit.

Angst und Aggressivität

Die folgende Grafik soll eine der Wechselwirkungen von Angst und Aggressivität zeigen: Verleugnete Unsicherheit einerseits wird auf der anderen Seite mit dem gleichen Maß an aggressiver Feindseligkeit ausgedrückt.
Die Feindseligkeit kann sich nach außen oder selbstzerstörerisch nach innen zeigen.
Die Pendelbewegung soll den Zusammenhang symbolisieren, dieser ist teilweise individuell beobachtbar, noch deutlicher und geradezu kausal gilt er aber für Gruppen und Gesellschaften, wie sich besonders deutlich am Beispiel der Fremdenfeindlichkeit zeigt.

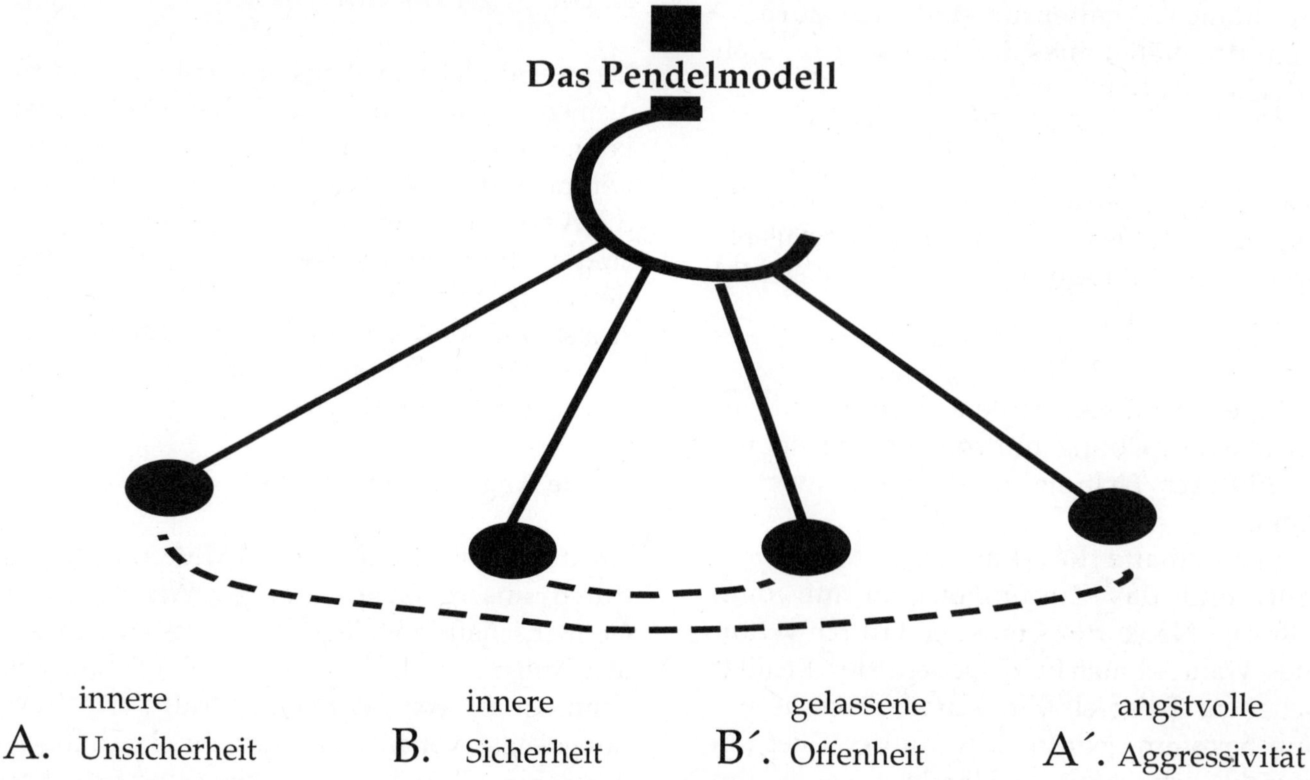

Beispiel 1: Ein kleines Kind, das wieder einen Entwicklungsschub erlebt, gerät aus dem relativen inneren Gleichgewicht, d.h. das Pendel schlägt aus zur „inneren Unsicherheit“ (A) ... und daraus folgt die „angstvolle Aggressivität“ (A'). Die sogenannte“Acht-Monats-Angst“, die wir in Österreich „Fremdeln“ nennen, ist ein Beispiel dafür.

Beispiel 2: Jugendliche, die nicht nur mit ihrer pubertären Unsicherheit leben, sondern diese auch noch vor der Umwelt verstecken, „überspielen“ müssen, zeigen im Ausschlag ihres Pendels zur Aggressivität das Maß ihrer inneren Unsicherheit an.

Beispiel 3: Erwachsene „Normalbürger“, die sich in ihrem Beziehungs- und Arbeitsfrust um ihre biederen Träume vom Glück betrogen fühlen und dies nie kritisch reflektieren konnten (A), pendeln aus in angstvolle Aggressivität (A') gegenüber allem Ungewöhnlichen, Fremden; zur Zeit sind (östliche) Ausländer das bevorzugte Ziel.

Ohne empathisches Verständnis für die innere Unsicherheit einerseits und die kritische Reflexion ihrer Ursachen andererseits ist ein konstruktives Umgehen mit der angstvollen Aggressivität nicht möglich.

Die ErzieherIn ist bei aggressiven Angriffen von Jugendlichen oder Kindern herausgefordert, zwischen dem Ausdruck und dem Ziel der Aggressivität zu unterscheiden: „Bin ich persönlich gemeint oder ist die Wutadresse eine andere?“
Das geht nur, wenn der Erwachsene die Aggressivität „aushält“ und sich der Auseinandersetzung stellt.
Erst dann kann die aggressive Energie dorthin gelenkt werden, wo sie den „Wütenden“ selbst weiterbringt: Vielleicht um etwas kämpfen statt gegen etwas!

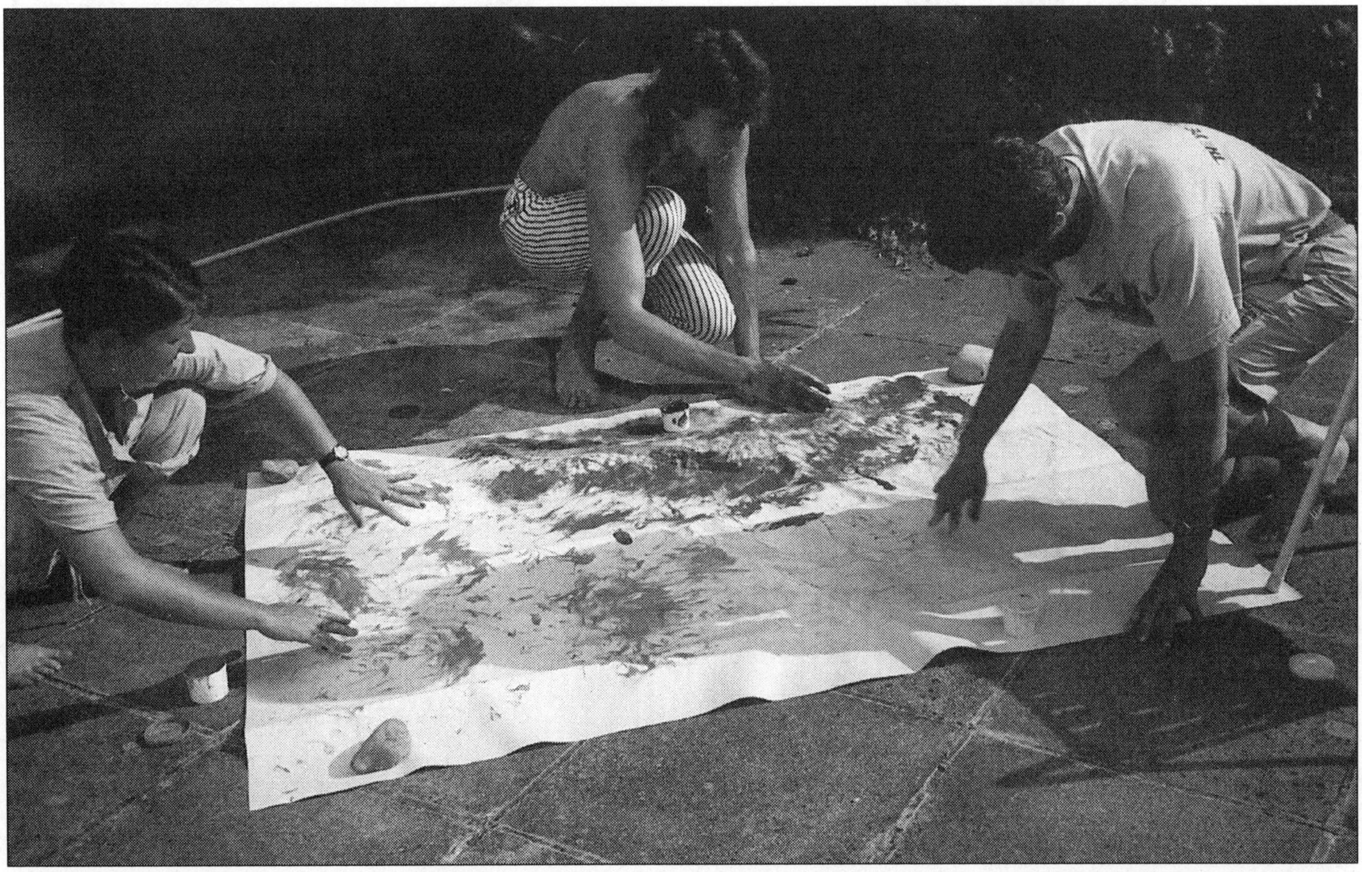

Vier Kraftfelder und Grundängste

Ein weiteres hilfreiches Modell zur Erklärung von Angst und den damit verbundenen Entwicklungsimpulsen bietet Fritz Riemann in seinem Standardbuch „Grundformen der Angst" (1987). Er geht davon aus, dass der Mensch kosmische Gesetze in sich trägt („Das Große zeigt sich im Kleinen" - Makrokosmos und Mikrokosmos) und dass das Leben sich zwischen Polaritäten entfaltet.

Vier mächtige Impulse bestimmen demnach die Bewegung und Kräfte der Erde: Eigendrehung, Drehung der Erde um die Sonne, Fliehkraft und Schwerkraft.
Nur die Ausgewogenheit dieser vier Kräfte garantiert die gesetzmäßige, lebendige Ordnung, die wir Kosmos nennen.
Ein Ausfallen oder Überwiegen eines Impulses würde Chaos und Untergang hervorrufen.

Wir haben hier dieses Modell für pädagogische Ziele bearbeitet:

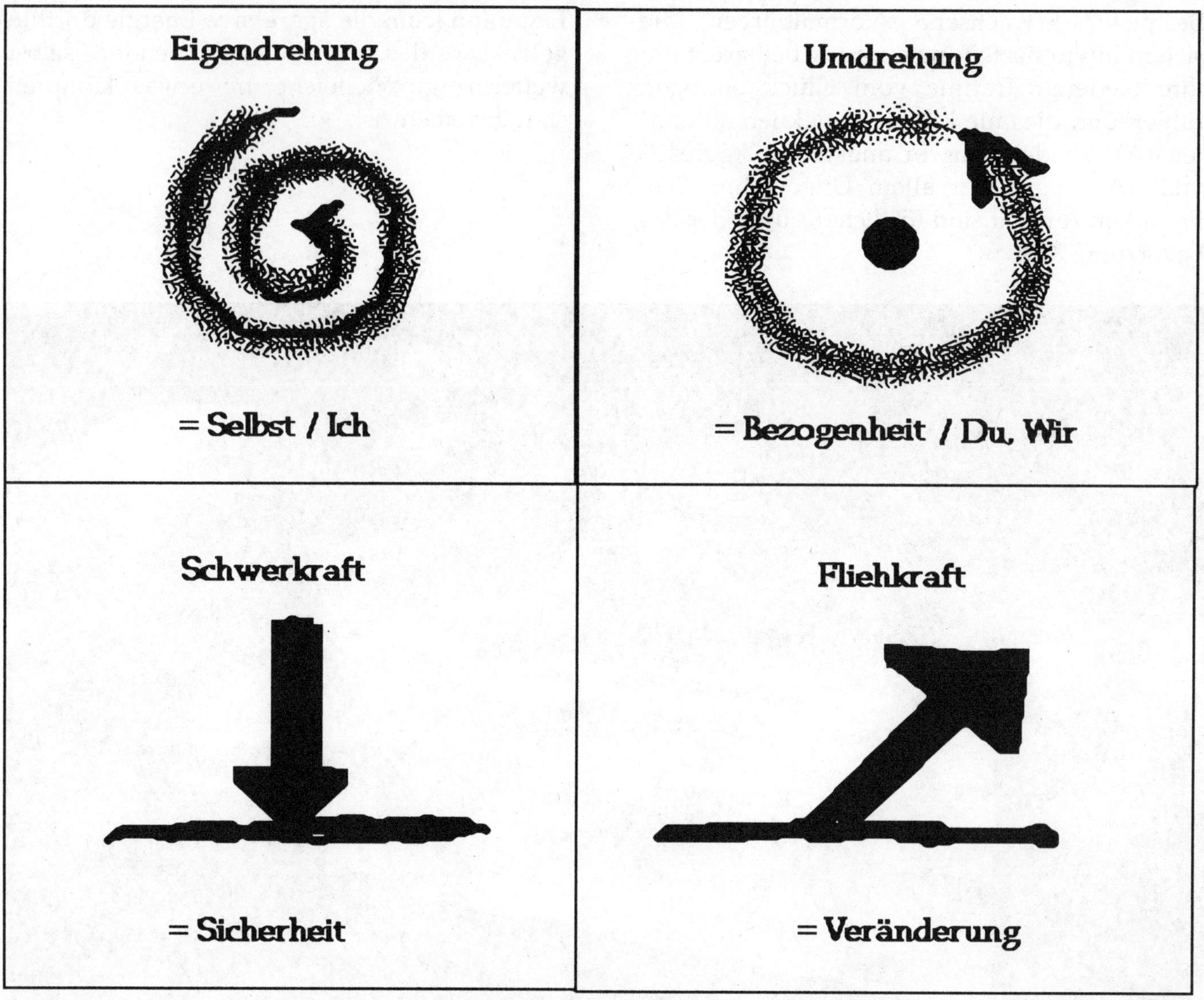

1. Das Selbst

Die Eigendrehung symbolisiert die Fähigkeit zur Eigenständigkeit, zum Eigensinn und zur Selbstliebe einerseits und enthält die Angst vor Gemeinschaft, vor Anpassung und Verantwortung andererseits.
Rückzug und Einsamkeit auszuhalten ist in der Fähigkeit der Eigenliebe enthalten.
Die Angst vor Kontakt und Beziehung kann zu Kontaktunfähigkeit und Isolation führen.

Beispiel: Ein 17-jähriges Mädchen fühlt sich durch ihre Pubertätsakne unattraktiv und zieht sich auf ihre schulischen Leistungen zurück. Sie wird kontaktscheu.
Erst nach Abheilen der Akne kann sie ihre Angst vor den Anderen überwinden.

2. Die Bezogenheit

Die Umdrehung symbolisiert die Fähigkeit zur Gemeinschaft, zur Hingabe und Mitverantwortung. Daraus entwickeln wir unsere sozialen Fähigkeiten, Einfühlungsvermögen („Empathie") und Mitgefühl („Sympathie").
Dem gegenüber steht die Angst vor Rückzug und Einsamkeit.
Die Selbst-Aufopferung, Anhänglichkeit bis Hörigkeit sind Formen, wie diese Angst verdrängt wird. Der Verlust der Eigenständigkeit ist der Preis dafür.

Beispiel: Eine 40-jährige Frau hatte sich ihr Leben lang ausschließlich um die Familie gekümmert.
Die Kinder waren der Mittelpunkt ihres Lebens. Alles hatte sich „um sie gedreht". Als diese nun erwachsen wurden, wurde sie depressiv.
Schließlich lernte sie, eigensinniger zu sein und neue Inhalte für sich selbst zu finden.
Die christliche Idee „Liebe deinen Nächsten wie dich selbst" drückt dieses Spannungsfeld zwischen Eigendrehung und Drehung um andere gut aus.

3. Die Sicherheit

Die Schwerkraft symbolisiert die Fähigkeit zu Struktur, Treue und Verlässlichkeit.
Dem entgegen steht die Angst vor Veränderung, vor dem Ungewissen und vor dem Fluss des Lebens.
In destruktiver Form äußert sich diese Angst in zwanghaftem Lebensstil und rigidem Denken.

Beispiel: Ein 70-jähriger Mann schafft es nicht, seine Firma endlich an die nächste Generation zu übergeben und bindet damit die erwachsenen Kinder in ihrer Lebensgestaltung.
Der Ablösungskonflikt wird vermieden und äußert sich bei der Schwiegertochter in Panikattacken.

4. Die Veränderung

Die Fliehkraft symbolisiert die Fähigkeit zu Veränderung, Wandlung, Risiko und schöpferischem Chaos. Die Fähigkeiten zum Abschied und Neubeginn, zur Weiterentwicklung schöpfen aus dieser Kraft.
Die Angst vor Festlegungen, vor fixen Strukturen und Bindungen ist die andere Seite. Jede Endgültigkeit, die sich vor allem durch die Realität des Todes zeigt, muss vermieden werden.
Diese Angst zeigt sich unter anderem in Bindungs- und Entscheidungsunfähigkeit.

Beispiel: Eine talentierte junge Frau macht mehrere nur teilweise anerkannte Ausbildungen. Bevor die eine fertig ist, beginnt sie schon die nächste. Trotz ihrer guten Fähigkeiten hat sie keine Erfolge, was sich in ihrem Kontostand äußert.
Sie will nicht eingeengt sein und verstreut ihre Kräfte in alle Richtungen.
Sie müsste lernen, Begrenztheit anzuerkennen und Festlegungen zu wagen.

Aus der Gegensätzlichkeit von Schwerkraft und Fliehkraft ergibt sich das Spannungsfeld zwischen Chaos und Ordnung, Sicherheit und Risiko.

Die Aufteilung dieser vier Polaritäten lassen sich in Politik, Wirtschaft und Philosophien beobachten: die Konservativen und die Progressiven, die Individualisten und die Gruppenfans usw..
In Zeitströmungen wechseln die Kräfte manchmal harmonisch, manchmal radikal, sie sind jedoch immer gleichzeitig vorhanden.

Auch in Beziehungen lässt sich beobachten, dass die hier beschriebenen Pole aufgeteilt werden:
So sind Kinder und Jugendliche manchmal intensiv in einer „Fliehkraft-Phase", und Eltern, ErzieherInnen, LehrerInnen etc. übernehmen dann den Part des Festhaltens, der Schwerkraft.
Auch bei Partnern sind solche Rollenverteilungen zu beobachten: In einer traditionellen Rollenverteilung ist die Frau für den heimischen Herd und die Bindung zuständig, der Mann „fliegt aus", beruflich und privat.
Einseitigkeiten suchen irgendwann den Gegenpol, und der Konflikt beginnt. Da hilft es, wenn man weiß, welche Kraft zum Zug kommen möchte bzw. welche Angst einen daran hindert.

Pädagogische Konsequenz aus diesem Erklärungsmodell:
Achten wir bei uns selbst und bei den uns Anvertrauten darauf, dass immer wieder Ausgleich zwischen Selbstbezogenheit („sich wichtig machen") und Beziehung zu anderen, zwischen Sicherheit (Stabilität, Regeln, Verlässlichkeit) und Veränderung (Grenzen überschreiten, Neues probieren, Risiken eingehen) ermöglicht wird.

Persönliche Kräfteverteilung

Zeichnen Sie auf ein A4 Blatt eine Skizze mit vier Feldern, benennen Sie diese nach den vier Kräften und schreiben oder malen Sie hinein, wie Ihre Interessen und Energien zur Zeit verteilt sind und wo ihre Ängste wirken.

Sind Sie zur Zeit sehr mit den anderen beschäftigt? Haben Sie ausreichend Zeit für sich selbst und guten Rückzug? Welche Sicherheiten haben Sie? Was möchten Sie verändern?

Dieses Modell ist auch für Gruppenarbeit geeignet und dafür die Methode:

Vier Ecken

1. Auf je ein Plakat (A3) wird ein Kraftfeld mit einem Impulssatz geschrieben:

A- Mein Selbst - Mein Ich: „Ich brauche meine Ruhe!"
B- Meine Bezogenheit: „Andere sind für mich wichtig!"
C- Meine Sicherheiten: „Worauf ich mich verlassen kann!"
D- Meine Veränderungen: „Ich will was Neues!"

2. Diese Plakate werden auf vier Ecken im Raum verteilt.

3. Die Gruppe schlendert zuerst von Plakat zu Plakat und jeder TN wählt dann das Kraftfeld, in dem sie sich zur Zeit am wohlsten fühlt.

4. Die TN im selben Kraftfeld sprechen nun über ihre Wahl und was dabei für ihr Wohlbefinden wichtig ist.

5. Dann gehen alle nochmals durch den Raum und wählen das unangenehmste Kraftfeld - Gespräch auch darüber.

6. In der ganzen Gruppe: Wo finden sich diese Kraft- und Spannungsfelder in der Gesellschaft, in der Erziehung wieder?
Zu welchen Tendenzen fühlt sich die Gruppe oder der Einzelne selbst hingezogen?
Die Kraftfelder können als fantasierte Parteien mit Slogans gespielt und heftige Wahlkämpfe um Anhänger geführt werden.

Fünf Schutzmuster bei Bedrohung

Die gesunde Angst ist ein Antrieb oder Instinkt, der auf Überleben gerichtet ist.
„In prähistorischer Zeit musste der Mensch angesichts von Gefahr kämpfen, fliehen oder sich tot stellen.
Diese Reaktionen entschieden über Leben oder Tod. Diese Reflexe sind noch in unserem Körper eingespeichert, obwohl solche Bedrohungen „scheinbar" nicht mehr geschehen."
(Fossum 1995, S. 14)

Biologischen Ursprungs sind folgende fünf Schutzmuster, die in jedem sozialen System jeweilige kulturelle Ausformungen erleben.
Sie haben jeweils eine hilfreiche und eine destruktive Ausprägung:

1. Flucht

Das ist eine der ersten Reaktionen angesichts einer Gefahr: Weglaufen, Rückzug, Ducken, Ausweichen, Verstecken - in jedem Fall eine rasche Bewegung von der Gefahr weg. Notwendig ist Flucht dort, wo ein ungleiches Kräfteverhältnis den Schwächeren verletzen würde, also bei psychischer oder physischer Gewaltanwendung oder bei verfahrenen Konfliktsituationen.
Kommunikativ drückt sich das vor allem durch Überspielen, Ablenken und Ausweichen vor Problemen oder Konfrontationen aus.

2. Erstarren

Die Bewegung und der Atem wird angehalten, um dem Angreifer zu zeigen: „Ich bin tot, du kannst mich nicht mehr verletzen."

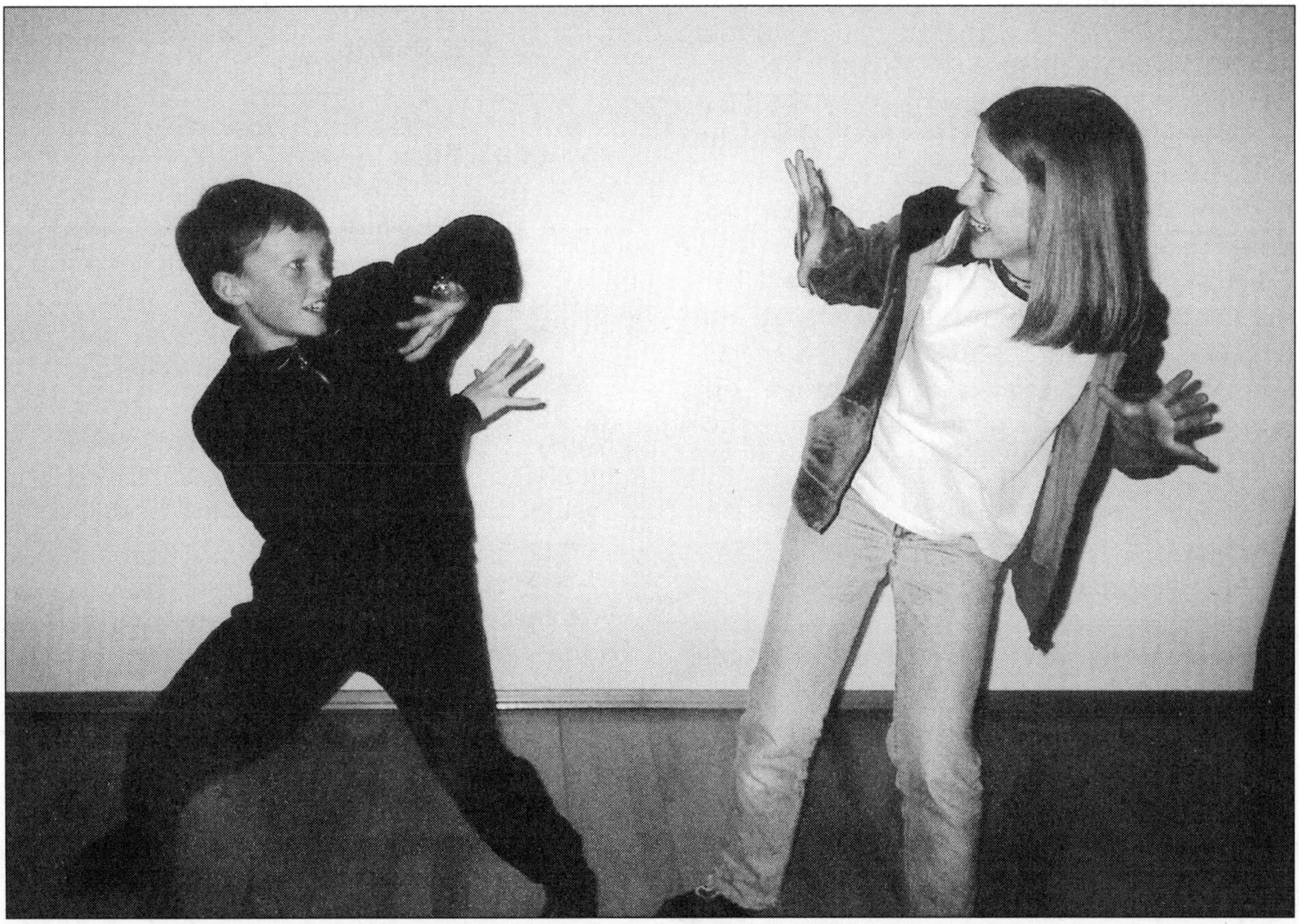

Wird dieser „Totstellreflex“ fixiert, dann bleibt die Atembewegung reduziert und die Muskeln werden starr.
Dies kann zu einer Lebenshaltung werden. Meist reagieren traumatisierte Menschen mit diesem Reflex, aber auch ständige Angstatmosphären bewirken körperliche und seelische Erstarrung.
Im Kommunikationsverhalten äußert sich Totstellen auch in angespanntem Schweigen.

3. Tarnen und Täuschen

Durch hohe Anpassung an das Umfeld und ein „sich unauffällig Machen“ kann manche Gefahr abgewendet werden.
Diese Verhaltensform ist so üblich, dass man kaum mehr die dahinter liegende Angst bemerkt. Der normale Schüler, der gute Staatsbürger sagt sich: „Nur nicht auffallen“.
Die Anonymität in der „Herde“ schützt, aber sie entfremdet als Dauerhaltung auch von der eigenen Individualität.
Die Tarnung durch Scheinanpassung hat allerdings schon so manchen Erzieher getäuscht, und manche Häftlinge, die wegen guter Führung entlassen wurden, haben auch geblufft.
Die Fähigkeit, den Angreifer oder die Übermacht auch mit Tricks abzulenken oder zu hintergehen, ist ein gutes Mittel gegen Ohnmacht. Wer in der Schule nicht schummeln lernt, ist auch ausgeliefert. Zu große Machtgefälle produzieren auch Hinterhältigkeit.

4. Unterwerfung und Unterordnung

Wer sich hilflos oder überwältigt fühlt, fällt leicht in ein Ohnmachtsgefühl.
Dann kann es zu einer Opfer- und Unterwerfungshaltung kommen, die eine „Beißhemmung“ beim Anderen auslösen soll:
Sich klein machen, sich dumm stellen, weinerlich reden, das sind die uns allen bekannten Formen dieser Angstreaktion.
Ohne die Untertanenhaltung wäre angstauslösende Herrschaft nicht haltbar. „Brav sein“ von Unterwerfung bis zur Selbstaufgabe geschieht auch aus Angst.

5. Angstabwehr durch Aggression: sich verteidigen und angreifen

Ist kein Fluchtweg offen, bleibt die Möglichkeit der Verteidigung oder des Angriffs. „Angriff ist die beste Verteidigung“ heißt es. Hier ist der enge Zusammenhang zwischen Angst und Aggression deutlich.
Die Selbstverteidigung geschieht über Hilferufe oder spontanes Schreien, um den Angreifer zu erschrecken bzw. sich selbst bemerkbar zu machen.
Destruktiv kann dieses Muster durch die fixierte Suche nach dem Schuldigen werden. Sich ständig rechtfertigen oder andere beschuldigen sind auch kommunikative Angstmuster.
Die Ableitung von Angst über den Sündenbock ist ein uraltes Prinzip.

Flexibilität üben

Diese fünf Mustern, die natürlich auch in Mischformen auftreten, sind als vitales Verhaltensrepertoire zu verstehen. Der jeweils angemessene Einsatz dieser Muster ist von der Situation und der Persönlichkeit abhängig.
In sozialen Systemen sind meist bestimmte Muster akzeptiert und andere gelten als unmöglich: z.B. „Angreifen“ ist in diktatorischen System zu gefährlich, tarnen und totstellen ist dort mehr Schutz.

Welche Schutzreaktionen sind in Ihrer Umgebung: Arbeitsplatz, Familie, Schule üblich? Welche Schutzmuster sind Ihnen persönlich besonders vertraut?

Diese Muster sind gut geeignet, um sie in Rollenspielen zu erproben.

Am besten eignen sich dazu

Tierrollenspiele

1. Ein Teil der Gruppe spielt die angreifenden Tiere: sie können Masken benützen oder sich mit Tüchern verkleiden.

2. Der andere Teil spielt die bedrohten Tiere (ohne Masken).
Die verschiedenen Verhaltensweisen werden nun der Reihe nach durchgespielt.

3. Die Angreifer kommen auf die bedrohten Tiere mit Lauten und Gesten zu, die Bedrohten reagieren mit Flucht, die Angreifer laufen nach. Dann: Angreifen und erstarren, unterwerfen, tarnen, verteidigen und angreifen.

Der Wechsel der Muster soll anfangs deutlich angeleitet werden, in einem zweiten Durchgang können sie vermischt gespielt werden. Dann wissen die Angreifer nicht, wie der Andere auf Bedrohung reagieren wird.

4. Kurzes Gruppengespräch über Wirkung der einzelnen Schutzmuster, was am leichtesten war und welches Verhalten den Angreifern am meisten zu schaffen machte.

5. Rollenwechsel.

6. Die Auswertung: Je nach Altersgruppe können die Verhaltensweisen auf menschliche Bedrohungen und Schutzverhalten übersetzt werden.

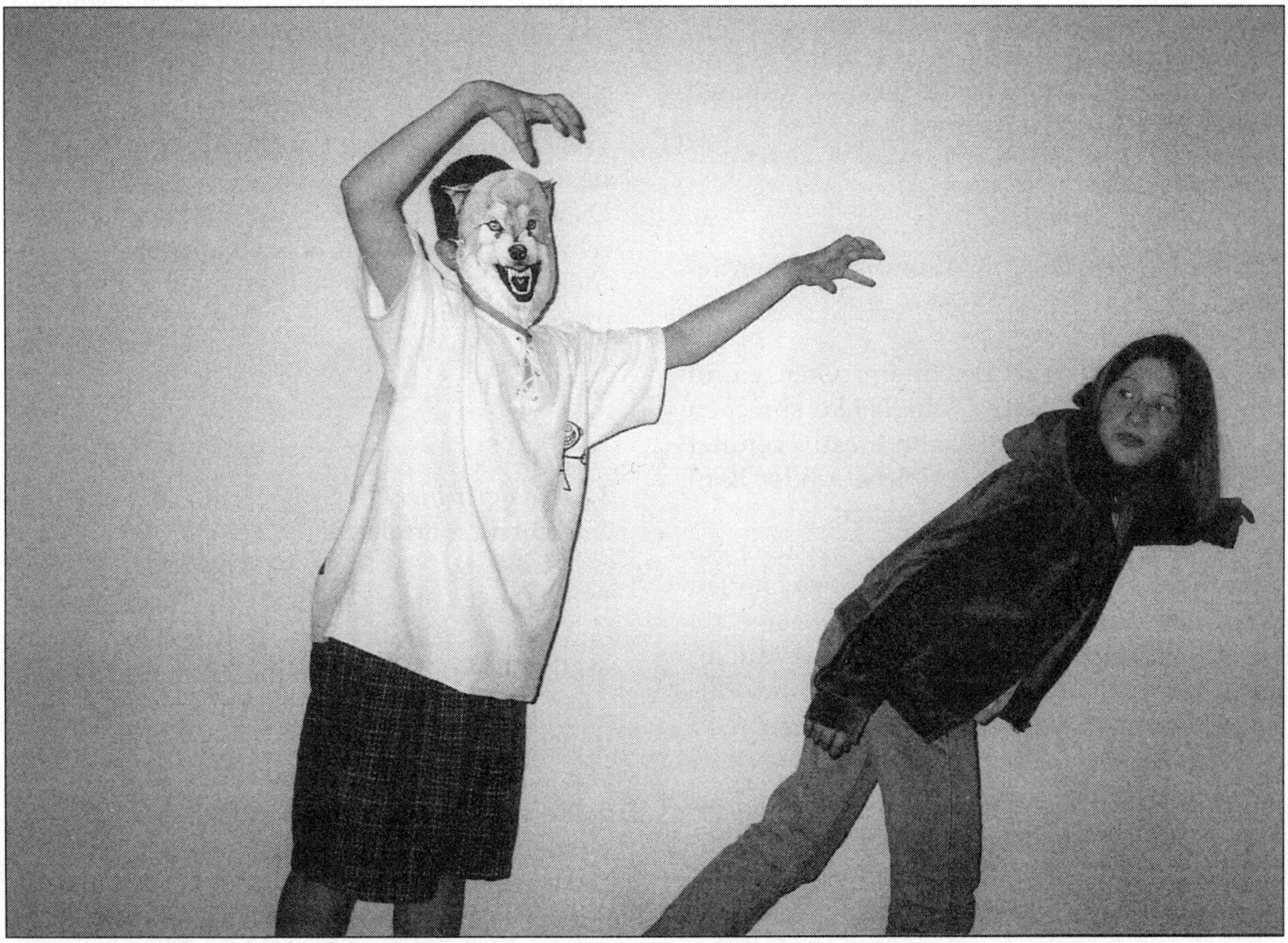

2.3. Strategien und Methoden

Hier finden Sie Impulse, Methoden und Spiele für
- Anfangssituationen
- die Begleitung bei Angst
- für Selbstvertrauen
- dem Körper vertrauen
- der Angst begegnen

Aller Anfang ist...

Sei es im Kindergarten, in der Schule, auf der Uni oder bei einem Seminar: „Aller Anfang ist schwer", weil Neues und Fremdheit angstbesetzt sind. Anfänge fordern und überfordern auch. Daher müssen sie besonders gestaltet werden.
Einige Blickpunkte nennen wir hier, sie sind querfeldein für verschiedenste Anfänge brauchbar.

1. *„Wo bin ich hier?"* - Räumliche Orientierung

a) Der eigene Platz ist Eigenraum. Grenze und Revier: Die bekritzelten Schulbänke sprechen es aus. Dieses Bedürfnis kann kreativ genutzt werden: Mit Symbolen, Aufklebern oder Bändern den Stuhl oder Tisch gestalten.
b) Die Wege, Eingänge und Ausgänge über ein Geländespiel kennenlernen, danach einen Plan des Hauses zeichnen.
c) Die wichtigsten Personen im Haus aufsuchen, die Zuständigkeiten erfahren und aufschreiben, eine Skizze darüber anfertigen.

Bei einem Krankenhausaufenthalt z.B. brauchen vor allem kleinere Kinder gute Hilfen. Oftmals dringt zuviel Neues auf sie ein, und der routinierte und gestresste Erwachsene vergisst leicht, wie anstrengend diese Eindrücke für die neuen Patientenkinder sein können.
Die „Neuen" brauchen Zeit und Information.
Ein Orientierungsbilderbuch für das Krankenhaus, oder eine große Wandtafel mit kindgerechten Symbolen für die Funktionen: Visite, Arzt, Krankenschwester, Putzfrau usw.. könnten hier helfen.

2. *„Wer ist da?"* - Kontaktbrücken

Die Trennung und der Neubeginn gelingt leichter, wenn der Schritt von vertrauten Personen zu neuen Kontakten unterstützt wird, z.B. durch ein Übergangsobjekt (Teddy, Puppe). Beim Kindergarten ist das noch selbstverständlicher, dass aber auch Jugendliche so etwas brauchen, wird oft übersehen.
Dabei ist ein erster Arbeitstag für einen 15jährigen ebenso belastend wie der erste Schultag.
Wenn Anfänge positiv besetzt werden, macht das neugierig auf Neues.
Wie kann ein Neuling rasch alle Namen kennenlernen?
Die Kennenlernphase wird in kreativen Gruppen sehr beachtet, im Alltag aber oft übersehen.
Viele negative Vorurteile könnten durch eine gute Kontaktnahme am Anfang verringert werden.

3. *„Was gilt hier?"* - Spielregeln, Rituale und Vorschriften erfahren

Die Angst, etwas falsch zu machen und dadurch aufzufallen, ist gerade am Anfang groß. Die Spielregeln sind für die „Einheimischen" selbstverständlich, manche sind unbewusst.
Die heimlichen Hierarchien, die Regeln von Nähe und Distanz u.v.a. müssen erst erspürt werden, da sie meist verdeckt sind.
Daher gehen viele Leute lieber zu zweit in neue Situationen als alleine.

4. *„Wann geschieht was?* - Zeitliche Orientierung

Zeitstrukturen wie Stundenpläne oder Tagesordnung erleichtern die Kommunikation.
Wer was wann macht, gibt Sicherheit.
Dadurch ist auch die Rollen- und Aufgabenverteilung vorgegeben.

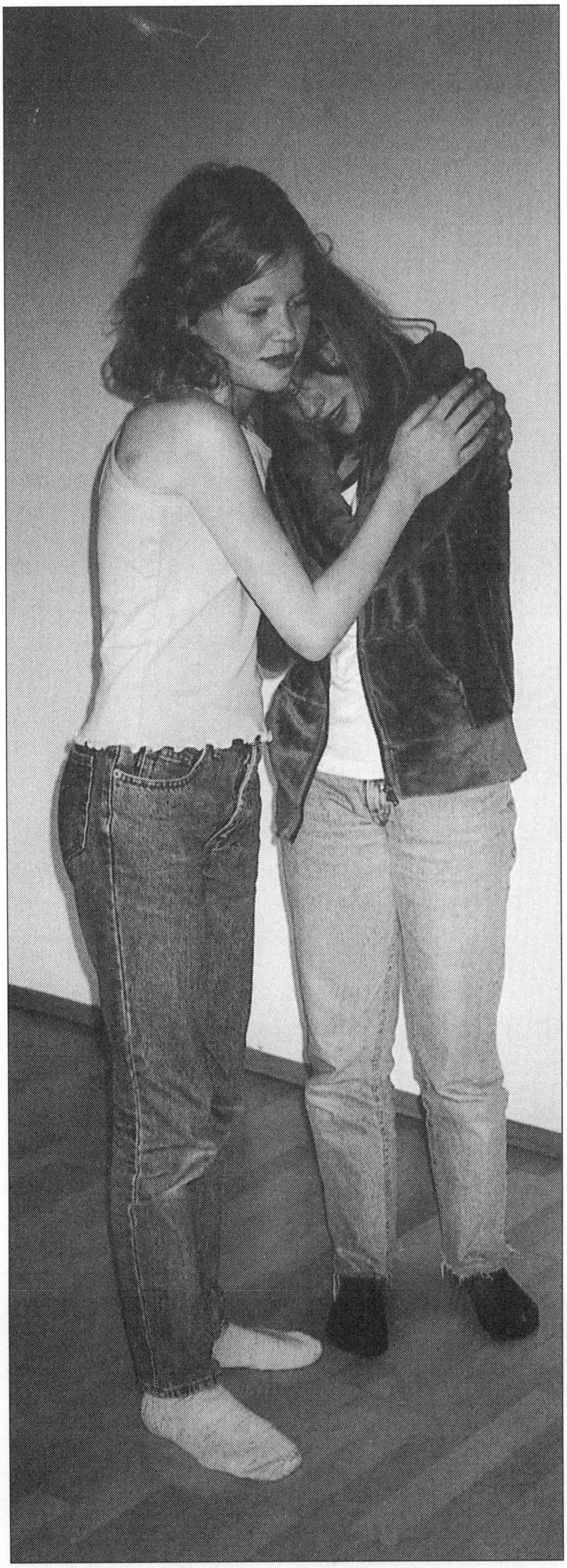

Anfangen in Gruppen

Die meisten Gruppen in Kinderarbeit, Jugendarbeit und Erwachsenenbildung legen auf die Kontakte der Teilnehmer untereinander viel wert. Vertrauen gibt Sicherheit und ermöglicht Neues. Wer zuviel Angst hat, kann sich auf neue Ideen nicht einlassen.
Daher ist die Anfangsphase, das sogenannte „warming up" nicht nur für Muskeln gut, sondern wärmen auch die Herzen und das Gruppenklima. Sympathien, Vorurteile und Fremdheit prägen Erstbegegnungen.
Die Spiel- und Kommunikationspädagogik bietet anregende Spiele und Methoden dazu an: Bewegte Kontaktspiele, Kreistänze. Namensspiele und Methoden zur Themenfindung (Rabenstein 1989, S. 102, bzw. Rabenstein, Reichel, Thanhoffer 1993).

Die Angst begleiten

*„Freunde sind wichtig
zum Sandburgbauen.
Freunde sind wichtig,
wenn andere dich hauen,
Freunde sind wichtig
zum Schneckenhaussuchen,
Freunde sind wichtig
zum Essen von Kuchen.
Vormittags, abends,
im Freien, im Zimmer.
Wann Freunde wichtig sind? Eigentlich immer.
Wer viele Freunde hat,
hat wenig Angst."*

Wenn Menschen in Angst geraten sind, brauchen sie hilfreiche Mitmenschen.
Die folgenden Strategien sind im sozialen und pädagogischen Rahmen durchführbar. Bei BegleiterInnen wird eine grundsätzliche Empathiefähigkeit, und eine achtsame und respektvolle Haltung sich selbst und anderen gegenüber erwartet.

1. Kontakt herstellen
Das ist der erste und wichtigste Schritt aus der Angst heraus. Wenn der Ängstliche selbst es nicht mehr kann, muss ihm ein Begleiter eine Brücke schlagen, ihn ansprechen und nachfragen. Das heilsame Erlebnis, ernstgenommen zu werden und nicht angstvoll alleine zu sein, verringert Angst bereits.
Die Scham über das „Schwächegefühl" Angst hindert vor allem Erwachsene, damit nach außen zu gehen.

2. Wahrnehmen und benennen
„Wovor hast du Angst?" Das ist eine normale Frage in diesem Zusammenhang. Der Angst einen Namen geben hilft: „Ich habe Angst vor Spinnen" oder „Angst vor der Prüfung" oder für die Angst ein Bild verwenden: Es ist wie ein grauer Nebel oder eine schwarze Höhle. In Märchen und Mythen wird der Dämon oder böse Geist benannt und so entmachtet.

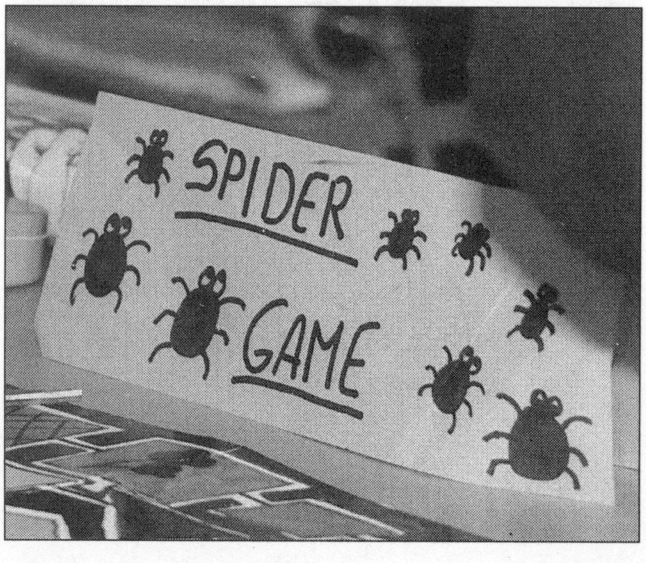

3. Ruhe und Zeit geben
Die Begleiter der „Angsthaber" sollen vor allem beruhigen, jedoch nicht beschwichtigen. Vorsichtiger oder fester Körperkontakt und die ruhige Stimme kann hier heilsam wirken und vor allem Zeit geben.

4. Körperliche Gegenkräfte aktivieren
Je nach Art der Angst kann nun auf der körperlichen und emotionalen Ebene ausgeglichen werden: Durch bewusstes, nicht zu heftiges Atmen, den Kontakt der Füße zum Boden, über Gehen und bewusstes Stehen, kann Unsicherheit verringert und Selbstvertrauen gestärkt werden.
Haltlosigkeit wird über die Aufrichtung der Wirbelsäule ausgeglichen und Loslassen wird über gutes, entspanntes Liegen am Boden geübt.
Selbstvertrauen und Selbstwertgefühl sind über Vertrauen zum Körper erfahrbar.
Wir als Begleiter werden alle guten Quellen ausfindig machen helfen.

5. Konfrontieren
Durch genaues Hinsehen auf den Angstauslöser kann zwischen realer und irrealer Angst unterschieden werden.
Die Fantasien werden gedanklich ausgeführt und bei Alltagsängsten in einem Rollenspiel versucht, und entsprechende Strategien daraus entwickelt. (Er)Lösungen können auch imaginativ gefunden werden.

6. Gegenpole suchen
Angst ist Ausweglosigkeit und diese verengt die Wahrnehmung des Angsthabenden. Der Blickwinkel eines guten Begleiters bringt öffnende Perspektiven ein: die gemeinsame Suche nach Beispielen, bei denen „nichts passiert" ist, befreien.
Das Wissen um Polaritäten macht kreativ: wo Schatten ist, ist Licht.
Die Gegenpole zu Angst sind ausgleichende Gefühlsqualitäten z.B. Freiheit, Ruhe, Sicherheit. Diese werden assoziativ gesucht und erspürt.

7. Verstehen

Die Ursachen für Angstsymptome liegen oft weit zurück. Durch Erinnern und Erzählen können manche Zusammenhänge gefunden werden, z.B.

- In der Lebensgeschichte: Sind traumatische Ereignisse wie Krieg, Unfälle, Krankheiten, Tod von Angehörigen verdrängt worden?
- In der momentanen Lebenssituation: Ist es ein Entwicklungsschub oder eine Lebenskrise aktuell oder steht ein Abschied bevor?
- Im Lebensstil: Gibt es Über-Stress, zuwenig Ausgleich, zu viel Verantwortung, schlechtes Klima am Arbeitsplatz?

8. Vertrauen und Trost

Wer wenig Trost erfahren hat, ist eher misstrauisch und kann sich nicht so leicht anvertrauen. Ein erstes Gespräch über Angst ist ein Schritt ins Vertrauen. Miteinander nach Selbsttröstung suchen, die manchmal auch kindlich sein darf, tut gut.

Die warme Decke, ein wohliges Bad, Düfte und warmer Tee geben Geborgenheit. Der nächste Schritt kann dann nachreifen.

Selbstvertrauen üben

Innerer Begleiter

Sie können diese Methode alleine machen.

1. Suchen Sie sich einen ruhigen Rahmen mit genügend Zeit.
2. Denken Sie zuerst an die Situation, für die Sie einen inneren Schutz brauchen. Das kann eine bevorstehende Prüfung sein oder ein Konflikt, vor dem sie Angst haben.
3. Entspannen Sie sich und lassen sie nun Menschen aus Ihrem Leben auftauchen, die Ihnen bisher gut getan haben und Ihnen wohlwollend gegenüberstehen. Diese Menschen müssen nicht zu Ihrer unmittelbaren Familie gehört haben, es kann auch ein Nachbar oder LehrerIn sein.
4. Stellen Sie sich nun diese Personen vor und hören Sie, was diese Ihnen raten oder sagen. Wenn eine Ermutigung dabei ist, spüren Sie dieser nach und merken Sie sich das Körpergefühl genau.
5. Bedanken Sie sich nun bei Ihrem guten Ratgeber und verabschieden Sie sich. Sie können ihn oder sie jederzeit wieder finden, da es eine gute Erfahrung ist, die Sie in Ihrem Herzen und Gefühl tragen.

Schutzengelspiel

Die Fähigkeit zum magischen Denken ist urmenschlich und wird auch aus spirituellen und religiösen Bedürfnissen heraus entwickelt. Götter, Heilige, Dämonen, Engel und Märchenfiguren sind Gestalten, die Gefühle und Wünsche verdeutlichen und formen. Es sind Bilder und Einbildungen, die emotionale Wirkungen haben.

Diese Schutzgestalten können über imaginative Methoden erfunden werden.

Die Tagträume, führen zu den kreativen Quellen unseres Unbewussten und Gefühle, die sonst verdeckt sind, werden dadurch aktiviert. Sie können Stimmungen beeinflussen und Selbstvertrauen stärken.

Ein kurze Anleitung dazu:

„Lege dich entspannt hin und atme ein paar Mal gut durch.

Denke an eine große Wiese mit einem Wald dahinter.

Du gehst zum Waldrand und wünscht dir, dass eine gute Gestalt oder ein Wesen auftaucht, dass dir Schutz gibt ... lasse dich überraschen. Falls nichts kommt, denke dir eine Wunschgestalt aus ... spüre die Ausstrahlung dieser Gestalt und höre, was sie dir sagt ..."

Nach dieser Übung strecken, dehnen und Augen öffnen.

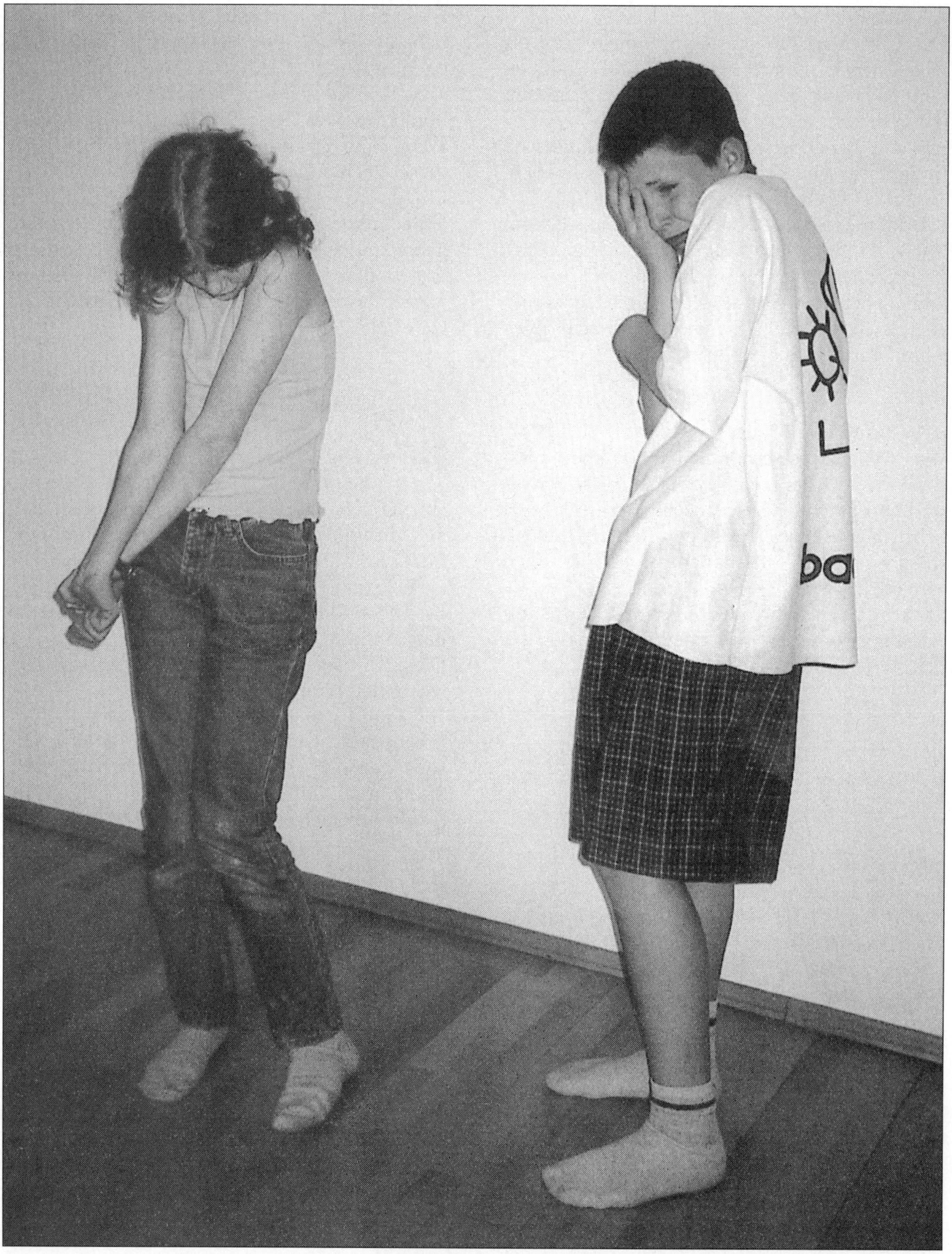

Gute Sprüche

Gute Wünsche, die Menschen einander mitgegeben, deuten die Kraft an, die in guten Worten liegt.
Gruppen, die in das Thema eingestimmt sind, können sich miteinander auf die Suche nach guten Sätzen machen und diese als Spruchkarten gestalten.
Einige vielleicht anregende Beispiele:
„Weil ich zu anderen Menschen gehöre, kann ich auch gut allein sein."
„Ich weiß nicht, was sein wird. Also brauche ich auch nicht meine Zukunft im Griff haben."
„Wer weiß, wozu das jetzt gut ist!"
„Angst hilft überleben!"
„Letztlich kann mir nichts passieren!"

„Du bist in guten Händen - deinen eigenen"
Sir Peter Ustinov

Dem Körper vertrauen

Ausdrücken, entspannen und sich stabilisieren sind körperliche Möglichkeiten des Selbstvertrauens. Einige Übungen dazu:

Ausdrucksübung

Die TeilnehmerInnen (TN) gehen im Raum herum und beachten dabei, wie die Füße den Boden berühren und sie lassen sich „gehen".
Dann lenken sie die Aufmerksamkeit auf die Atmung und den Brustkorb, auf den Kopf und die Augen. Nun wird von der GruppenleiterIn (GL) das Wort „Angst" ausgesprochen, mit der Aufforderung, diesen Begriff in eine Körperhaltung oder Geste zu bringen.
Angst soll allgemein ausgedrückt werden und nicht auf ein konkretes Ereignis bezogen sein.
Die TN können diese neue Körperhaltung nun spielerisch verstärken und damit erkennen, wie sich Angst körpersprachlich ausdrücken kann: Enge hochgezogenen Schultern, kleine Schritte oder weiche Knie. Die Bewegung anhalten und mitteilen, indem die TN die Körperhaltung und Empfindung beschreiben.
Der Körper zeigt die nächste Bewegung. Ziel dieser Übung ist, Vertrauen in den eigenen Körper zu fördern, auch wenn der Ausgangspunkt ein unangenehmes Gefühl ist.
Nach dem Beschreiben unbedingt die Haltungen abschütteln, durchatmen und herumgehen.

Gegenpole

Auf einem Plakat steht groß das Wort „Angst", und die TN werden eingeladen, gegensätzliche Wörter zu nennen.
Diese werden notiert:
z.B. Mut, Freude, Geborgenheit, Sicherheit, Entspannung, Bewegung, Gelassenheit usw.
Jetzt werden die Begriffe in Bewegung oder Haltungen dargestellt: Eine PartnerIn suchen und in einem nonverbalen Dialog mit den Begriffen spielen: Einer spielt die Angstrolle, der andere den Gegenpol, z.B. Freiheit. Jeder reagiert auf die Haltung des anderen, z.B. die „Freiheit" dehnt sich aus, macht sich weit.
Die „Angst" wird neugierig, bleibt aber noch verhalten, usw.
Sie werden vielleicht kämpfen, sich gegenseitig unterdrücken oder zu Kooperationspartnern werden.
Die Gegenpole können anschließend als verbales Rollenspiel gestaltet werden, durch die Sprache werden neue Aspekte deutlich.

Eine andere Möglichkeit mit Erwachsenen ist, die Gegenpole zur Angst im Leben konkret ausfindig zu machen: Was macht mir Mut? Was gibt mir Sicherheit? Wo lebe ich Freiheit?
Auch hier ist es wichtig, die Ambivalenz der Gefühle dialogisch auszudrücken, z.B. mit Symbolen, Figuren oder Kissen, die durch Farbe und Form die verschiedenen Gefühle ansprechen:
Das, was im Inneren des Betroffenen vor sich geht, wird nach außen dargestellt und so leichter verstehbar und gestaltbar.

Körperwanderung

Sie können diese Übung allein machen, die Entspannung ist aber wirksamer, wenn Sie jemand anleitet: (Decken zum Liegen vorbereiten).

„Suche dir einen guten Platz am Boden und lasse dir genügend Platz rundherum. Nimm wahr, wie dein Körper aufliegt, und atme nun ein paar Mal bewusst ein und aus.

Wandere nun mit der inneren Aufmerksamkeit den Körper von den Füßen aufwärts durch und nimm dabei die verschiedenen Körperregionen wahr: Kalt oder warm, gespannt oder angespannt, oder nichts.

Spüre die Füße... die Fußknöchel... die Unterschenkel...die Oberschenkel... das Becken... den Rücken... die Schultern... die Arme und Hände... wieder zurück zum Nacken... den Kopf... vorne die Stirn... die Augen... die Nase... die Mundhöhle... den Hals... die Brust und den Brustraum... den Bauch.

Bleibe nun mit der Aufmerksamkeit bei der Atembewegung und stelle dir vor, dass diese durch den ganzen Körper geht - die Bewegung des Atems verbindet den Körper von Kopf bis Fuß. Stell dir nun vor, dass die Bewegung, die der Atem im Körper bewirkt, wie Wellen den Körper durchströmt.
Die Einatembewegung geht bis in die Fußsohlen, die Ausatembewegung bis zum Scheitel.

Suche dir nun mit der Atembewegung im Körper einen guten Platz, wo du dich wohl fühlst, wo es angenehm ist und bleibe dort mit deiner Aufmerksamkeit. Spüre die Stimmung, die in dir entsteht. Atme diese Stimmung ein und lass diese soweit als möglich in den ganzen Körper übergehen.

(Diese Übung wird nun zu einer kleinen Fantasiereise.)

Bleibe mit der Aufmerksamkeit bei diesem Platz und lasse eine Farbe dazu entstehen. Lasse diese Farbe auf dich wirken.
Lasse daraus eine Landschaft entstehen, die diese Farbe und Stimmung ausdrückt und sieh dir diese Landschaft an. Wie stimmt sie dich?

Lasse nun die Bilder und Vorstellungen wieder los und gehe auf den Ausgangspunkt im Körper zurück. Spüre den Atem und beginne dich langsam zu dehnen, zu gähnen und sanft zu strecken. Rolle dann zur Seite und setze dich auf, langsam, nicht ruckartig. Öffne nun die Augen und schaue dich um, reibe nun die Hände und streife über dein Gesicht und einige Male fest über den ganzen Körper.
Dann komme nach und nach auf die Füße. Stehe einige Atemzüge lang aufrecht und gehe dann ein paar Schritte durch den Raum.

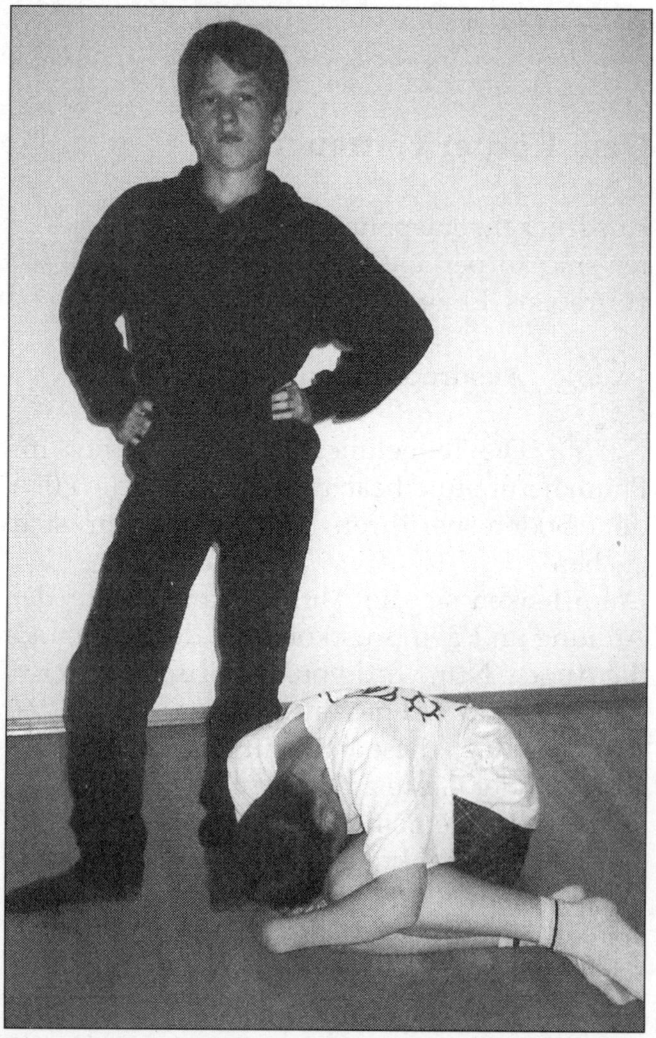

Schutzraum

Du stehst aufrecht und spürst deine Füße in Verbindung zum Boden. Dann gehst du mit deiner Wahrnehmung die Beine hinauf, über das Becken zur Körpermitte, dann über den Oberkörper zum Kopf. Du breitest deine Arme aus und drehst dich einmal um die eigene Achse. Dadurch bildest du einen Kreis um dich herum. Stell dir diesen Kreis nun in einer Farbe vor, die dich schützt.
Lasse nun die Arme hängen und stelle dir weiter diesen Schutzkreis um dich herum vor. Stelle dir vor, dass sie alles von dir abhält, was du nicht zu nahe haben willst.
Spüre deine Gefühle dabei und schau dann bewusst in den Raum. Lasse dieses Bild los und übe es immer wieder. Es wird deine Ausstrahlung beeinflussen.

Spielend der Angst begegnen

Prioritätenspiel „Angst“

Dies ist eine Gesprächshilfe zum Thema Angst für Jugendliche und Erwachsene. (nach Rabenstein 1986, S. 136)
Jede TeilnehmerIn erhält folgenden Fragebogen und reiht für sich selbst zuerst die Wichtigkeit und Stimmigkeit der Aussagen:
Für die zutreffendste Aussage 10 Punkte und für die geringste 1 Punkt.

Ich habe Angst ...

..., dass KollegInnen Besseres leisten als ich.

... vor Strafe bzw. Missbilligung von Vorgesetzten.

... vor dem Alleinsein, der Einsamkeit, dem Verlassenwerden.

..., vor einer größeren Gruppe frei zu sprechen.

... vor dem Verlust meines Arbeitsplatzes.

... vor zu engem (intimem) Kontakt

..., nicht mehr gebraucht zu werden.

..., nicht zu wissen, was ich machen soll.

..., für nicht normal gehalten zu werden.

..., nicht gut genug zu sein.

... vor möglichen politischen Entwicklungen: Krieg, Umweltschäden.

... vor meiner persönlichen Zukunft.

Danach werden die persönlichen Reihungen in der Kleingruppe verglichen.
Es gibt keine „richtige“ Reihung, da es sich um subjektive Bewertungen handelt.
Dieser Fragebogen mit den persönlichen Wertungen der Angst bringt ausreichend Gesprächsstoff.
Strategien im Umgang mit Angst können dann noch gemeinsam gesucht werden: Ein erster Schritt dazu ist, über die Angst zu sprechen.

Die Bearbeitung von Angst über das Rollenspiel ist ein idealer Weg, den Kinder im Spiel ganz von selbst suchen.
Rituale, Spiele und Übungen helfen, Macht über die Angst zu bekommen. Die Gemeinschaft trägt dazu bei, dass die einsame Angst überwunden wird.

„Was hilft in Angst und Not“

Sie sammeln mit den Kindern (Jugendlichen oder Erwachsenen) Angstszenen, oder jeder kann eine erlebte oder fantasierte Angstsituation aufschreiben.
Dabei soll pro Szene ein Blatt oder Kärtchen verwendet werden.
Die Kärtchen werden gemischt und verdeckt in der Mitte der Spielerrunde aufgelegt. Dann werden die Kärtchen der Reihe nach diskutiert, und die Gruppe überlegt, welche Handlung helfen würde: „Ein großer Hund begegnet dir, du hast Angst. Was kannst du tun?“

Ideen: Davonlaufen, ihn fest anschauen, schreien, ihn beißen, weinen etc.
Derjenige Spieler, der die Karte gezogen hat, entscheidet, ob für ihn Hilfen dabei waren und er wählt eine aus. Diese Situation kann auch nachgespielt werden.

„Das Schlimmste ..."

In Kinder-, Jugend- und Erwachsenengruppen ist es hilfreich, über „meine größte Angst" zu sprechen. In Dreiergruppen erzählen die TeilnehmerInnen einander angstvolle und gruselige Erlebnisse und reden weiter über fantasierte Befürchtungen:
„Was wäre das Schlimmste, das mir passieren könnte?" Der Zielgruppe entsprechend kann noch genauer gefragt werden, etwa bei LehrerInnen:
„Was wäre das Schlimmste, das mir in der Schule passieren könnte?"
Bei Jugendlichen oder jungen Erwachsenen:
„Was wäre das Schlimmste, das mir in einer Beziehung passieren könnte?"
Bei Kindern:
„Was wäre das Schlimmste zu Hause in der Familie?"

Manche dieser Fantasien lassen sich gut szenisch spielen und helfen so, die Angst ein Stück zu entmachten. Wenn bei solchen Aktionen auch gelacht und geblödelt wird, dann ist das gut. So werden angespannte Themen entschärft und besprechbar.

Empathie üben

Für Erwachsene: Die Partner suchen eine Szene, fiktiv oder real, in der sich ein Kind ängstigen könnte, z.B. ein Gewitter.
Ein Partner fühlt sich in das ängstliche Kind ein und nimmt die dazu passende Haltung ein.
Der andere Partner reagiert zuerst nonverbal, mit Gesten, Berührungen oder Blicken.
Erst nach einiger Zeit nonverbalen Dialogs kann das „Kind" signalisieren, dass es sich getröstet fühlt. Anschließend kann die Szene verbal gespielt werden.
Nach Ende der Szene geschieht ein Austausch darüber, wie und was von der erwachsenen Rolle hilfreich war und was nicht.
Danach Rollenwechsel und wiederum anschließendes Gespräch.

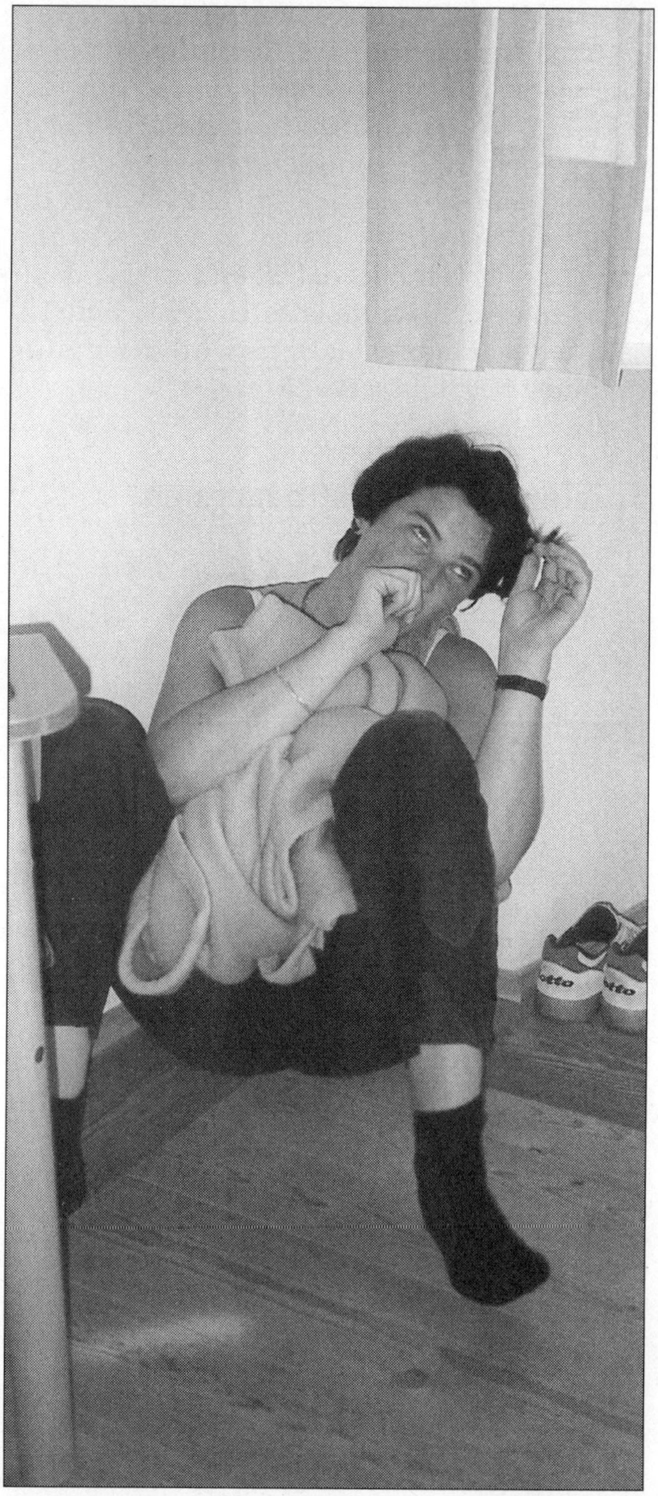

Märchen und Mythen

Märchen zeigen durch ihre Bilder, Gestalten und deren Verlauf Lösungsstrategien für bedrohliche Situationen. Märchen sagen meist, dass durch die Wiederholung der Aufgabenstellung letztlich die Erlösung geschieht.
Manchmal kommt der Erlöser und Helfer oder die Helferin in der Gestalt eines Tieres oder einer Fee.
Der pädagogische Umgang mit Märchen ist vielfältig und wir greifen eine Methode heraus, die unkompliziert und in Gruppen jeden Alters durchführbar ist:

Szenische Rundumgeschichte

1. Vorbereitung:
Ein Märchen auswählen und die einzelnen Rollen, auch die Gegenstände auf Kärtchen schreiben oder malen.
Es soll für alle TeilnehmerInnen eine Rolle vorhanden sein.

2. Die Gruppe sitzt im Kreis und die Geschichte wird einmal erzählt.

3. Nun zieht jede TeilnehmerIn ein Kärtchen mit einer Rolle. Die Geschichte wird nun abschnittweise erzählt, jede genannte Rolle tritt auf und spielt die entsprechende Szene.

Die Spielleitung muss dann den roten Faden im Auge behalten.
Rollen, die nicht mehr spielen, gehen auf ihren Platz zurück.

Diese Form kann dann ausgebaut werden, die Kinder erhalten Verkleidung, Masken und die Rollenkärtchen können auch neu verteilt werden.
Märchen beschreiben Angstthemen deutlich: Übermächte und Ungeheuer, gefährliche Situationen gibt es eine Menge.
Die Herausforderung: „Stell dich der Aufgabe", wird deutlich.
Die Interpretation ist den SpielerInnen überlassen.

Puppen und Masken

Auch hier gilt: Was für Kinder eine Kleinigkeit ist, ist für Erwachsene vielleicht ungewohnt, aber durchaus auch gut. Mit Puppen und Stofftieren kann manches zum Ausdruck gebracht werden, was „in direkter Rede" zu schwierig ist. Walt Disneys Welterfolge beweisen, wie gut es tut, wenn heikle Themen und Probleme über Tiere ausgedrückt werden.
1. Paare bilden und jeder sucht sich ein Stofftier oder eine Puppe aus. Die Tiere oder Puppen sollen die Kontraste übernehmen: eine ängstliche Rolle und eine bedrohliche Rolle.
2. Die Spieler lassen nun die Stofftiere anschleichen oder verstecken und erfinden möglichst dramatische Szenen. Kinder spielen häufig mächtige Rollen und es geht dabei meist um Leben und Tod.
3. Tiere und Rollen danach tauschen!
Rollenspiele ermöglichen neue Gefühle und lassen lustvoll böse Handlungen zu.
Da wird so manch ängstliches Mädchen zur Hexe und kann endlich Wut und Schadenfreude ausspielen.
Damit löst sich manche Angstspannung.

Geistergeschichten erzählen ...

... und das im Dunkeln und dann plötzlich berührt werden - erinnern Sie sich noch an die Gänsehaut?
Wie könnte man eine Geisterbahn selbst bauen? Oder einen Raum gespenstisch gestalten? Abenteuer müssen nicht teuer sein!

„Was ist da?"

In der Mitte des Raumes liegt ein Tuch oder eine Decke. Die Gruppenleitung kann vorher etwas darunter verstecken, eine, Holzschlange, eine Plastikspinne oder Stoffmaus. Die TN sollen sich nun vorstellen, dass etwas unbekannt Gefährliches darunter liegt. Die TN schleichen um die Decke herum und versuchen dabei, dieses Kribbeln zwischen

Neugier und Angst zu spielen und zu spüren. Die Spannung wird durch Zurufe wie „Vorsicht! Achtung!... Nicht zu schnell, es ist gefährlich! Nicht berühren!"verstärkt.
Gruselige Geräusche mit Gegenständen machen die Angstlust noch dichter.
Schließlich wagt doch ein Spieler, die Decke wegzunehmen... und ein befreiender Schrei und Lachen entspannt die Situation.

Sich fallen lassen

Partnerübung: Ein Partner steht und lässt sich nach hinten gegen die Hände des Partners „fallen" und dieser stützt ihn am Rücken ab.
Der Abstand der Hände des stützenden Partners kann immer größer werden, je nach Risikofreude des vorderen Partners.
Der vordere Partner muss die Beine steif lassen und sagen, wie weit entfernt der stützende Partner die Hände halten soll.

Für Jugendliche und Erwachsene gibt's hier eine Steigerung, falls ein faires Klima besteht:

Einer wird mich fangen
Jemand steht aufrecht, mit dem Rücken zur Gruppe. Wenn hinter ihm eine Stimme ein Signal gibt: „Los" dann lässt sich der Vordere - steif - fallen. Es können auch drei, vier, fünf gleichzeitig fallen, wenn die entsprechende stützenden Mitspieler vorhanden sind.

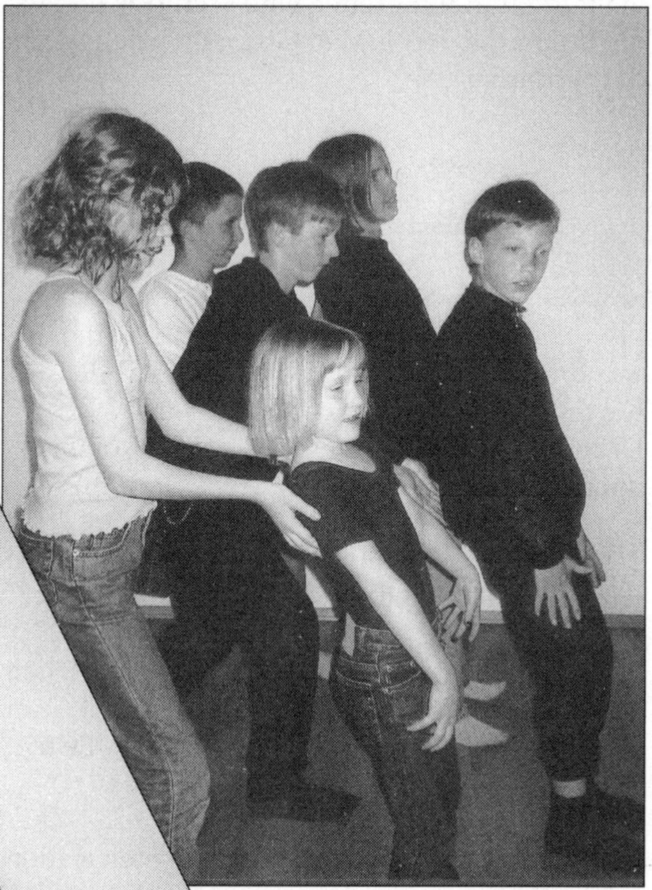

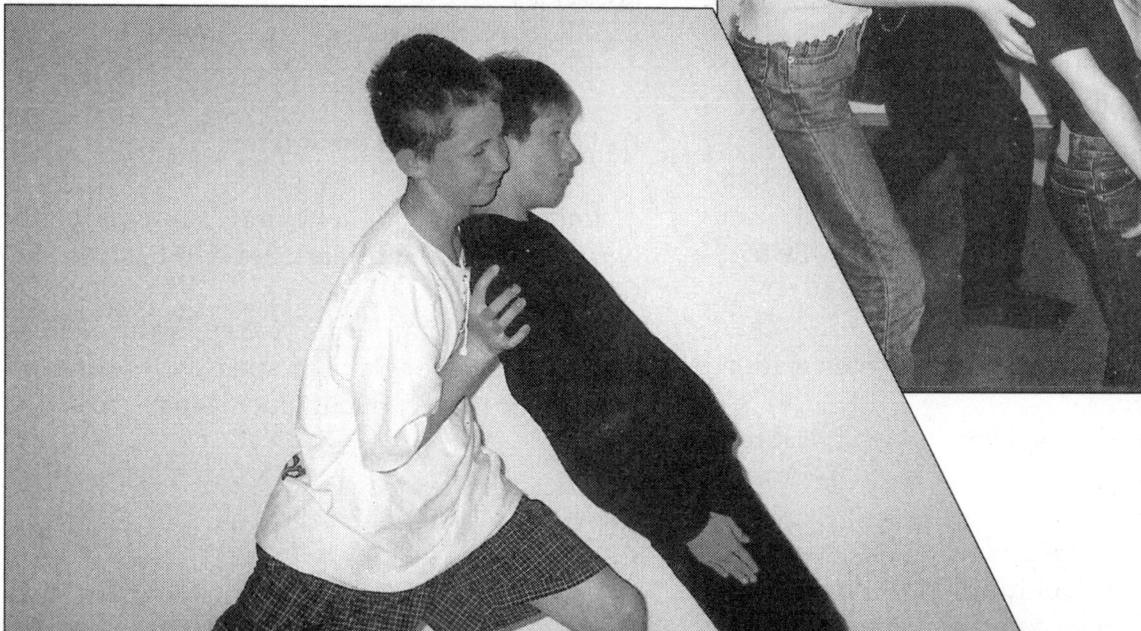

Kapitel 3

Lust macht Sinn

In diesem Kapitel verführen wir Sie dazu, Ihre Sinne und Ihren Körper wahrzunehmen, denn hier sind Sinn und Lust zu Hause. Anschließend widmen wir einige Gedanken und Impulse der Sexualität und ihren Normen. Zuletzt suchen wir Lust und Sinn in alltäglichen Vorgängen einerseits genauso wie bei besonderen Anlässen andererseits. Und auch dort finden Sie praktische Impulse und Übungen für Sie persönlich und für Ihre Arbeit.

Die Reise ins Lustland

Die Reise ins Lustland

„Suche dir eine gute Lage oder Sitzposition und spüre, wie und wo dein Körper den Boden oder Stuhl berührt. Spüre deine Körperumrisse und folge deiner Wahrnehmung ...

Du machst ein paar tiefe Atemzüge und begibst dich mit deiner Fantasie auf eine Wiese ...
Stell dir vor, wie du dich auf dieser Wiese bewegst. Stell dir vor, wie das Gras oder auch Heu deine Haut berührt, welche angenehmen oder auch unangenehmen Empfindungen dabei entstehen ...

Versuche dich nun zu erinnern, wie es ist, barfuß über die Wiese zu gehen: Ist es feucht oder trocken, weich oder stichig?
Gehe ein Stück und lasse die Landschaft um dich herum deutlicher werden. Welches Wetter ist gerade? Spüre dein Gesicht und die nackten Hautstellen, die von diesem Wetter berührt werden - ist es warm, windig, heiß oder kühl? Lenke deine Aufmerksamkeit auf die Haut; möchtest du vielleicht weniger Kleidung tragen?

Du gehst weiter durch die Landschaft und versuchst, mit Haut, Nase, Füßen und Ohren die Umgebung einzuatmen. Der Weg führt zu einem Gewässer und du schaust, wo und wie du das Wasser benutzen könntest - ist es zum Schwimmen geeignet? Oder zum sich Berieseln und Umspülen lassen? Stell dir die Wirkung des Wasser auf deiner Haut und auf deine Stimmung vor ...

Gehe jetzt langsam weiter bis zum Schild „Land der Lust - Betreten nur mit nackten Füßen!“ Du gehst ein Stück dichter an die Grenze heran: Was siehst du? Beschreibe es für dich selbst und spüre deine inneren Reaktionen - lasse deine Er- oder Aufregung zu. Kannst du Farben und Formen im Lustland sehen? ...

Atme gut durch und gehe hinein.
Was oder wer begegnet dir? ...
Du wirst zu einem Fest eingeladen und gehst hin.

Du siehst das Festgelände und das Haus - wie sieht es aus? In einer Garderobe kannst du dir festliche Kleidung ausleihen - was wählst du?

Überlasse dich nun deiner Fest-Fantasie: Schau dich um; wem begegnest du? Welche Musik wird gespielt? Was wird gegessen und getrunken? Und was tust du auf dem Fest? ...

Wenn du genug hast, gibst du die Verkleidung in der Garderobe ab und gehst auf die Wiese zurück ...

Atme tief durch, strecke dich und öffne klar und deutlich die Augen. Lasse deine Erlebnisse nachklingen und schreibe einen kurzen Text oder male ein Bild über diese Reise.

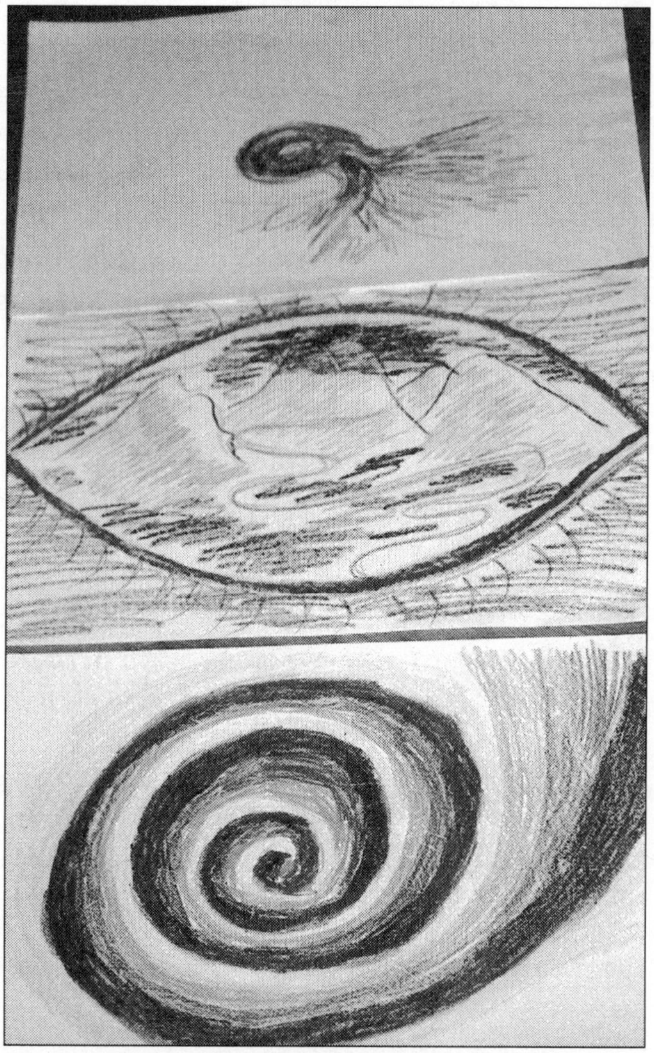

3.1. ... wo die Lust wohnt

Lust ist ...

Wenn du für eine Stunde glücklich sein willst, betrinke dich. Willst du drei Tage glücklich sein, heirate. Wenn du aber für immer glücklich sein willst, werde Gärtner."

Chinesische Weisheit

Was ist Lust? Was ist Genuss? Was ist Glück? Wir wissen, dass solche Gefühle, Stimmungen, Atmosphären sich nicht in genaue Begrifflichkeiten hineinpressen lassen.
Wir wissen aber, dass es Lust gibt, dass sie schwankt und dass sie ansteckend sein kann, dass sie also von Mensch zu Mensch überspringen kann.
Und daher ist sie für jede Arbeit und Beziehung zwischen Menschen von Bedeutung.
Lust und Glück ähneln einander.

Lust auf Erziehung?

Ja, das gibt's.
Es gibt Mütter, Väter, ErzieherInnen, LehrerInnen, SozialpädagogInnen, SozialarbeiterInnen, TherapeutInnen, die tun es gerne.
Nicht immer erleben sie dabei Lust, aber oft.
Vielleicht, weil sie ihr Leben überhaupt eher genießen, vielleicht, weil sie wenigstens ihre Arbeit vorwiegend schätzen, sich dabei „in ihrem Element" fühlen.

Wann fühlen Sie sich glücklich? Ist Lust und Glück dasselbe für Sie?
Versuchen Sie Begriffe und gedankliche Bilder zu Lust und Glück zu sammeln: „Glück ist, wenn ...", und fragen Sie andere!
Und warum sollte gärtnern glücklich machen?

Beginnen wir - wie immer in diesem Buch - bei uns selbst.
Machen Sie ein spontanes Kreuz auf dieser Skala zwischen glücklich und unglücklich, gültig nur für diesen Augenblick an diesem Tag. Sie können ja Tag und Uhrzeit zu Ihrem Zeichen dazuschreiben:

unglücklich ______________________ glücklich

Lust ist Genuss: Entspannt sein bei gleichzeitig hoher Konzentration, Einssein mit der Situation oder Aktion, das sind Zustände, die bei Kindern im „selbstvergessenen" Spiel noch erkennbar sind, aber auch bei kreativen, handwerklichen und geistigen Tätigkeiten.
Besonders im Tanz ist dieser Zustand erfahrbar. Er wird auch „Flow" genannt und braucht bestimmte Bedingungen, die vor allem mit einem guten Zeitrahmen und wenig äußerem Leistungsdruck zu tun haben. Deine Energie fließt sehr leicht, du fühlst dich entspannt, angenehm und energievoll.
(Reichel, Scala 1996, S. 52)

Diese Stimmungen suchen Menschen ein Leben lang, weil sie angenehm erregend und lustvoll sind.
Und diese Urerfahrung ist in unserem Körper gespeichert.

Ich bin mein Körper

„Aber wo finde ich dann den Ort, der den Hunger meiner Seele stillt?
Sei stark und begib dich in deinen eigenen Körper, denn damit stehst du auf festem Grund.
Bedenk es wohl, mein Herz:
Geh nicht woanders hin."

Sufimystiker, 14. Jh.

In vielen Erziehungs- und Beratungsberufen erfährt unser Körper nur wenig Aufmerksamkeit. Er soll einfach funktionieren, und meist tut er das auch zu unserer Zufriedenheit ... Jetzt gerade auch?
Zeichnen Sie wieder auf der Linie ein, wie jetzt Ihr körperliches Wohlbefinden ist:

---

wohl unwohl

Das körperliche Wohlbefinden als wichtige Quelle und Heimat der Lust steht daher auch im Zentrum unserer lustvollen Gedanken und Anregungen für Erziehung und Beratung; und wir wollen dort beginnen, wo „es" beginnt:

Machen Sie eine Fantasiereise zum Lebensbeginn:

„Du liegst, sanft geschaukelt in warmem Wasser, die Nahrung strömt in den Körper, mühelos, ein gleichmäßiger, dumpfer Ton rollt um dein Ohr. Dazwischen spürst du Stille oder auch mal ein heftiges Auf und Ab, du kannst schweben und dich dabei drehen, alles gemächlich, wohlig und sicher ...
Und dann spürst du Druck, in dir und von außen, du stößt mit dem Kopf an eine weiche Wand, Kraftwellen drängen dich in einen Tunnel, sie drängen und drücken, du wirst in die Enge bis zum Äußersten gepresst, und dann ... ein Flutschen und Gleiten in einen leeren Raum ohne Grenzen, und die erste Berührung ist kalt, hastig und fest.

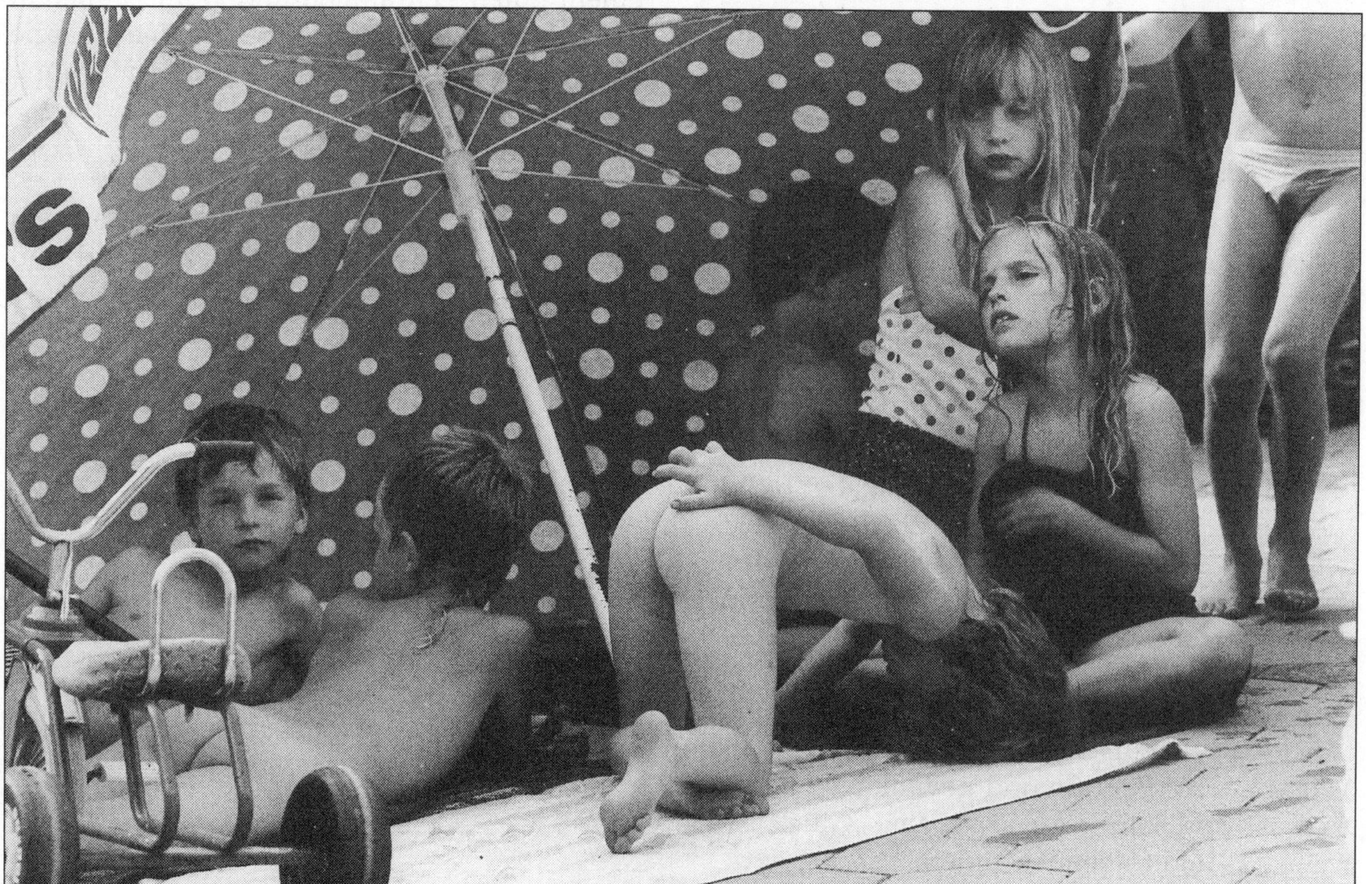

Ein Schrei. Grelle Blitze, alles ist laut, und die Nahrung ist abgeschnitten, weg ...
Dann plötzlich und anders wieder dieses Klopfen am Ohr, der vertraute Ton und ein neuer Geruch, ein weicher Zapfen schiebt sich in deinen Mund, und Warmes und Süßes fließt dir zu. Gerettet.
Du fühlst dich wieder geborgen, und du schlummerst zuversichtlich ins neue Leben ..."

So könnte unsere körperlich-seelische Erfahrung im Mutterbauch und der Weg in die körperliche Getrenntheit gewesen sein.

Die nachgeburtliche Geborgenheit hängt von Geburts- und Pflegepraktiken ab.
„Wenn ein Kind am Anfang seines Lebens gestreichelt, gehätschelt und durch Berührung beruhigt wird, so fördert dies seine Triebkraft und hilft ihm, ein gesundes Körperbewusstsein und Körper-Ego aufzubauen." (Anna Freud im ORF-Interview 1997)

Körperfreundliche Erziehung entspringt einer Ethik, die dem Menschen von Anfang an Lust und behagliche Körperlichkeit zugesteht.
Zärtlichkeit war lange Zeit verpönt, aus Angst vor Verwöhnung.
Man ließ Kinder schreien und fütterte nach der Uhr. Wenn heute manche Kinder eher verwöhnt und zuviel behütet werden, so ist das als Bedürfnis der Erwachsenen zu verstehen, „Kindern das zu geben, was sie selbst nicht gehabt haben", und sie handeln damit neuerlich an den vitalen Bedürfnissen der Kinder vorbei.
Kinder haben ursprünglich einen guten und „eigensinnigen" Kontakt zu ihren elementaren Bedürfnissen - Ruhe, Schlaf, Kontakt, Nahrung, Bewegung.
ErzieherInnen und Eltern sind gefordert, mit ihren eigenen Bedürfnissen und Mängeln vertraut zu sein, um zwischen sich und dem Kind unterscheiden und auf dessen Wünsche angemessen reagieren zu können.

Im Körper sein

„Habe ich meinen Körper verloren, so habe ich mich selbst verloren.
Finde ich meinen Körper, so finde ich mich selbst.
Bewege ich mich, so lebe ich und bewege die Welt.
Ohne diesen Leib bin ich nicht, und als mein Leib bin ich.
Nur in der Bewegung aber erfahre ich mich alsLeib,
erfährt sich mein Leib, erfahre ich mich als...
Er ist der Ausgangspunkt und Ende meiner Existenz."
V. Iljine 1965

Der Leib, ein uns heute eher unvertrauter Begriff, beschreibt die Einheit von drei Aspekten: Der funktionale Körper (Anatomie, Organe), die Seele (Empfindungen, Emotionen, Gefühle) und der Geist (Bewusstsein, Gedanken).
Die dauerhafte Abspaltung eines dieser Aspekte macht „krank". Unser Leib ist ein „totales Sinnesorgan", und über die Erfahrungen des Leibes, die das Denken mit einschließen, werden wir zum Menschen.
Wenn wir etwas fühlen, so ist das leiblich: Angst äußert sich über körperliche Verengung, Entspannung über die Weitung (der tiefe Seufzer). Jeder Gedanke ist auch ein leiblicher Vorgang, ein biochemischer Prozess im funktionalen Körper.

Die Vertrautheit mit dem Körper entsteht durch guten Kontakt mit Erwachsenen, dadurch vertieft sich das Selbst-Vertrauen. Freude am Waschen, Pflegen, Essen, Streicheln, Massieren, Raufen, usw. wird in der Gemeinsamkeit mit geliebten Erwachsenen gelernt. Auch das Vertrauen in die Welt entsteht durch diese Bezogenheit.

Lust steht nicht im Gegensatz zu Abhärtung und Leistung oder zu einer bewussten Kontrolle von körperlichen Bedürfnissen.
Sie steht aber im Gegensatz zu jeder Haltung oder Ideologie, die die dauerhafte Kontrolle, Beherrschung und letztliche Überwindung des Körpers als positiven Wert und als Ziel vertritt.

Ganz schön schmutzig

Du sollst -
Nicht über den Hügel hinunter rollen,
nicht am Daumen lutschen,
nichts vom Boden aufheben,
nicht in die Scheide greifen,
nicht die Soße vom Ärmel schlecken,
nicht mit Fingern essen,
nicht ins Klo schauen,
nicht furzen, nicht schmatzen, nicht Nase bohren ...
Die Hände vor dem Essen waschen,
die Zähne dreimal täglich putzen,
die Unterhose täglich wechseln ...
...
Der Mensch ist ein einziger Schmutzfleck.

Wie war Ihre Reinlichkeitserziehung?
Welche Normen und Botschaften haben Sie über Körperpflege, Sauberkeit, Ausscheidungen und Verdauung erfahren?

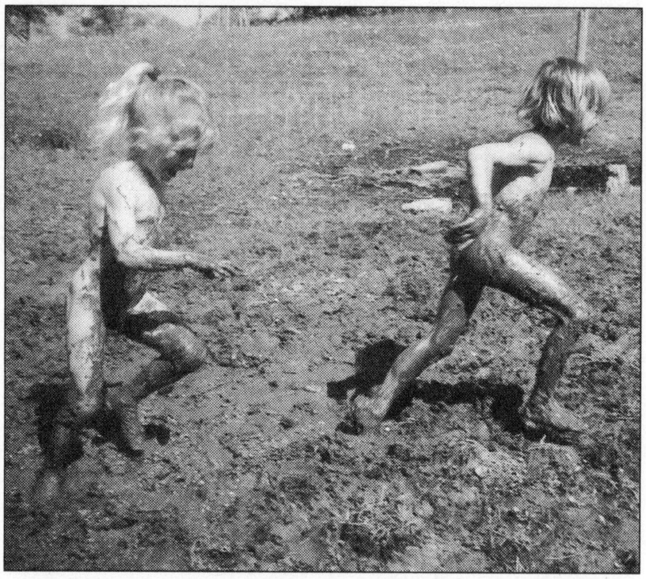

Erwünschter Zustand: Sauber, leise, fleißig, gesund, fit, sportlich, schlank, natürlich, höflich, gepflegt, gebildet, rücksichtsvoll und ehrlich.
Falls Sie diesen Zustand noch nicht erreicht haben, sollten Sie dringend die nächste Werbesendung ansehen und sich „beraten" lassen!
Der Reinlichkeitskult zeigt die Angst vor Ablehnung und die Angst vor natürlichen Vorgängen.

Früher war alles anders?

Suchen Sie ein oder zwei Bedürfnisse, die Sie als Kind nicht ausleben durften, z.B. laut sein, sich dreckig machen, mit dem Papa schmusen, unbeobachtet sein ...
Bedenken Sie nun, wie Sie auf diese Bedürfnisse bei Ihren Kindern - sei es privat oder in ihrem Beruf - reagieren.
Neigen Sie eher dazu, solche Wünsche auch wieder zu unterdrücken? Oder fördern Sie diese Seiten bei Ihren Kindern erst recht und mehr als das Kind möchte? Oder gelingt Ihnen schon ein ausgewogenes Maß?

Körperlichkeit und Marktwert

Menschen stehen im Spannungsfeld zwischen Natur und Kultur, ihre Beziehung zum Körper zeigt den jeweiligen Stand dieses Spannungsverhältnisses an.

So wie bei jedem Trend, so ist auch hier eine Übertreibung bzw. Entfremdung zu erkennen: Der perfekte Körper gilt bereits als Markenzeichen für Persönlichkeit.
Und perfekt wird am Marktwert gemessen: Schlank, fit, aktuell gestylt und jugendlich schön. Das gilt im speziellen für Frauen, aber immer mehr werden auch die Männer von dieser Welle erfasst.
Der Sinn, der in einem körperlichen Wohlbefinden gefunden wird, kann auf der anderen Seite wiederum zur Entfremdung entarten. Identität und Selbstwertgefühl werden vom perfekten Körper erwartet und der Schönheitsmarkt blüht. (Gossmann, in: Psychologie heute 8/96, S. 66)
Und wehe, es tritt eine Störung auf ... das erschüttert die ganze Persönlichkeit.
Der kleine Pickel oder ein halbes Kilo mehr führt zur Krise. Krankheit, Gebrechen und Müdigkeit werden versteckt.
Die Schattenseiten des Schönheitskultes sind Körper-Neurosen, Essstörungen und Versagensängste.

Da hilft nur ein Gegenmittel:

Körperbewusstsein

Ich bin

Ich bin mein Körper,
mit der mir eigenen Geschichte,
mit seinen Grenzen und Schönheiten,
mit Falten und Fettpolstern,
mit Kraft, Schwächen und Bedürfnissen,
mit Schmutz und Schweiß, Urin, Scheiße und Speichel,
mit Blut und Knochen.
Fleischlich fühlend und denkend.
Greifbar und endlich.
Das zu akzeptieren braucht ein ganzes Leben.

Die folgenden Übungen für Gruppen und für Paare unterstützen Körperbewusstsein und Akzeptanz:

Körperbilder

Eine beliebte und gut bekannte Methode ist das Körperbild, seine Anwendung reicht von der kreativen Aktion für den Kindergeburtstag bis zur tiefen, regressiven Körperarbeit.
Das Ziel bestimmt die Intensität der Methode (Einige Variationen finden Sie in Reichel, Scala 1996, S. 121f.).
Sie eignet sich auch zum Kennenlernen der Körperfunktionen - für Kindergruppen, Schulklassen und jede Art von Lerngruppen.
Sie brauchen dazu ca. 1 Stunde Zeit, pro Person ca. 2 qm Platz, pro Person einen Papierbogen in Körperlänge und viele Farben (Wachskreiden oder Wasserfarben).

Die Hälfte der TeilnehmerInnen legt sich jeweils auf einen Bogen Papier und läßt sichseinen Körperumriss von einem Partner mit Wachskreide nachzeichnen, dann Partnerwechsel.

Danach zeichnet jeder für sich bei seinem eigenen Umriss die körperlichen Vorgänge ein, die vorher vereinbart werden: Verdauung oder Organe oder Blutkreislauf.
Die TeilnehmerInnen vergleichen dann ihre Ergebnisse untereinander und mit Schaubildern.

Verdauung spielen

Besonders für Schulklassen:
Kleingruppen ziehen verschiedene Kärtchen auf denen Körperorgane beschrieben sind. Die Schüler haben die Aufgabe, den Verdauungsvorgang ihres Organs je nach Wissensstand szenisch und mit Bewegung darzustellen: Mund - Magen - Zwölffingerdarm - Bauchspeicheldrüse - Galle - Dünndarm - Dickdarm ...
Nach nur 5 Minuten Vorbereitung werden die Szenen vorgezeigt.
Diese Lerninhalte werden nie wieder vergessen!
(Viele weitere sinnliche Lernmethoden in: Thanhoffer/Reichel/Rabenstein 1992, S. 87ff.)

Den Körper benennen

Das erste sprachliche Körpererfahrungsspiel ist „Das ist der Daumen, der schüttelt die Pflaumen...". Es gibt viele Fingerspiele und Körperlieder: „Zeigt her eure Füße, zeigt her eure Schuh" oder später dann Tanzlieder, die Bewegung beschreiben: „You put the left foot in, you put ...". Damit wird der Körper lustvoll bewusst gemacht, und das Kind erlebt: Das bin ich! Das ist mein Fuß, meine Hand, mein Gesicht!

In der Arbeit mit körperbehinderten und bewegungseingeschränkten oder alten Menschen ist der achtsame und bewusste Umgang mit den Behinderungen eine Chance, darüber reden zu dürfen.
Die Suche nach den funktionierenden Teilen verstärkt das Vertrauen in den Körper.

Wie reden Sie zu Hause oder in Ihrem Berufsfeld über Körperteile, über Organe und Körperfunktionen?

Diese „Körperbewertung" kann in Gruppen spielerisch genutzt werden, indem wichtige und weniger wichtige, schöne und abgelehnte Körperzonen in einen Umriss eingezeichnet werden.

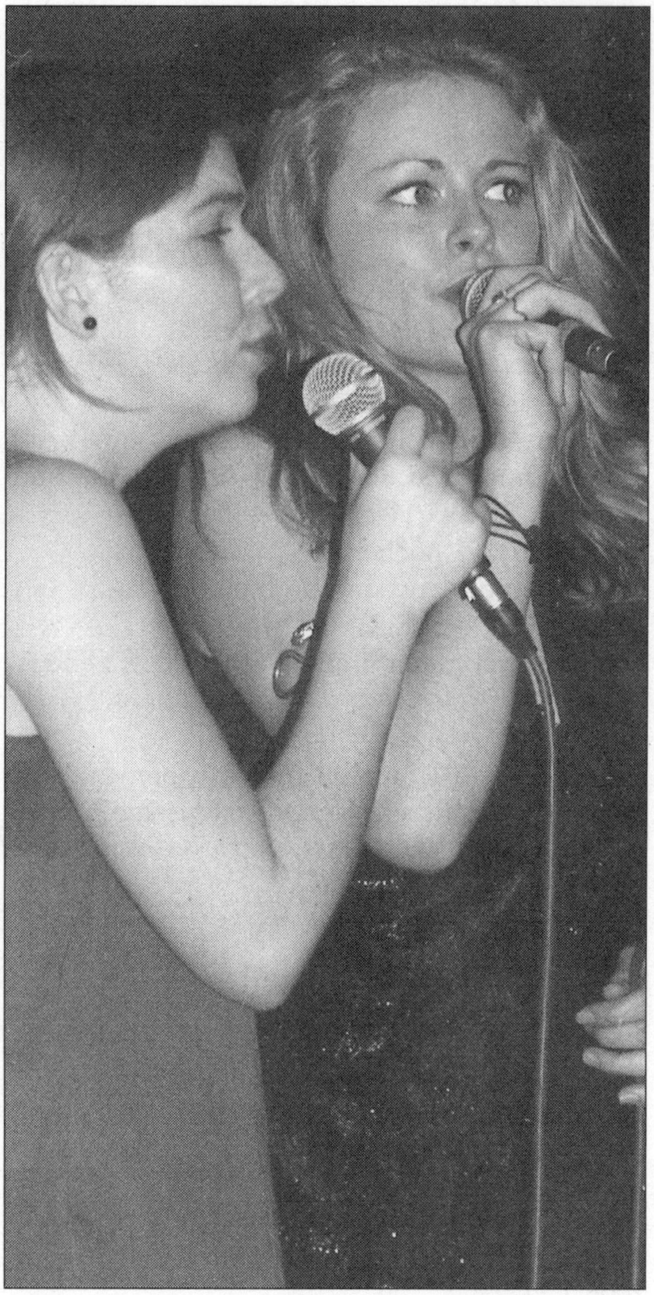

Ich sehe mich selbst

Die tägliche Begegnung mit dem Spiegelbild, vor allem morgens, kann den Tag angenehm oder negativ beeinflussen. Suchen Sie einen Satz oder auch mehrere, die diesen Eindruck vor dem Spiegel ausdrücken, und schreiben Sie diesen kurzen Text auf. Wenn Ihnen ein Text besonders gelungen ist, dann hängen Sie ihn für einige Zeit neben den Spiegel, sodass Sie morgens oder abends daran erinnert werden:
„Wer morgens zerknittert ist, hat tagsüber viele Entfaltungsmöglichkeiten."

Sich Zeigen

Die Lust gesehen und angeschaut zu werden äußert sich in unserer Zeit intensiv über Fotos und Filme, das beginnt mit dem ersten Ultraschallfoto und geht über zum Videofilm von der Hochzeit.
Sich Zeigen äußert sich bei Jugendlichen in auffälliger Kleidung, Frisur oder Verhalten.
Die Lust sich zu zeigen und gesehen zu werden kann in der pädagogischen Arbeit gut genützt werden, und ein gemeinsames Theaterprojekt fasziniert auch gelangweilte Jugendliche.
Playbacks, Karaoke und Break dance sind aktuelle Showformen.

Üben Sie auch in Gruppen Auftritte:

Sich in den Mittelpunkt stellen:

Die Gruppe bildet einen Kreis bzw. eine Fläche des Raumes ist die Bühne. Einer nach dem anderen begibt sich in den Blick- und Mittelpunkt und stellt sich vor: „Ich bin der Peter." Die anderen wiederholen: „Du bist der Peter."
Dabei kann sich der „Peter" noch mit Gesten oder Haltungen „vorstellen, sich besonders gut zeigen usw. Es ist wichtig, dass es alle probieren. Ein Gespräch über die Erfahrung mit diesem Spiel und anderen Mittelpunktszenen ist aufregend.
Variation: Die Gruppe ruft und klatscht den Namen rhythmisch und der Genannte bewegt sich dazu im Kreis.

Sinn der Sinne

„Je vielfältiger die Erlebnis- und Erfahrungsmöglichkeiten, desto nachhaltiger werden die Selbstheilungskräfte des Menschen stimuliert. Die Beschneidung der Sinne, die Unterdrückung des Ausdrucks, die Begrenzung der Aktivität, die Monotonie führen in die Krankheit." (Iljine, in: Petzold 1988, S. 250)

Ein wissenschaftliches Experiment zur Erforschung der Schwerelosigkeit für die Weltraumforschung hat die äußerste Grenze der fehlenden Stimulierung gezeigt: Bei diesem Experiment wurden alle sinnlichen Reize ausgeschaltet: Keine Berührung, kein Laut, kein Licht, kein Geruch und Geschmack und keine Bewegung: Der Mensch kam innerhalb weniger Minuten in Todesgefahr, und das Experiment wurde abgebrochen.
Die Kulturgeschichte des Bestrafens zeigt auch auf, dass Strafe vor allem in der Beschränkung der sinnlichen Möglichkeiten, insbesondere in der Einschränkung der Bewegungs"freiheit" bestand.
Ein sinnvoller Alltag regt den Geist, den Körper und die Seele über alle Sinne an:

Welche sinnlichen Eindrücke von heute sind Ihnen in Erinnerung:

- Was war für Ihre Augen heute wichtig?
- Was war hörenswert?
- Was konnten Sie heute schon riechen?
- Hat schon etwas geschmeckt?
- Haben Sie heute schon etwas oder jemanden „angepackt", „begriffen"?

Hautnah

„Pflege das Leben,
wo du es findest."
Hildegard von Bingen

Eine wichtige Verbindung zu unserer Umwelt ist unsere Haut.
In der Entwicklung des Kindes zum erwachsenen Menschen gibt es verschiedene Phasen der Berührung - und je hilfloser jemand ist oder wird, desto mehr braucht er die Berührung, um sich seiner selbst zu vergewissern.
Darunter leiden vor allem alte Menschen, und die Pflege ist meist der einzige Kontakt, in dem Berührung geschieht.
Hier ist eine Verbindung zwischen Säugling und alten Menschen deutlich. Massagen und Körperbehandlungen, die aus Anlass von Schmerzen entstehen, haben da mehr Anerkennung, denn derjenige „braucht es ja".
Zuwendung über Berührung - das gesteht man nur Babys, Kranken und SexualpartnerInnen zu. „Dafür bist du schon zu groß!" ist die eine Seite der Abwehr, und die andere ist der Missbrauch von Kindern für die eigenen, ungestillten Bedürfnisse.
Kinder, die genug gut berührt wurden, haben auch ein gutes Gefühl für Nähe und Distanz.

Ein „berührendes" Beispiel wurde in einer Zeitung beschrieben: „Zum ersten Mal in der Geschichte der Medizin: Zwei Frühgeborene im selben Brutkasten.
Bisher hatten die Ärzte Angst vor Infektionen. Doch die Umarmung der stärkeren Schwester half der kleineren Schwester zu überleben."

Berührung ist lebensnotwendig

Welche hautnahen Erlebnisse hatten sie in den letzten Tagen?

Wie berühren Sie sich selbst?

Wie empfinden Sie ihre bedeckten Körperzonen?

Wie beurteilen Sie die „Berührungskultur" derzeit
A) in Ihrem Privatleben?
B) an Ihrem Arbeitsplatz?

Suchen Sie zunächst jeweils ein bis zwei Eigenschaftsworte für jeden Lebensbereich, z.B. „kühl distanziert" oder „herzlich" oder „aufdringlich" oder ...
Tragen Sie dann vielleicht nur das auf den Arbeitsplatz bezogene Eigenschaftswort in der folgenden Grafik dort ein, wo es für Sie hinpasst. Zeigen Sie das Ergebnis anschließend einem oder mehreren ArbeitskollegInnen:
Was meinen die dazu? ... Übrigens: Wenn man gemeinsam auf eine Grafik in einem Buch schaut, berührt man sich (meist).

angenehm

distanziert — nahe

unangenehm

Wie kann „berührende" Pädagogik entstehen? Berührung im Altersheim? Körpernaher Unterricht? Erotische Erziehung?
Die Angst vor Übergriffigkeit verhindert normale und liebevollen Körperkontakt.
Der „Spielraum" zwischen Sexualität und Erotik hat in unserer Kultur kaum Platz.

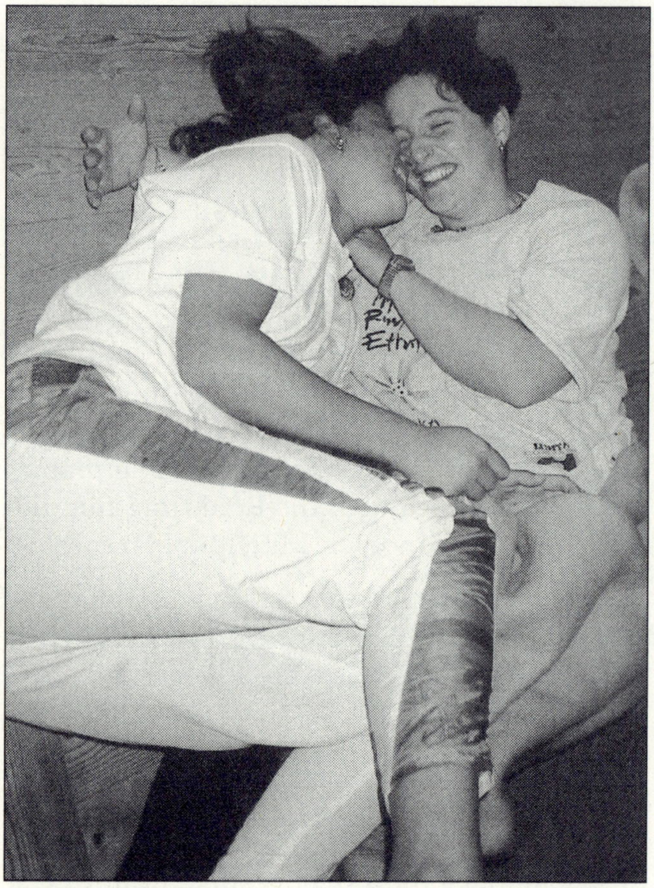

Es scheint, dass Eros und Lebenslust vom Lehrplan des Lebens verschwunden sind.

Körperfreundliche und sinnliche Pädagogik braucht:

1. Freiräume für kraftvolle Bewegung, für Tanz und Streit.

2. Gesundheitserziehung durch Förderung der persönlichen Wahrnehmung, die Entwicklung aller Sinne und einen ökologischen Lebensstil.

3. Körperliche Leistungsanreize, die sich an den individuellen Möglichkeiten und kindgemäßen Bewegungsformen orientieren (und nicht an Weltrekorden!).

4. Entspannung und Aktivität sollen einander ergänzen und dazu sind ausreichende Pausen und Rückzugsmöglichkeiten notwendig. In Discos gibt es bereits „Chill out Räume" mit sanfter Musik, gedämpftem Licht und Ruheflächen.

Berührende Übungen

Berührungsbild

Übung für Sie allein, für Gruppen mit Erwachsenen oder auch mit größeren Kindern: Bereiten Sie Papier und Wachskreiden vor. Nehmen Sie sich und geben Sie einander Zeit und sorgen Sie für ungestörte Ruhe.

Legen Sie sich entspannt hin und lenken Sie die Aufmerksamkeit auf Ihren Körper.
Dann spüren Sie nach, wo sie in den letzten Tagen von anderen Menschen berührt wurden, und wer Sie wie berührte.
Lassen Sie die Erinnerungen an Ihrer Haut wieder lebendig werden und machen Sie sich ein Bild davon - Farben, die die Intensität und Qualität der Berührung bezeichnen.
Dann atmen Sie durch, setzen sich auf und malen dieses Bild.
Schreiben Sie dann noch die Personen dazu, die diese Berührungen verursacht haben.
Lassen sie nun Ihre Stimmung auftauchen, benennen Sie Ihre Gefühle und notieren Sie,
- was Ihnen fehlt,
- was Sie sich wünschen und
- wem Sie ihre Erfahrungen mitteilen wollen.

Partnerübung mit Berührung

Eine wohlwollende und ruhige Stimmung ist dazu notwendig:
Ein Partner berührt den anderen, zuerst am Rücken, an den Schultern, unterschiedlich fest und lang. Danach auch auf der Vorderseite des Körpers und an eher intimen Zonen.
Dabei achtet der eine auf die Reaktionen des anderen. Dieser reagiert mit Bewegung und mit Lauten; Er kann sich anschmiegen, abschütteln, verstärken.
Nach ungefähr zwei Minuten dann ein Gespräch: Zunächst über die angenehmen und unangenehmen Berührungserfahrungen bei der Übung, dann über dadurch wachgerufene Erinnerungen.
Die Vertiefung der Themen hängt vom Gruppenziel und der Vertrautheit der TeilnehmerInnen zueinander ab.
Auch die Zusammenstellung der Paare, ob gleich- oder gemischtgeschlechtlich wird das Thema beeinflussen.
Das Gespräch soll in einer Austauschrunde in der ganzen Gruppe enden, z.B. über Berührungswünsche und Tabus.

Lebensqualität

Ein 85-jähriger hat über die Lust in seinem Leben nachgedacht und schreibt:

„Wenn ich noch einmal zu leben hätte, dann würde ich mehr Fehler machen, ich würde versuchen, nicht so schrecklich perfekt sein zu wollen; dann würde ich mehr entspannen und vieles nicht mehr so ernst nehmen; dann wäre ich ausgelassener und verrückter, ich würde mir nicht mehr soviele Sorgen machen um mein Ansehen; dann würde ich mehr reisen und mehr Berge besteigen, mehr Flüsse durchschwimmen und mehr Sonnenuntergänge beobachten; dann würde ich mehr Eiscreme essen; dann hätte ich mehr wirkliche Schwierigkeiten als nur eingebildetete; dann würde ich früher im Frühjahr und später im Herbst barfuß gehen, dann würde ich mehr Blumen riechen, mehr Kinder umarmen und mehr Menschen sagen, dass ich sie liebe."

(Autor unbekannt)

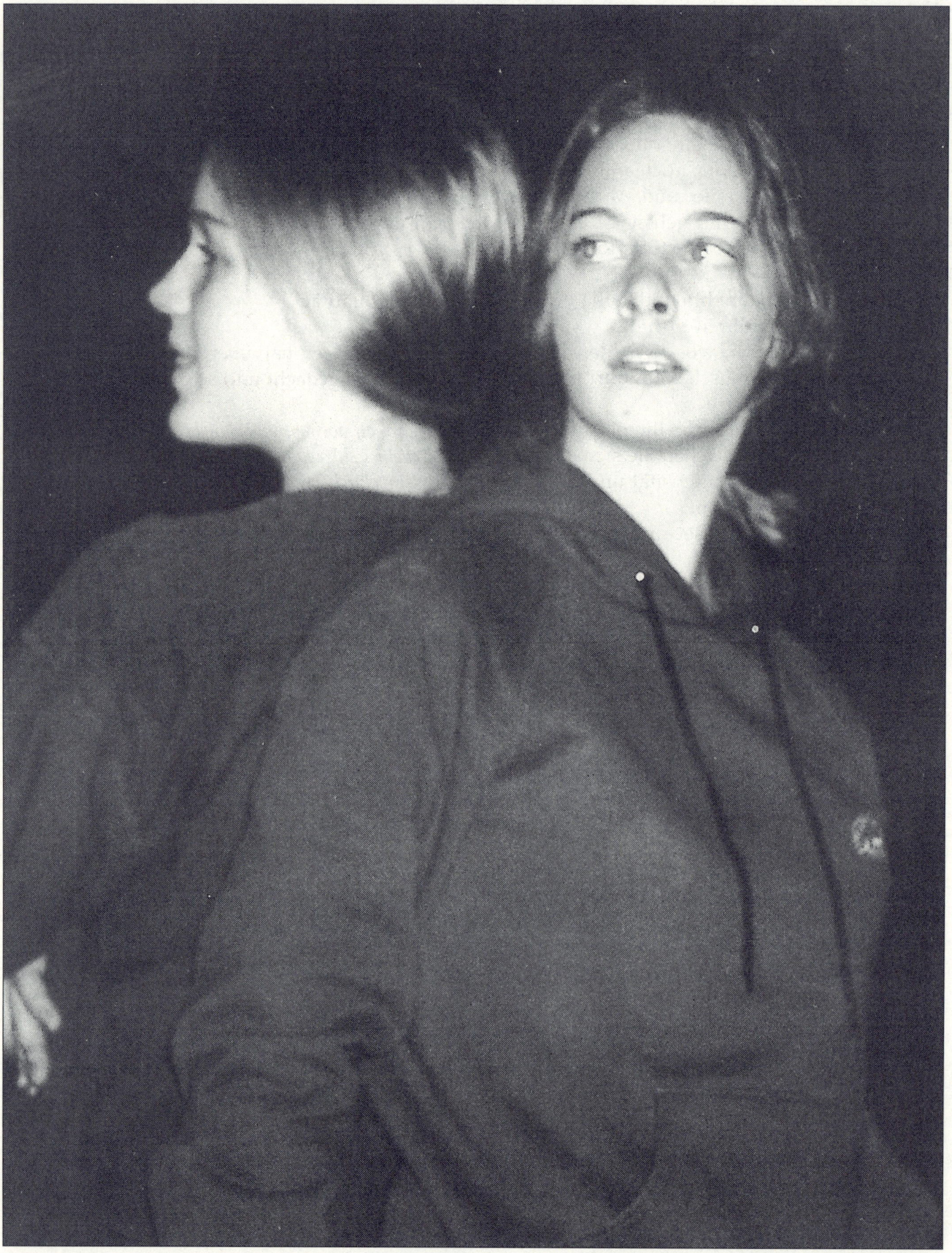

3.2. Bewegen - bewusst mit Lust

Bewegungsentwicklung

Die Grundbewegung des Lebens ist die zwischen den beiden Polen „eng und weit"... Engung und Weitung ist überall zu finden: sich öffnen und zurückziehen, Ebbe und Flut, Tag und Nacht, einatmen und ausatmen usw. „Die Engung überwiegt bei Schreck, Angst, Schmerz, aber auch bei Konzentration, die Weitung etwa in tiefer Entspannung, bei Freude, beim Dösen, bei wohliger Müdigkeit." (Schmitz H. in: Petzold 1985, S. 82).
Wiederholter Wechsel und Rhythmus prägen jede uns bekannte Form des Lebens, vielleicht überhaupt des Seins.

Die Lust an der Bewegung liegt in der Bewegung selbst, sie ist zugleich der Ausdruck für die Lust am Leben.

„Die Welt der Bewegung,
wie ich sie sehe,
handelt von Beziehungen -
mit mir selbst, mit anderen
und mit der Welt.
Beziehungen
zwischen Innen und Außen oder einem Körperteil
zum anderen.
Bewegung heißt Fluss -
die Lebendigkeit in der Bewegung -
ist es nicht das, was wir suchen?"
Amos Hetz

Die menschliche Entwicklung ist Bewegung: Vom Getragen-werden hin zu eigenständiger Fortbewegung, und die Lust an der individuellen Aktivität und Handlung bewegt uns weiter. „Ich bewege mich und bewege die Welt", so heißt es in einem Zitat.
Die Lust an der Bewegung erwacht mit der Suche der Augen nach Lichtpunkten bereits nach der Geburt, mit der Wendung des Mundes zur Brustwarze, mit dem Zupfen an den Haaren der Mutter, mit dem Begreifen eines Gegenstandes.

Das ist die Bewegung, die aus der „Neu-Gier" entspringt, und die geistige Form davon heißt: Lust am Lernen.

Die normale Entwicklung lässt die angeborenen Wachstumsimpulse zu und bietet die entsprechende Umwelt.
Vom Liegen zum Rollen, zum Sitzen, Krabbeln, Aufrichten und Stehen, von da aus zum Gehen, Springen, Drehen und Laufen.

Vom Liegen zum Gehen

Eine Bewegungsimprovisation für Erwachsene und Jugendliche.
Die TN liegen am Boden auf Decken.

Liegen:
„Lege dich gut hin und spüre, wie dein Körper am Boden aufliegt. Nimm wahr, wie der Boden dich trägt, sodass du das Gewicht des Körpers abgeben kannst ...
Experimentiere nun mit verschiedenen Arten zu liegen ... und wie es ist, wenn du unterschiedliche Stellen des Körpers zum Boden hin drehst.

Rollen:
Rolle nun am Boden, du kommst dabei in Kontakt mit anderen rollenden und liegenden Menschen. Empfinde den Unterschied zwischen berührt werden und alleine liegen.
Rolle dann auf deinen Platz zurück und lasse die Bewegung nachklingen.

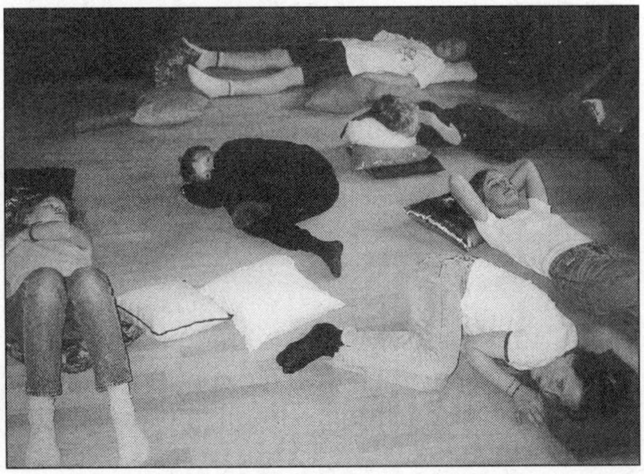

Versuche nun, verschiedene Körperteile vom Boden abzuheben und lasse sie wieder durch die Schwerkraft zurücksinken.
Spüre dabei das unterschiedliche Gewicht von Kopf, Armen und Becken...

Krabbeln:
Komm nun nach und nach auf alle Viere und bewege dich so in verschiedene Richtungen. Du kannst auch immer wieder zum Liegen zurückkehren und den Vorgang wiederholen. Dann krabbelst du durch den Raum und triffst auf andere.
Beobachte welche Blickwinkel und Kontakte dabei entstehen. Versuche alle Fortbewegungen, die im Krabbeln möglich sind. Komme dann langsam ins Sitzen.

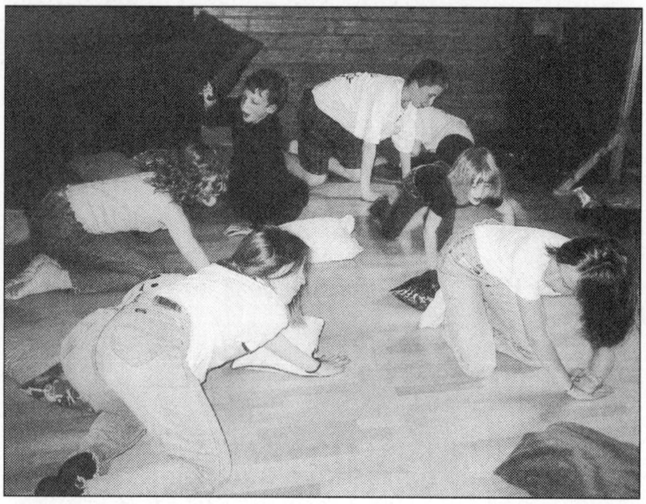

Sitzen:
Probiere jetzt aus, wie du am Boden sitzen kannst und probiere verschiedene Positionen aus. Begib dich auf die Knie und versuche ins Stehen zu kommen. Versuche auch hier verschiedene Arten der Aufrichtung.
Lass dich wieder umfallen und beginne diesen Vorgang immer wieder. Beachte dabei, wo die Aufrichtung beginnt - bei den Füßen oder oben beim Kopf?...

Stehen:
Wenn du dann einen aufrechten Stand gefunden hast, schaue dich um und nimm wahr, wie du jetzt die Umgebung sehen kannst, wie sich dein Blickwinkel verändert hat.

Nun versuche dein Stehen zu variieren, das Gleichgewicht und die Verbindung zum Boden zu erfahren. Verlagere dein Gewicht auf jeweils einen Fuß und beobachte, wie deine ganze Haltung darauf reagiert. Verteile dann dein Gewicht auf beide Füße.
Spüre deinen aufrechten Stand ...

Gehen:
Wage nun einen Schritt ...
und noch einen. Spüre nach, wie das ist, wenn du die stabile Haltung des Stehens auf beiden Beinen zugunsten einer Fortbewegung aufgibst ...
Spiele nun mit allen Arten von Schritten: großen, kleinen, festen, leichten. Spüre den Unterschied zwischen Stehen und Gehen, indem du innehältst und dann wieder losgehst. „Lass dich gehen" und reagiere auf das Gehen anderer.
Es entwickeln sich vielleicht Schrittdialoge und kurze Tänze. Komm dann wieder in langsames Gehen und zum Stehen.

Nachspüren:
Lass die Bewegungen nachklingen.
Spüre, welche Haltung oder Bewegung am angenehmsten für dich war: liegen, sitzen, stehen oder gehen. Gehe nochmal in diese Haltung oder Bewegung und genieße sie.
Halte dann die Bewegung an und lasse deine Empfindungen deutlich werden - wo im Körper fühlt sich die Bewegung oder Haltung gut an, wie ist der Kontakt zum Umfeld in dieser Form? Bist du eher näher zum Boden oder weiter weg? Wie ist deine Atmung?
Lasse nun Wörter auftauchen, die deine Position beschreiben und ausdrücken.
Sprich sie aus und löse dich dann aus dieser Haltung."

Der Erfahrungsaustausch dazu soll in kleinen Gruppen geschehen.
Folgende Blickpunkte können vorgegeben werden: In welcher Phase hast du dich am wohlsten gefühlt? Wie waren die einzelnen Übergänge, welche sind dir besonders schwer gefallen?

Die Übersetzung der Körpersprache in Alltagsverhalten ist manchmal naheliegend, und wird vom Interesse der Teilnehmer abhängen.

Mit Kindern wird dieser Bewegungsverlauf spielerisch durchgeführt, ohne bewusstes Nachspüren.
Der Wechsel der verschiedenen Phasen wie vom Gehen zum Liegen kann mehrmals wiederholt werden. Kinder haben Lust an der Bewegung an sich.
Die Bewegungsphasen können noch rhythmisch unterstützt oder mit Musik begleitet werden.

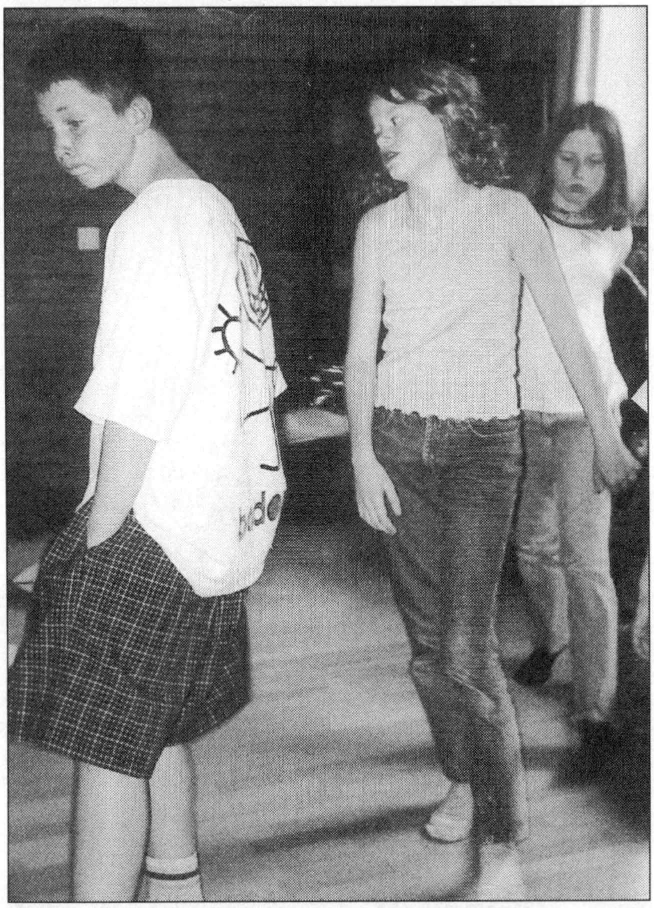

Eine andere Form der Bewegungsentwicklung ist ein szenisches Spiel:

Vom Baby zum Greis

Die Geschichte wird von der Gruppenleitung erzählt:

Alle liegen am Boden und gebärden sich wie Babys, sie schreien und lallen. Dann lernen sie krabbeln und sitzen.
Sie begegnen anderen Babys und berühren sie. Schließlich lernen sie stehen und gehen. Sie sprechen auch schon und wachsen heran zu Kindergartenkindern.
Sie begegnen einander am Spielplatz, hüpfen, laufen und raufen.
Dann kommen sie zur Schule, müssen still sitzen lernen. Später gehen sie in die Disco, flirten, tanzen oder flippen aus. Dann lernen sie einen Partner kennen, suchen die körperliche Nähe und ziehen sich in die Zweisamkeit oder auch Einsamkeit zurück.
Sie arbeiten und leben ihren Alltag und langsam kommen körperliche Veränderungen auf. Manche werden dicker, durch Schwangerschaft oder durch gutes Essen.
Einige trainieren fleißig, andere liegen lieber herum. Schmerzen tauchen auf, diese werden behandelt und einige fahren auf Kur.
Die Fortbewegungen werden anders, vorsichtiger und steifer.
Schließlich können einige nur noch mit Stütze gehen und suchen sich einen Platz für die „letzte Ruhe".

Je nach Spiellust und Gruppenerfahrung soll diese Spielaktion 15 bis 30 Minuten dauern. Geben Sie den TN auch Gelegenheit zum Improvisieren.
Anschließend Gespräch über verschiedene Entwicklungsschübe, über Einschränkungen und älter werden.
Geschichten, Märchen und Kurztexte über einzelne Lebens- und Bewegungsabschnitte verdichten die Spielerfahrung.

Die umgekehrte Reihenfolge

Vom Greis zum Baby
ist vorzuziehen, wenn weniger Betroffenheit erreicht werden soll, da jünger werden lustiger ist.
Dieser Spielverlauf endet meist in einem allgemeinen Gestrampele und Gelalle.

Raum für Bewegung - Spielraum

Wenn Autos und andere Fahrzeuge im Verkehr zu wenig Platz haben, dann kommt es zu Gedränge und zu Staus.
Dies führt fast immer zu Ärger, zu Aggressivität und Feindseligkeit. Bald kommt es zu öffentlichen Protesten, zu Forderungen an die Politik etc.
Kinder und Jugendliche haben in der Regel nicht einmal den Bruchteil des Bewegungsraums von Autos.
Warum soll es also bei Kindern und Jugendlichen nicht zu Gedränge, zu Staus, zu Aggressivität und Feindseligkeit kommen?
Proteste und Forderungen an die Politik waren noch immer zuwenig erfolgreich, denn das Wissen um die Bedeutung des Bewegungs- und Spielraums ist ja keineswegs neu.
Fortschrittliche Kindergärten verwenden erfreulicherweise die Bewegungsbaustelle für großräumige Bewegung.
„Der Jugendliche, der einen großen Teil seines Lebens in oder mit einer Schule verbringt, die ihn seines Körpers sowohl sprachlich wie kognitiv entfremdet, kann nicht anders als in eine Krise geraten, im Moment, wo er seine Identität finden will.
Meine These ist daher, dass die Schule die Probleme der Adoleszenz, mit denen sie sich so schwer tut, durch die Antikörperlichkeit ihres sprachlichen und kognitiven Klimas selbst verursacht." (Herzog W., in Petzold 1985, S. 288)
Die Einschränkung und Normierung von Körperlichkeit und Bewegung ist daher immer auch eine Einschränkung von Lebenslust.

Wie müsste eine leib- und bewegungsfreundliche Kultur aussehen?

Denken wir an den Wohnbereich, Kindergarten, Schule, Stadt, Treffpunkte für Jugendliche, Familien, Senioren, an Kranke, an Geburt und Sterben, Sexualität und Lust ...
Wäre das nicht ein interessantes Thema für ein Projekt in ihrer Schule?

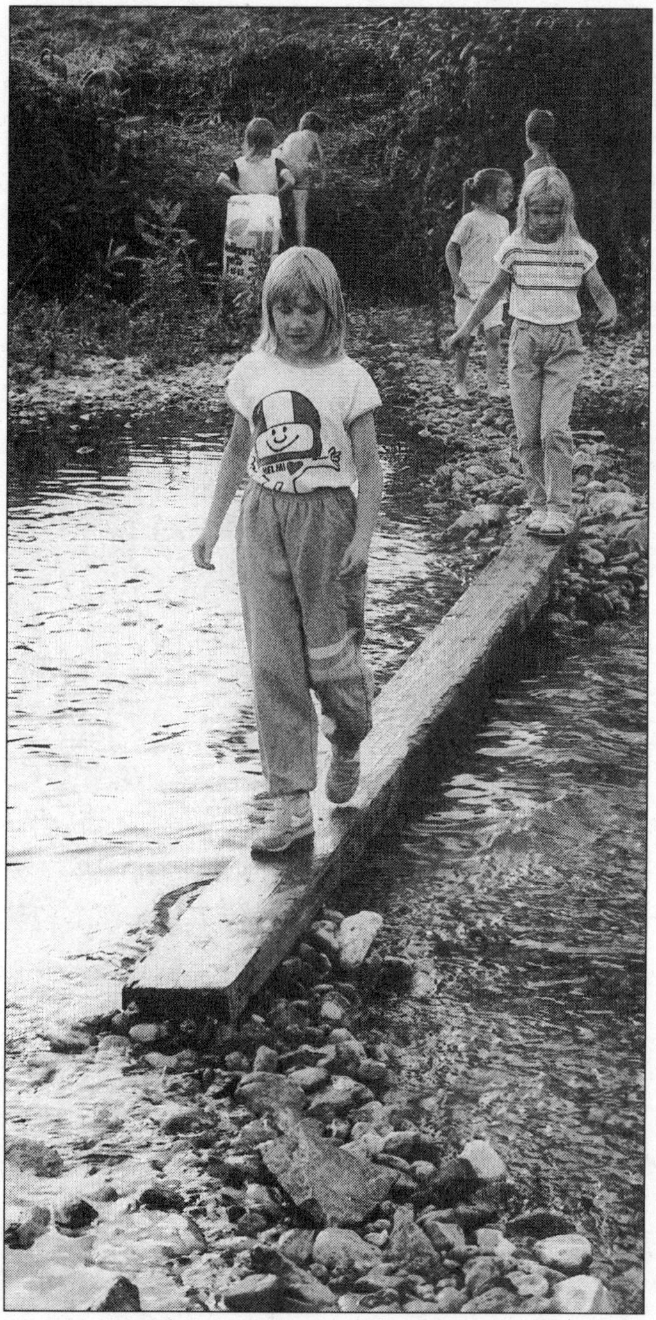

Ein paar Stichworte dazu:

Mehr ungefährdeter Raum ... Autozonen statt Fußgängerzonen, überall begehbare Grünflächen (wie in England).

Verschiedenartige Spiel-Räume ... nicht nur Sandkisten für Kleinkinder, auch sonst zielgruppengerichtete Gestaltung für Jugendliche, ein Spielplatz für Erwachsene, ein Sportplatz für Senioren.

Öffentliche Förderung für Tanzräume ... die Idee der Clubbings und Raves weist hier in eine berechtigte Richtung; nicht nur Sport ist förderungswürdig!
Wie wäre das: Ein schnell aktivierbarer Tanzraum für jedes Krankenhaus, für jedes Heim, für jede Schule, für jedes mit öffentlichen Mitteln geförderte Wohnhaus mit mehr als 10 Wohnungen.

Längere Pausen ... damit es sich in der Schule und an Arbeitsplätzen auch lohnt, etwas in den Pausen zu unternehmen bzw. sich zu entspannen möglich wird.

Anregende Geräte und Materialien
... überall

Eine wichtige Voraussetzung für leib- und bewegungsfreundliche Kultur ist auch der Respekt vor dem Bedürfnis nach Herausforderung und Grenzerfahrung („Kick", „Thrill"). Damit arbeitet eine besondere Strategie:

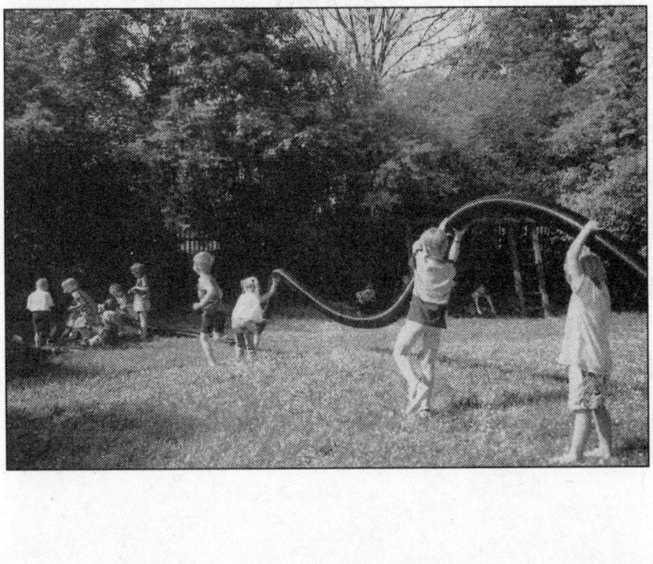

Erlebnispädagogik

Die Ansätze gehen auf den Reformpädagogen Kurt Hahn zurück, der in den 30er-Jahren Herz, Hand und Verstand zu einem ganzheitlichen Verständnis in der Erziehung und in der Schule zusammenbringen wollte.
Nach der missbräuchlichen Verformung durch die Nazi-Ideologie waren diese Grundgedanken lange Zeit versunken, bis sie in den 80er-Jahren wieder auftauchten:
Es geht um ein Lernen in der Unmittelbarkeit der Aktion, ein Lernen durch Wagnis und Überwindung zur Ausdauer, um ein Lernen durch Verantwortung in notwendiger Gemeinschaftserfahrung.
Durch das Aufeinander-angewiesen-sein in herausfordernder Natur werden - speziell bei Jugendlichen - typische Bedürfnisse angesprochen und wichtige verschüttete Fähigkeiten (wieder) geweckt.

Wichtige Kriterien der Erlebnispädagogik (nach A. Reiners 1995):

- bewusstes Erleben und Erfahren der Natur
- Mitverantwortung jedes Teilnehmers am Gelingen des Unternehmens
- Vermittlung von Fähigkeiten, die zum Gelingen gebraucht werden
- soziale Beziehungen werden gestiftet
- als Personal nicht nur PädagogInnen, sondern auch „Fachleute der Sache" beteiligen
- ein gewisses Risiko, das nach bestem Wissen und Gewissen begrenzt und kontrolliert, aber nicht völlig ausgeschaltet werden kann (und soll)
- pädagogische Absichten, z.B. Förderung von Entwicklung und Verantwortung.

Während ein Zweig der Erlebnispädagogik (auch „outdoor-Bewegung") teilweise zum Markt für schicke Abenteuerurlaube geriet, entwickeln sich im Zusammenhang mit ökologischem Lernen (Jugendstiftung Baden-Württemberg 1993) und im sozialtherapeutischen Milieu sehr interessante und erfolgreiche Projekte, z.B.:

„Noah" - das österreichische Jugendschiff, mit dem seit 1986 mehrmonatige „Törns" mit dissozialen Mädchen zwischen 14 und 19 Jahren durchgeführt werden.

„Nomaden auf Zeit" - mit gefährdeten Jugendlichen zwei Monate in die Wüste.

Viele weitere Modelle sind ausgereift und andere sind noch entwicklungsfähig, die alle einen wichtigen Vorteil haben: Es geht hier nicht mehr nur um Resozialisierung, um Anpassung an die bestehende Gesellschaft, sondern um weit grundsätzlichere Lebensfragen und Erfahrungen, zu denen ein angepasster Mitmensch oft kaum vordringt.
Insofern ist es auch wichtig, dass erlebnispädagogische Angebote für alle Menschen zugänglich werden.
In gewisser Weise kann man die verschiedenen Modelle der **Entwicklungshelfer-Einsätze** durchaus als erlebnispädagogische Projekte verstehen, auch das **„Freiwillige Soziale Jahr"** ist in diesem Sinn zu beurteilen.

Und schließlich zeigen die Freinet-Pädagogik und manche Alternativschulen, wie zum Beispiel die dänischen Tvind-Schulen, dass erlebnispädagogische Grundgedanken vielfach gedacht und erfolgreich umgesetzt wurden.
Die kulturkritischen Überlegungen, warum so offenkundig Vernünftiges im Regelschulwesen wie auch in der Familienerziehung unbeachtet, ja geradezu gemieden wird.
Abenteuerliches wird in unserer Kultur vorwiegend mit Krieg verknüpft, sowohl im soldatischen Sinn als auch im Sinn des Konkurrenzkampfes in der Arbeitswelt.
Dort ist Abenteuer meist mit Unterwürfigkeit und Gedankenlosigkeit verknüpft.
In der Erlebnispädagogik gehören stattdessen wachsende Selbst- und Mitverantwortung zu den ganz zentralen Zielen.

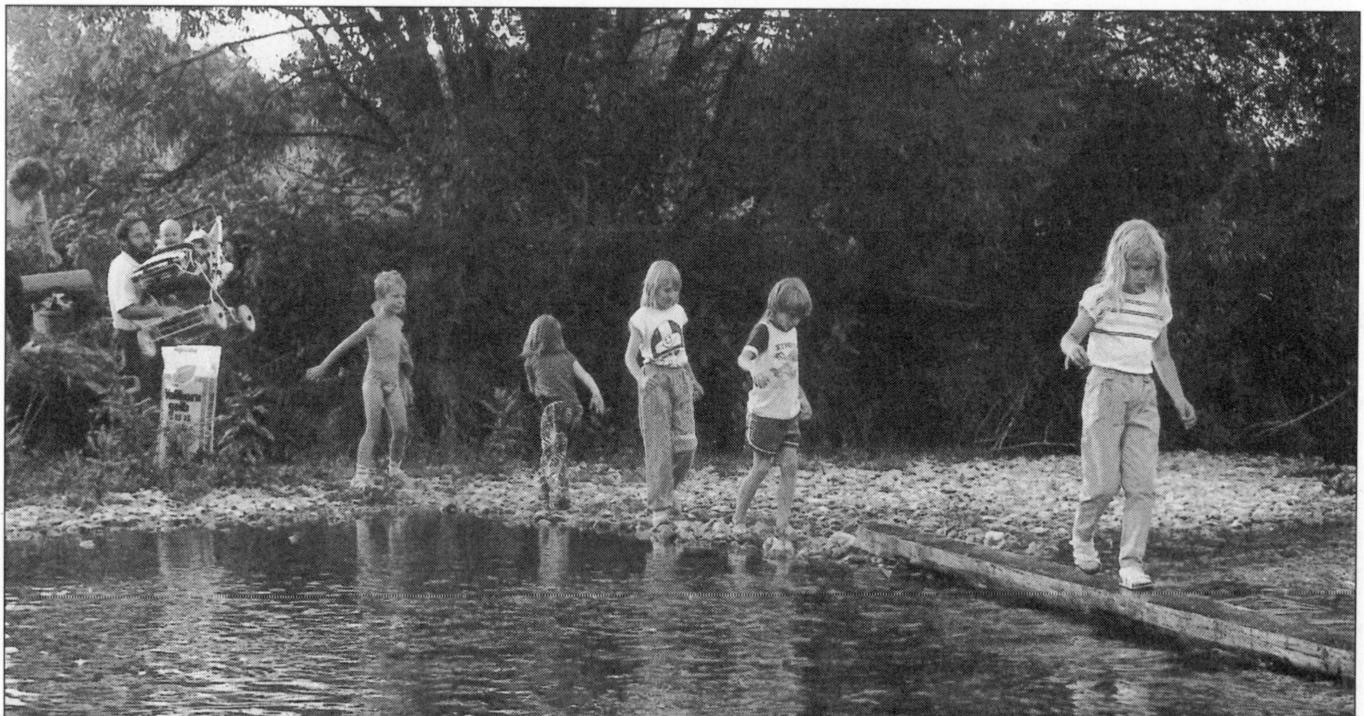

3.3. Der sexte Sinn

Mit Lust ins Leben

Bestenfalls beginnt das Leben mit Lust. „Die Natur ist so eingerichtet, dass Männer und Frauen zueinander hingezogen sind, damit die Fortpflanzung möglich und das Überleben der Gattung gewährleistet sei.
Dieses Ziel ist aber so wichtig, dass die Natur mit dem Fortpflanzungsakt eine äußert intensive Lust verbunden hat.
Sie ist die lebhafteste unserer Neigungen. Für das klassische griechische Denken ist diese Kraft von Natur aus exzessiv, und die moralische Frage besteht darin, wie man dieser Kraft die Stirn bieten kann, wie sie zu meistern ist und wieweit man sie einer angemessenen Ökonomie gewähren lassen kann."
(Foucault 1993, 2. Band, S. 66)

Sexualität und Sinnlichkeit bewegen sich ständig zwischen den Polen körperliche Bedürfnisbefriedigung und Ausdruck von Beziehung und Liebe.
Früher wurde die Funktion der Sexualität primär unter dem Gesichtspunkt der Fruchtbarkeit gesehen, so wird heute die Sexualität mehr unter dem Gesichtpunkt der Persönlichkeit gesehen und dem Kommunikationsaspekt sehr viel Bedeutung beigemessen.
Die Frage der Sexualität ist immer auf einem gesellschaftlichen, ökologischen, sozialen und historisch-kulturellen Hintergrund zu sehen.
Für manche hat sich Sinnlichkeit auf Sexualität und hier nochmals auf Genitalität reduziert. Sinnlichkeit hat zuerst mit den Sinnen zu tun, und diese sind das Tor zur Welt.
Sinnlichkeit und Sexualität dürfen begrifflich nicht gleichgesetzt werden.
Sinnlichkeit legt in der Kindheit erst den Grund und liefert die Bausteine für die Erwachsenensexualität.
Kindliche Sexualität und erwachsene Form sind getrennt zu betrachten.

Erinnerungen an Lust mit Angst

Eine 40-jährige Frau erzählt:
„Es war einmal ein kleines, neugieriges, lebendiges Mädchen. Sie hieß Monika. Sie hatte eine Freundin, die beiden waren ungefähr 5 Jahre alt. Sie lebten auf dem Land. Monika lebte mit ihren Eltern auf einem großen Bauernhof. Dort gab es im Schlafzimmer der Eltern riesige Betten mit ganz großen Tuchenten, das sind dick gefüllte Federbetten. Darunter versteckten sich die beiden Freundinnen und kuschelten miteinander.
Eines Tages legten sie sich aufeinander und merkten, dass es zwischen ihnen ganz heiß wurde, und wenn sie ihre Körper aneinander rieben, prickelt es im Bauch und weiter unten. Sie liebten dieses Spiel und versteckten sich sehr oft.
Eines Tages fand die Mutter von Monika die Beiden. Monikas Mutter sagte nichts, aber sah sie so an, dass Monika wusste, sie hatte der Mutter weh getan. Ab dann spürten die beiden Mädchen dieses Prickeln nicht mehr, denn Monika wollte ihre Mutter nie mehr kränken.
Sie verboten sich selbst dieses Spiel. Erst als Monika 17 Jahre war, spürte sie dieses Gefühl wieder, diesmal, wenn sie mit Burschen zusammen war. Es dauerte allerdings lange, bis sie wieder Freude daran fand."

Erinnern Sie sich an Ihre ersten sexuellen Erfahrungen ...
Und erinnern Sie sich an Ihre Fantasien darüber, an die Gefühle; vielleicht auch an Gespräche mit anderen?
Erinnern Sie sich an etwas, worüber Sie bis heute mit keinem Menschen gesprochen haben!
Falls in Ihnen Abwertungen auftauchen („Wie blöd war ich damals", „Wie schlecht war ich doch"), dann versuchen Sie hier eine Veränderung: Schenken Sie diesem Kind und Jugendlichen oder jungem Erwachsenen, der Sie einmal waren, einen liebevollen Gedanken.

Das Problem ist das Problem

Bei Sexualität geht es auch um Ängste: vor Bedürftigkeit und Kontrollverlust, vor Nähe und Intimität. Hier steht also ziemlich viel auf dem Spiel. Und eine der gängigsten menschlichen Reaktionen auf Angst ist das Aufstellen von Normen.
Sie helfen die Angst vor zuviel oder zuwenig Sexualität regeln und sind auch als Schutz zu verstehen.
Die Förderer von mehr und freierer Sexualität produzieren auch neue Überforderungen und Leistungsnormen.

Geschichte der Liebe

Wer wann wen „geschlachtet" hat, welcher Krieg wo stattgefunden hat, ist Inhalt des Unterrichts.
Über die Vielfalt der Möglichkeiten, wie Sexualität in der Geschichte und in verschiedenen Kulturen gelebt wurde, wird kaum im Geschichtsunterricht Auskunft gegeben.
Ein Beispiel: Hinter dem Mythos der säugenden Wölfin, die die beiden Rombegründer ernährte, steckte eine Prostituierte: „Die Wölfinnen" war der Deckname für diesen Beruf. Das haben wir in der Schule nicht gelernt. (Bassermann 1992, S. 48)

Die Abspaltung und Verdrängung der Sexualität aus dem öffentlichen Raum in die Institution Ehe ließ die noch heute gängige Sexualmoral entstehen.
„Sigmund Freud betrachtete die in der Einehe legalisierte genitale Sexualität nüchtern als Prämie für den erzwungenen Verzicht auf vor- oder außerehelichen Geschlechtsverkehr.
Eine sexualfeindliche Moral ideologisierte diese Prämie zum großen Glück." (Guha 1990, S. 267)
Und die Doppelmoral hat weiterhin Hochkonjunktur - der Sextourismus, die Kinderpornografie, gleichzeitig die Ablehnung von Homosexualität zeigen, dass hier Unfreiheit herrscht. Lust wird mit Konsumreichtum und privatem Glück gleichgesetzt, jeden Frust soll die Familie und die sexuelle Intimität ausgleichen.
Andererseits ist das alles nicht neu, denn Glück und Unglück in Liebe und Sexualität hatte in allen Kulturen und Zeiten etwas Anziehendes: Sexuelles Begehren löste lt. Homer den Trojanischen Krieg aus, und Liebe lieferte den Stoff für die großen Tragödien der Weltliteratur: Tristan und Isolde, Romeo und Julia, Othello, Faust. Und sie finden immer wieder in neuem Gewand statt.

Die Natur-Kultur-Verbindung der Sexualität macht sie brauchbar für Macht und Beschränkung.
Die Fortpflanzung ist bald nicht mehr an den Geschlechtsakt gebunden - braucht der Mensch die eigentliche Sexualität noch? Wozu?
Die gesellschaftlichen Aufträge und Rollen und die wesentlichen Veränderungen durch Pille und andere Verhütungsmittel hat die Rolle der Sexualität stark verändert.
Früher durfte ein Mann sich erst für eine Frau interessieren, wenn er sie auch erhalten konnte. Das war sinnvoll, da Sexualität mit einer möglichen Zeugung verbunden war.
Das Unglück eines ledigen Kindes war nicht nur eine moralische, sondern auch eine existenzielle Frage. Ort, Zeitpunkt und Zweck der sexuellen Aktivität sind immer gesellschaftlich, wirtschaftlich und ethisch geregelt.
An gottgewollte Normen glauben noch viele, denn das gibt ihnen Sicherheit.
Wer jedoch genauer nachdenkt, kann den Gott hinter einem Verhütungstabu nur schwer erkennen.

Die Erweiterung unseres Blickfelds wird durch das Wissen um andere Kulturen begünstigt, sofern sie nicht als neue Ansprüche an uns verstanden werden.
Der gesellschaftliche Sinn und die Entstehung von Monogamie und Ehe, die Haremskultur und verschiedene Formen von Polygamie sollten thematisiert werden, denn Geschichte und besonders Kultur entsteht wesentlich über das Zusammenleben von Mann und Frau.

Die neuen Formen des Gemeinschaftslebens, wie homosexuelle Beziehungen, Patchwork-familien (Kinder und Elternteile aus verschiedenen Beziehungen) und serielle Monogamie (mehrere Ehen nacheinander) haben es noch schwer, akzeptiert zu werden.

Angst vor neuen Normen

Die Auflösung von Regelungen bringt auch Angst, selbst dann, wenn es wie Befreiung aussieht. Und das gilt besonders, wenn hinter den Regelungen selbst schon viel Angst steckte.
Es genügt ein oberflächliches Studium von Zeitschriften und dem Taschenbuchangebot, um zu sehen, dass unser Sexualleben weiterhin von Ängsten geprägt ist:

Komme ich zu früh?
Komme ich zu spät?
Komme ich überhaupt?
Komme ich zu einem Partner?
Komme ich zu einem attraktiven Partner?
Bin ich zu dick?
Bin ich zu alt?
Will ich ein Kind?
Bekommen wir ein Kind, wenn wir es wollen?
Was ist, wenn ich fremd gehe?

All das prägt unsere Ängste vor uns selbst, vor unseren Mitmenschen und vor unserer (sexuellen) Zukunft.
Es ist die Angst vor der Unvollkommenheit und es ist die Angst vor Zurückweisung.
Und das prägt unser Erziehungsverhalten.
Denn Jugendliche ändern nichts dadurch, dass sie die Inhalte der alten Normen ändern; z.B. indem nun Spaß zum Muss wird.
Wer nämlich gerade keinen Spaß hat, fällt dann wieder durch, und die von den Eltern ererbte Angst bricht auf.
Oft ersetzen Alkohol oder Drogen das Prickeln von Flirt und Begegnungen, von sinnlichem, körpernahen Erleben, zärtlichen Berührungen, erotischen Atmosphären und sexuellem Spiel.

Das „Mut-antrinken" fällt bei Jugendlichen noch auf, bei Erwachsenen nicht mehr.
Es fehlen geistige und freie Räume für Jugendliche, in denen Erotik und Sexualität noch nicht normiert sind, und in denen Normen misstrauisch betrachtet werden können, in denen anders fühlen und handeln zunächst mal okay ist. Das kann nur erreicht werden, wenn genug Zeit und aufmerksame Wertschätzung dafür da ist, was jetzt für mich und den anderen stimmig ist.

Projekt Sexualität 1. Klasse

Erste Ideen dazu:

1.Fächerübergreifender Unterricht zu Beginn:

Beginn am **18.3.96**
Dauer 1-2 Wochen
alle Fächer sind herzlich dazu eingeladen
BU: Anatomie,Pubertät,Schwangerschaft,Geburt,Verhütung,Fragen-Antworten....
gewünschte Fächer: alle, besonders D,E,LÜ,BE....

2. Aufgelöster Unterricht:

Beginn: **15.-17.4.96 (MO-MI)**
Dauer: 2 1/2 Tage

davon mindestens 1 Halbtag: Trennung in Buben- und Mädchengrupp
1 Tag Lernwerkstätte: selbständiges Arbeiten am Thema
1 Tag : Vortrag,Diskussion.....

?Präsentation?

Büchertisch: wird ab Anfang März im BU-Saal hergerichtet
Bitte Bücher immer gleich wieder zurücklegen!

Sexualpädagogik 2000

*Warum glaubst du,
dass Menschen, die sich für Sex interessieren.
so oft als tadelnswert
abqualifiziert werden?*
Ashoka Ross

Von Aids bis Zärtlichkeit

Mit diesen beiden Begriffen beginnt und endet das „Stichwörterbuch zur Sexualerziehung" (Koch, Lutzmann 1989). „Lust" war nicht zu finden.
Seit Aids darf sogar in Österreich für Kondome geworben werden!
Seit Aids „muss" man über Sex sprechen!
Die traurige Verbindung zwischen einer tödlichen Krankheit und einer lustvollen Tätigkeit prägt das heutige Bewusstsein.
Die Angst ist verstärkt dabei. Ist es wieder die alte Strafe Gottes?
Der Aufklärungsunterricht in den 60er Jahren wurde von Sex-Spezialisten wie Pfarrer und Religionslehrern „verschämt" durchgeführt. Jugendzeitschriften waren weniger schüchtern. Heute übernehmen Tageszeitungen, Radio- und TV-Sendungen diese Ratgeberfunktion. Bekannte „Sexpertinnen" beschreiben direkt und deutlich das Sexualverhalten bei Mann und Frau. Neu ist, dass Frauen öffentlich darüber schreiben, reden und auch witzeln dürfen.

Übrigens: „Welches Bundesland in Österreich hat die höchste Koitushäufigkeit?
... Unsere Tiroler, mit 2,6mal die Woche!" (Senger 1995, S. 205). Luther empfahl schon seinerzeit „zwiemal die Woche" und zwar Mittwoch und Samstag. Da war noch alles klar!? Das wollen doch alle wissen - wie oft ist Sexualverkehr normal, und bin ich noch normal?

Die Fragen „Was ist normal?" oder „Was ist richtig?" bleiben im Vordergrund. Die Fragen „Was empfinde ich?" oder „Was hätte ich gern?" bleiben im Untergrund (bei Jugendlichen) oder im Hintergrund (bei Erwachsenen).

Diese Fragen bringen jedoch weiter. Darin liegt die Aufgabe der Sexualerziehung 2000!

Eine bewährte Methode für alle heiklen Themen ist

Würfelspiel erfinden

Sie brauchen dazu: Einen großen Bogen Papier, Stifte, Spielkegel oder Ähnliches, ca. 20 Zettel, einen Würfel und zwei bis acht Mitspieler. Bei mehr Leuten kleinere Gruppen bilden.

Sie zeichnen auf den Bogen den Umriss eines Menschen oder eine andere Symbolik zum Thema. Dann zeichnen Sie in die Konturen Spielfelder ein, viele kleine Kreise zum Ziehen der Kegel.
Sie legen einen Start fest, Zielpunkt brauchen sie nicht unbedingt, denn das Spielziel ist, möglichst viel miteinander zu reden und zu tun. Legen Sie einfach einen Zeitrahmen fest, mindestens eine Stunde.

Dann bezeichnen Sie drei Kategorien in den Feldern z.B. durch drei Farben:
A - Aufgabe: etwas gemeinsam tun
F - Frage: zum Thema
G - Gestaltung: Am Spielfeld etwas zum Thema malen.
Sie bereiten Fragen und Aufgaben vor oder die Mitspielern schreiben Fragen auf jeweils einen F- oder A-Zettel , diese werden dann gemischt und verdeckt auf einen Stapel gelegt.

Jetzt geht's los: Wer die niedrigste Zahl hat, beginnt und zieht mit seinem Kegel in eine beliebige Richtung.
Wer auf ein gekennzeichnetes Feld kommt, nimmt den obersten Zettel und führt diesen Impuls aus.
Wem die gezogene Frage oder Aufgabe zu unangenehm ist, darf sie ablehnen.
Der Lerneffekt ist dabei, dass man auch die eigene Schamgrenze spüren darf und dafür nicht ausgelacht wird!

Sie können auch vorher verschiedene Kategorien von Fragen und Aufgaben einführen, je nach Intimität: heiße, warme und coole Themen.
Das bringt Spannung ins Spiel. Ist die Aufgabe erfüllt oder die Frage beantwortet, kommt der Nächste dran.

Hier einige Ideen für ein Würfelspiel „Sexualpädagogik 2000“:
Mögliche Fragen:
- Welche sexuelle Normen hatte deine Urgroßmutter?
- Welche Normen werden deine Enkel haben?
- Was meinst du zu Cybersex?
- Sollen mehr nackte Männer auf Plakaten gezeigt werden?
- Was ist für dich Treue?
- Sind Frauen auch polygam?
- Hast du schon einmal mit jemandem über Selbstbefriedigung gesprochen?
- In welchem Alter hört Sex auf?
- Sollen homosexuelle Paare heiraten dürfen?
- Wie kann man ohne Sex Kinder zeugen?
- Ist Prostitution ein Beruf?
- Welche Wörter kennst du noch für Geschlechtsverkehr? Und welches gefällt dir am besten?
  usw.

Mögliche Aufgaben:

- Spiele mit einem Anderen einen Flirt.
- Mache einem Mitspieler eine Kopfmassage.
- Erkläre deinem zukünftigen Enkel, wie ein Kind entsteht.
- Mache mit allen eine entspannende Übung.
- Probier mit uns eine komische Liebesszene.

Die Aufgaben sollen spielerisch und durchführbar bleiben.

Sex-Wörter suchen

Das sexuelle Vokabular ist Ausdruck, Stimulierung und Verständigung. Vor allem Jugendliche testen, wie weit sie mit ihren Ausdrücken Erwachsenen gegenüber gehen dürfen, und sie provozieren auch.

Sexualität hat immer schon Decknamen gehabt, die einerseits reizen sollten, andererseits auch aus Scham oder Angst vor Sünde entstanden.
Die gängigen Ausdrücke sammeln und dann die wissenschaftlichen Ausdrücke dazu suchen, macht in Gruppen viel Spaß und hilft, die damit verbundenen Werte zu erkennen. Man lernt dabei auch, sexistische und erotische Ausdrucksweisen zu unterscheiden.

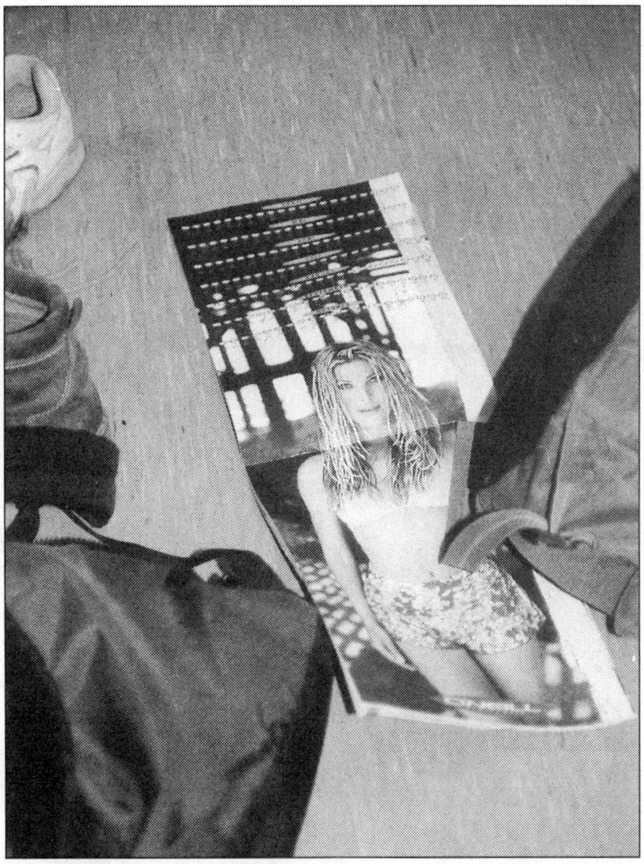

Wortspiele erfinden

Was ist Geschlechtsverkehr?
Wenn zwei schlechte Autofahrer aneinander bumsen? Schlechte Verkehrslage? Verkehrte Geschlechter?
Finden Sie neue Interpretationen und Variationen für dieses „wunderbar sinnliche“ Wort!
Wie klingt das Wort „Beischlaf“? Schlafen dabei beide? Wie wird Geschlechtsverkehr in anderen Kulturen genannt? Wie liebevoll, aggressiv oder abwertend sind die Ausdrücke!

Schlüsselszenen

Gerade mit Kindern und Jugendlichen sind szenische Impulse sehr hilfreich, weil sie bewegend und daher auch entkrampfend sind.

Sammeln Sie mit der Gruppe einige Szenen, die mit Sexualität zu tun haben. Jede Szene wird auf einen Zettel geschrieben, z.B.
„Jemand wird von einem Mann zudringlich (nicht gewalttätig!) belästigt."
„Durchs Schlüsselloch wollen einige andere in der Umkleidekabine beobachten."
„Jemand beobachtet seine Eltern beim Vorspiel."
„Jemand möchte flirten und kommt nicht an."
Es ist am einfachsten, wenn die TeilnehmerInnen einen Zettel ziehen, und dann MitspielerInnen für die Szene wählen.
Die Szenen werden nach kurzer Vorbereitung - höchstens 10 Minuten - gespielt. Vielleicht einmal Buben und Mädchen bzw. Männern und Frauen die Rollen tauschen lassen.

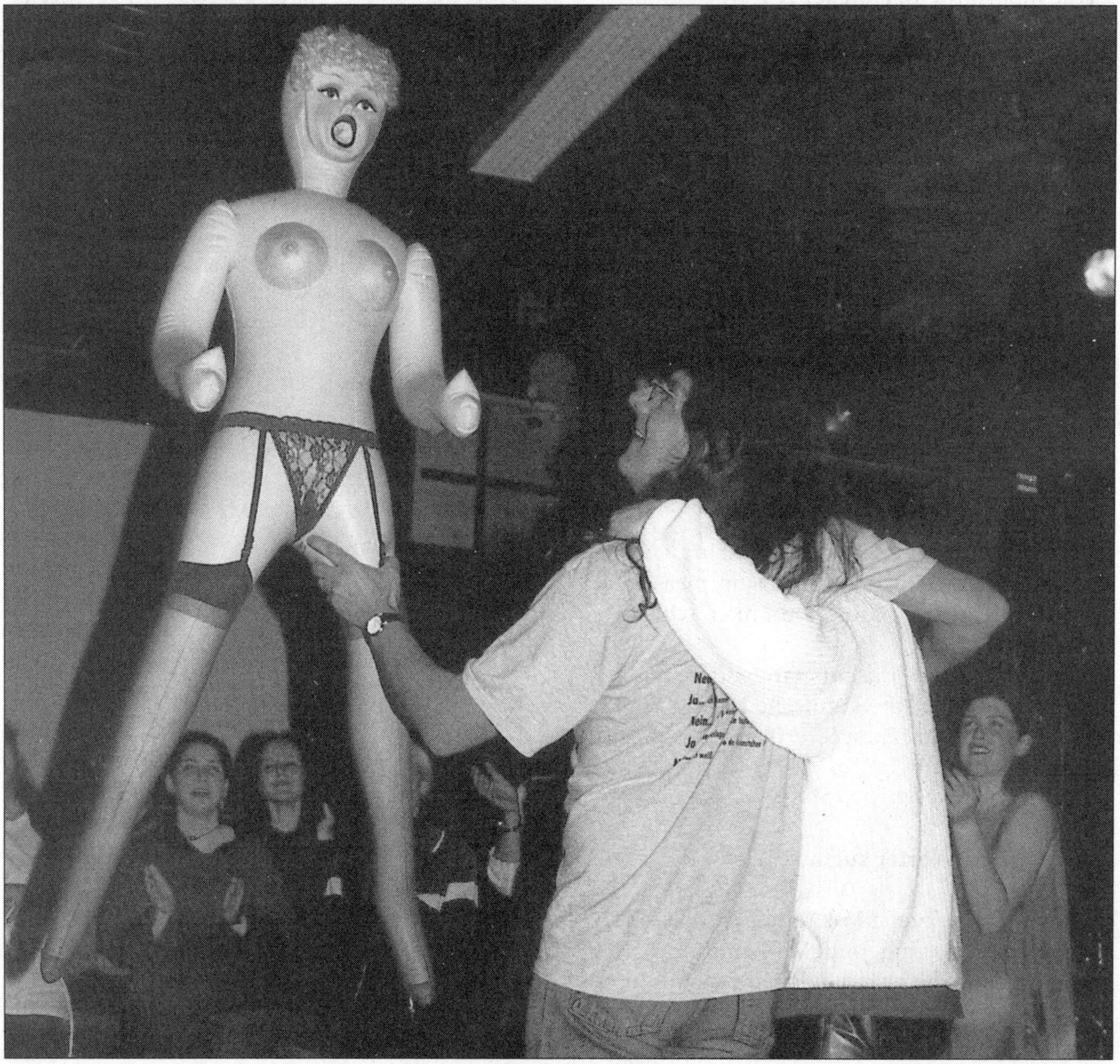

Wiederholung ist spannend

Das klingt absurd.
Uns scheint doch gerade Abwechslung als Quelle von Spannung und Lust.
Aber das stimmt so nicht. Schon Kinder zeigen an, wie wichtig für sie gleichbleibende Verlässlichkeit ist. Wenn etwa kreative Eltern oder ErzieherInnen es wagen, ein Märchen plötzlich leicht verändert zu erzählen, dann ernten sie Empörung. Bieten Sie Jugendlichen ein neues Gericht zum Essen an, ernten Sie Ablehnung oder Misstrauen.
Bei Mac oder Pizza weiß jeder, was er bekommt, und drum schmeckt's.
Und wie gern haben wir um eine ganz bestimmte Zeit unseren Kaffee? Wir brauchen Gewohnheiten, weil sie Sicherheit geben.
Natürlich gibt es anödende Routine, Monotonie und die Sehnsucht nach Abwechslung. Aber es gibt auch die wohltuende, sogar beglückende Qualität der Wiederholung, der Rituale, der Vertrautheit.
Kinder schämen sich dessen weniger, wenn sie genauso ihren Gutenachtkuss haben wollen wie immer.
Wiederholung bedeutet eben auch Rhythmus, und Rhythmus ist ein Lebenselement.
Machen Sie mal für sich selbst eine Aufstellung:

Das wiederholt sich in meinem Alltag

leider	gottseidank
Bett machen	aufs Klo gehen
Müll entsorgen	Morgenkaffee
....	....
....	....
....	....

Wir bieten hier einige Ideen an, wie Sie einen normalen Tag für sich selbst lust- und dadurch sinnvoller machen können:

Ein „Guter Tag"

Die folgenden Körperübungen können Sie einstimmen und umstimmen, Sie können sich selbst damit ermuntern, sich lockern und entspannen:

Aufstehen
Strecken und dehnen Sie sich zuerst, bevor Sie aufstehen oder spüren Sie den Körper von Kopf bis Zeh und begrüßen Sie Ihren Körper.
Seien Sie nett zu ihm, auch wenn er vielleicht noch schwer und faul ist.
Dann setzen Sie sich auf, stellen beide Füße zuerst auf den Boden und halten ein paar Sekunden inne. Begrüßen Sie nun den Tag - es ist Ihr einziger heute!
Lassen Sie auch noch Ihre Traumerinnerung nachklingen, spüren Sie die Stimmung nach.
Die Haltung und Einstellung zum Tag am Morgen kann sehr verschieden sein: Lassen Sie sich gerade am Morgen Zeit, zu sich zu kommen. Das heißt nicht, dass Sie Stunden dafür brauchen, da können ein bis zwei Minuten genügen.
Verrichten Sie dann Ihre übliche Morgenarbeit, und bevor Sie außer Haus oder an Ihre Tätigkeiten gehen, stellen Sie sich nochmals ein paar Atemzüge lang hin und spüren Sie Ihren Standpunkt: Schulterbreiter Stand, Füße parallel und Knie locker, aufrechter Oberkörper und die Arme seitlich hängen lassen.
Dann stellen Sie sich vor, Sie atmen ein, und der Atem fließt bis zu den Fußsohlen ... und die Ausatmung beginnt unten fließt nach oben bis über den Scheitel hinaus ...
Dann legen Sie die Hände auf die Körpermitte und spüren Ihr Zentrum.

Wie geht's?
Wie viele Menschen gehen überhaupt noch? Gehen ist eine sinnliche Erfahrung, die regelmäßigen Schritte beeinflussen den Atem- und Herzrhythmus und versorgen die Organe mit Sauerstoff. Dadurch wird die Durchblutung gefördert, diese ermöglicht wiederum eine Wachheit der Sinne.

Die griechischen Philosophen lehrten im Gehen. „Wie geht's?" fragen Menschen einander, und viele spüren nicht mehr, wie genau diese uralte Frage trifft. „Wie geht's?" ist eine Alltagsfrage und Sie können daraus eine erfrischende Übung machen:

Gehen Sie in einer Pause bewusst ins Freie und lassen Sie sich von Ihren Beinen und Füßen tragen; lassen Sie sich gehen, ohne Ziel und Absicht. Die Aufmerksamkeit ist dabei nur bei der Bewegung und der Körperempfindung.
Dann lassen Sie nach und nach die Gedanken los und über die Füße in den Boden sinken. Lenken Sie dann entschlossen und zielgerichtet Ihre Schritte wieder zum Arbeitsplatz zurück. Auch wenn der Gang nicht ins Freie möglich ist, sind ein paar Schritte besser als nur Kaffee und Zigarette.

Stehen und sich Wiegen

Sie stehen mit leicht gegrätschten Beinen und etwas gebeugten Knien. Tief atmen. Jetzt wiegen Sie sich leicht und verlagern Ihr Gewicht von den Zehen zur Ferse und umgekehrt. Beobachten sie, ob Sie mehr Gewicht auf den rechten oder den linken Fuß legen, auf die Innen - oder Außenseite. Wiegen Sie sich auch zur Seite hin.
Dann schließen Sie die Augen und stellen sich vor, Sie stünden auf warmem Sand.
Nun sehen Sie von Ihren Füßen aus Wurzeln wachsen, und eine davon schiebt sich bis tief in die Erde. Sie spüren, wie die Spannung in die Erde abfließt.

Abschütteln

Sie werden einige Spannung in den Beinen, vor allem in den Knien, los, wenn Sie im Stehen das Standbein etwas anwinkeln und mehrmals mit dem anderen Bein kicken, wobei die Ferse die Bewegung steuert.
Falls Ihnen während des Tages etwas zu anstrengend oder unangenehm wird, so vergessen Sie nicht die Körpersprache: Etwas abschütteln oder „sich abputzen", man kann es wortwörtlich machen, und es hilft.
Es muss ja nicht gerade vor den Anderen passieren (am WC kann man allerhand loswerden).
Entspannen Sie sich in den Pausen:
Einfach strecken, dehnen, gähnen, seufzen, stöhnen - das sind ganz natürliche Körperreaktionen, die leider oft als ungehörig gelten. Der Brustraum braucht Weite, die beschränkte Atmung bewirkt Müdigkeit und Schlaffheit.

„Wer wenig atmet, fühlt wenig."
(A. Lowen)

Loslassen

Stellen Sie sich an einen ruhigen Platz und lenken Sie die Aufmerksamkeit auf die Füße und Ihre Standfestigkeit.
Dann atmen Sie einmal tief aus und ein und beginnen Sie sich von Kopf bis Fuß abschnittsweise zu entspannen.
Sie stellen sich vor, dass die Spannungen vom Scheitel aus nach unten über das Gesicht, den Hals, die Schultern, die Arme, dann vom Nacken aus über den Rücken, das Becken und die Beine in den Boden „abtropft". Die Vorstellung hilft, dass die unangenehmen Empfindungen wie von einem warmen Regen wegspült werden. Stellen Sie sich diesen Vorgang mehrmals vor und schütteln Sie dann den Rest noch ab, alle mit der Idee, dass es im Boden versinkt. Das ist „Reinigung der Seele" (= Psycho-Hygiene).

Musikbad zum Einschlafen

Suchen sie sich ein Musikstück aus und spielen Sie es auf Ihrem Gerät ab. Legen Sie sich auf den Rücken und schließen Sie die Augen. Am besten benutzen Sie Kopfhörer.
Jetzt soll Ihr Gehör ganz den melodischen Linien oder dem Klangmuster folgen.
Beobachten Sie, wie lange es Ihnen möglich ist, zu lauschen, ohne durch eine andere Sinneswahrnehmung oder einen Gedanken abgelenkt zu werden. Stellen Sie sich vor, diese Töne umspülen Sie wie Wellen und berühren Sie.
Lassen Sie sich nach einer Weile von Ihren Fantasien wegtragen. Hören sie dann nochmals bewusst die Musik und lenken Sie die Wahrnehmung nochmals auf den Körper. Lassen Sie den Tag los und gleiten Sie ins Traumland ...

3.5. Das Leben feiern

„Ein Leben ohne Feste ist wie eine Reise ohne Einkehr."
Afrikanisches Sprichwort

„Denn wenn die Menschen feiern, dann verjüngt sich die Natur und die Erde lebt auf."
Kaye Hoffman

Feiern ist Würzen

Schmeckt Ihr Leben wie ein alltäglicher Eintopf oder wie eine gut gewürzte, deftige Gemüsesuppe? Ist es wie ein mehrgängiges Menü aus einem 4-Sterne-Hotel oder mehr ein „Fast food"- und „Take away"-Leben? Wenn Ihnen bestimmte, würzig anregende Geschmacksrichtungen abhanden gekommen sind, dann wird es Zeit, ein Fest zu machen. Ein Fest kann Sie ermutigen, auch Ihr Alltagsmenü zu bereichern.

Traditionelle Feste ehren das Leben, feiern den Jahreszyklus und die Verbindung mit der Natur. Feiern stellt eine Möglichkeit dar, die Einbindung in Lebenszyklen und soziale Kreise deutlicher zu machen.

Feiern bewirkt, dass Menschen zusammenkommen und ihre Zugehörigkeiten spürbar machen. Wie Menschen feiern, gibt Auskunft über ihre Kultur. Schon Kinder brauchen und lieben das besondere Ereignis: Geburtstag, Nikolaus, Weihnachten, Fasching usw. In der Kindergartenpädagogik, die sich - schon immer - intensiv mit der Gestaltung von Festen auseinandergesetzt hat, gibt es viele kreative Beispiele für Feste. In der Schule, in der Heimerziehung und in der Erwachsenenbildung hat Fest- und Feiergestaltung keinen besonderen Stellenwert. Die organisatorische Arbeit hält manche davon ab.
Feste müssen nicht aufwendig sein und können pädagogische Arbeit sehr bereichern.

Wie ist Ihre Festkultur?

Denken sie an ein angenehmes Fest und an ein unangenehmes...
Was macht die Unterschiede?

Was brauchen Sie, damit ein Fest erfreulich wird?

Welche Art Fest brauchen Kinder, welche Jugendliche und welche alte Menschen?

Gibt es gemeinsame Elemente, durch die alle miteinander feiern könnten?
(Damit sind nicht nur Verwandtentreffen gemeint)

Wie feiern Menschen in Ihrer Umgebung?
Was erzählen sie vom Feiern?

Ein gutes Fest zu machen ist eine Kunst.
Ein Fest macht Sinn - und wer das Leben liebt, feiert es. Feste, die die Freude am Menschsein betonen und die dem Körper Lust bereiten - das ist Gesundheitsvorsorge im weitesten Sinn.

Ein gutes Fest
- erhöht das Alltägliche,
- sucht das Besondere,
- animiert die Sinne
- besinnt durch den Anlass
- aktiviert Kreativität
- fördert Gemeinschaft

Die andere, die häufigere Seite:
Ein Fest als Ausdruck eines unbefriedigenden Lebens dient zum „Niedersaufen", zur Verdrängung des Alltags: Wenn unzufriedene Menschen miteinander feiern, dann ist der Humor zynisch, die Nähe schwül und übergriffig, das Lachen maskenhaft oder überschießend, das Ende versandet.

Zutaten für ein kreatives Fest

Acht Elemente der Festgestaltung wollen wir Ihnen hier genauer vorstellen:

1. Der Anlass

Eine Trauerfeier macht Abschied und Tod bewusst und erinnert an den Lauf des Lebens.
Ein Geburtstagsfest betont die einzelnen Lebensphasen, das Wachsen und Reifen, aber auch die Vergänglichkeit.
Ein Hochzeitsfest würdigt die Verbindung von zwei Menschen, die Liebe, das Gemeinsame und die Hoffnung auf die Zukunft.
Ein Nationalfeiertag kann den politischen Bewusstseinsstand in einer Gesellschaft verdeutlichen.

Jedes Fest hat seinen Sinn und will etwas bewusst machen, soweit es in den Lebenszyklus eingebunden ist. Außerhalb von bestimmten Anlässen gibt es auch das Bedürfnis, „einfach so" mit Menschen zu feiern, weil man Freundschaft pflegen will und die Bindungen bewusst machen möchte oder um neue Leute kennenzulernen. „Kennenlernen" bedeutet auch Flirt, Aufriss, Anmache und Anbahnung von Beziehung.

2. Gäste

Das sind meist Menschen, die dem Gastgeber wohlgesinnt sind. Die Gäste machen die gesellschaftliche Gruppenzugehörigkeit deutlich: Es gibt Gäste, die den Status und das Prestige betonen, und andere, die das Beziehungsnetz zeigen, in dem die Gastgeber leben.
Manchmal gibt es besondere Gäste - „Ehrengäste" - die die Attraktivität eines Festes erhöhen.
Wie werden die Gäste beteiligt?
Können sie mitgestalten oder bleiben sie passiv?
Die Einladung und die Gastgeber bestimmt die Rolle der Gäste mit.

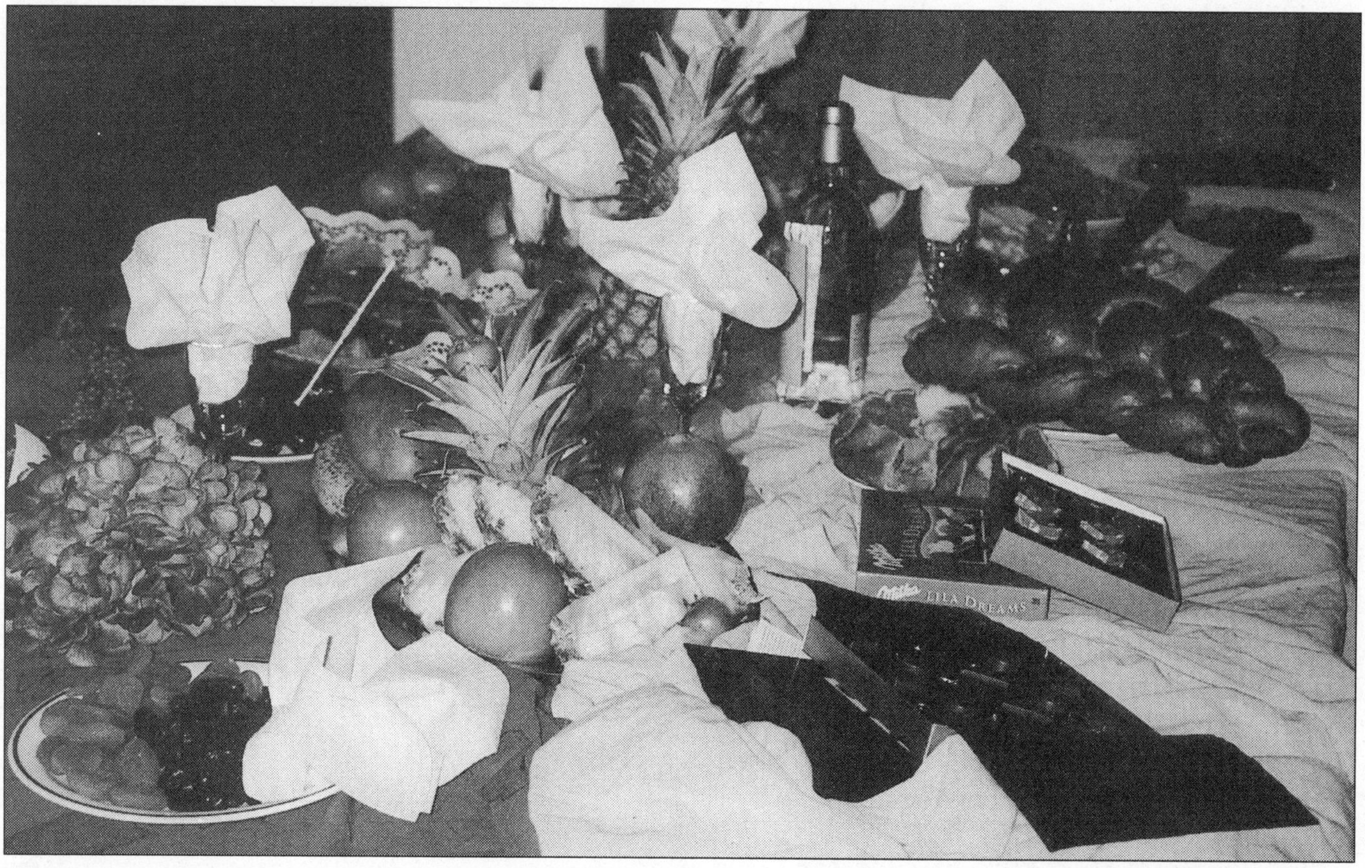

3. Besonderes Essen und Trinken

Je nachdem, wie kreativ das Fest ist, wird Essen und Trinken ein Teil des Ganzen sein oder fast alles bestimmen, um die Gäste zu befriedigen.

Die Suche nach der Sinnlichkeit wird durch übermässiges Konsumieren von Suchtmitteln verhindert. Geniessen kann nur, wer sich körperlich spüren kann: Durch Schmecken, Riechen, Berühren kann das Land, „wo Milch und Honig fließt", je nach persönlicher Genussfähigkeit zum Paradies werden oder zum Überdruss führen.

4. Der festliche oder besondere Raum

Ein schummriger Keller, ein geschmückter Wohnraum, ein Ballsaal mit Kronleuchter oder eine blitzzuckende Disco bewirkt verschiedene Stimmungen. Hier unterscheiden sich die Generationen am meisten. Ein Kinderfest braucht andere Räume als eine Jugendfete.

Die Jugend „raved" auch in U-Bahnstationen oder Parkgaragen. Kreativ gestaltbare Räume sind schwer zu finden.

5. Kleidung, Verkleidung , Schmuck

... oder wie man heute sagt: Das Outfit. Bei einem Fest zeigt man sich von seiner „Butterseite", angepasst oder auffällig. Der Körper spielt bei einem Fest eine besondere Rolle. Die sexuelle Attraktivität, wird durch Kleidung betont oder verdeckt. „Urmenschen" bemalten und behängten sich, und heute?

Es wirkt nur anders:

„Ich tanze im Mondlicht
und höre das Schlagen der Trommel.
Die Glöckchen an meinen Beinen klingen wie zwinkernde Sterne.
Die Federn rauschen wie die Winde, die über das Grasland fegen."
(Weisheit der Indiander)

6. Musik und Tanz

Tanzen bis zum Umfallen: Das geht gut in Discos, unterstützt von Lautstärke und zuckenden Lichtern. Diese visuelle und akustische Überdosis wirkt bis in die letzte Pore, und man muss mitvibrieren. Die Überhöhung der Effekte ist eine Verstärkung des technisierten Alltags und als solches stimmig.

Es gibt auch Feste mit Gruppen- und Reigentänzen, die durch ihre harmonische Form die Gemeinschaftsgefühle ansprechen. Paartänze sind schon intimer.

Diese nahe Form des Tanzes wurde früher als unmoralisch abgelehnt, heute sind sie nicht mehr wegzudenken: Tanzformen drücken die Moral der Zeit aus.

Das individuelle „vor sich hin Tanzen" wurde erst durch Discos kultiviert und hat seinen speziellen Reiz. Man ist für sich, aber nicht alleine.

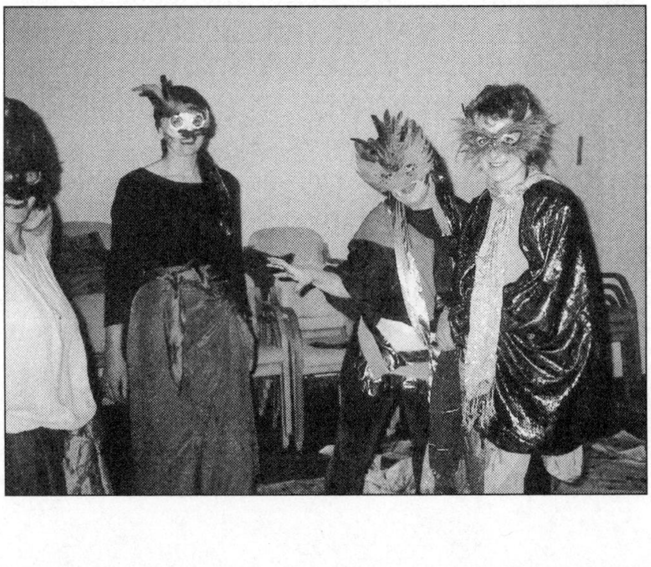

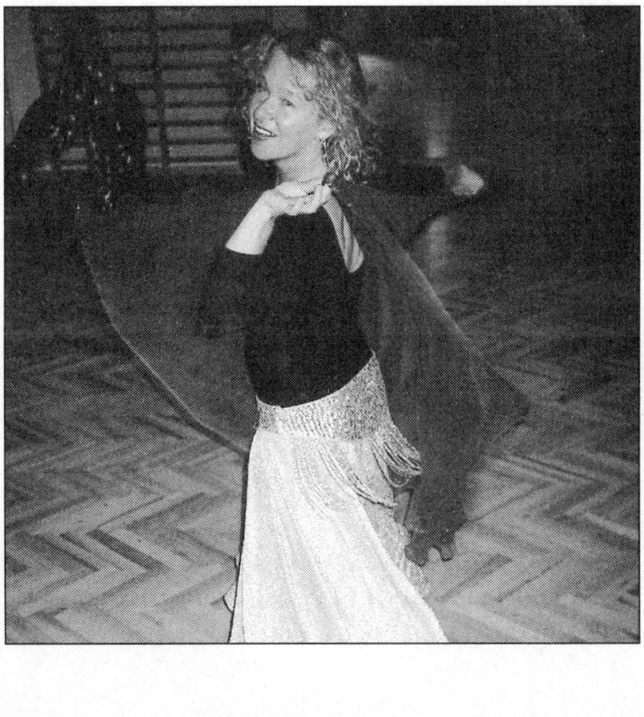

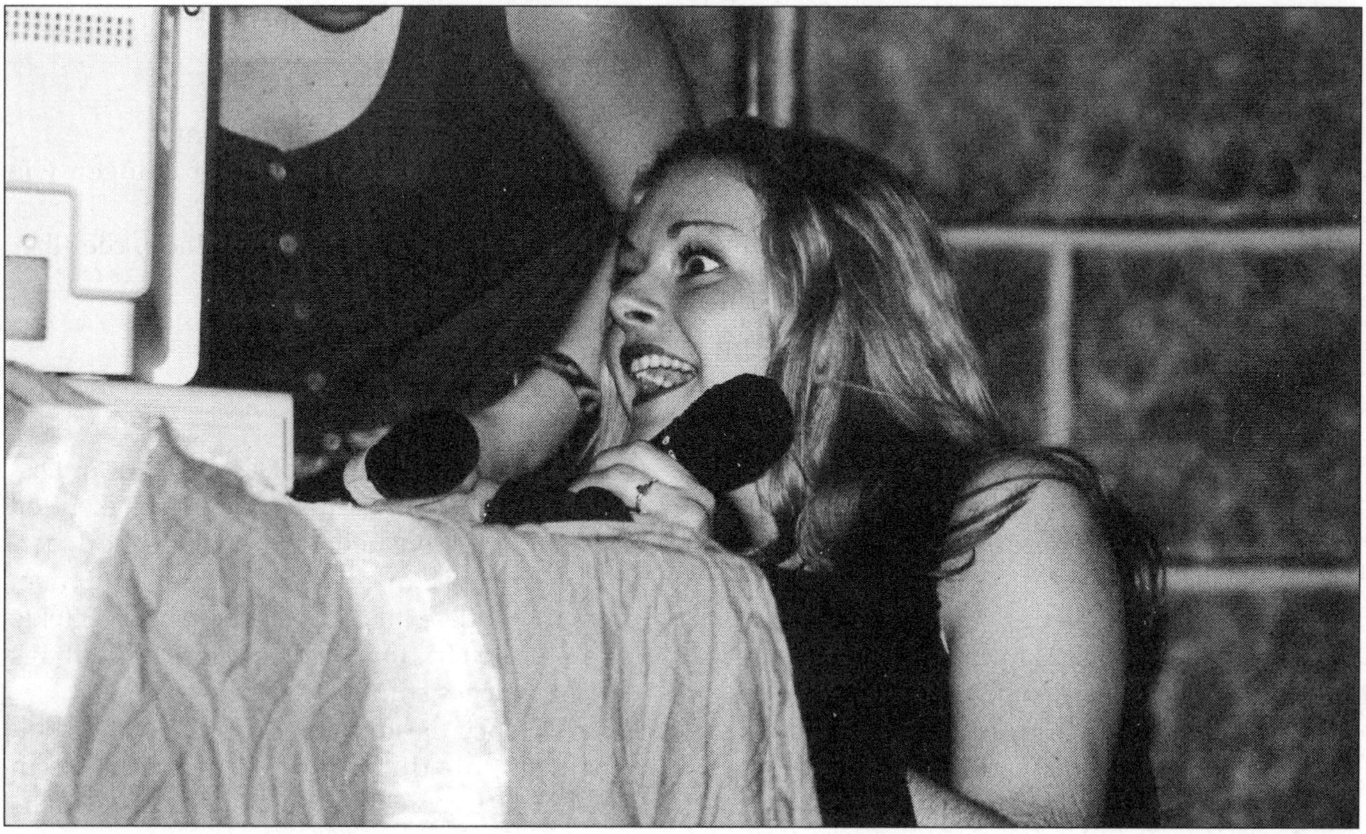

7. Rituale, Darbietungen und gemeinsames Spiel

... sind, wenn das Fest es zulässt, besonders bereichernd. Sie stimmen die Gäste ein und um, insbesondere durch Humor und durch Überraschungen.
Hier ist eine reiche Vielfalt möglich. Kreative Formen brauchen Vorbereitung und Können, dann wird es vielleicht zur Kunst. Showeinlagen, Mitspieltheater, Quiz und Kabarett, sind einige bekannte Möglichkeiten.
Bei diesem Element kann auch das Interesse am „Sich Zeigen" durch selbstgemachte Einlagen befriedigt werden.

8. Die Struktur

Gemeinsames Vorbereiten muss sehr genau organisiert werden.
Meist geht das nur im Freundeskreis oder in Institutionen (Kindergarten, Schule) oder bei Seminaren.

Für die Dynamik eines Festes sind Strukturen hilfreich:
- Ein deutlicher Beginn - die Art der Begrüßung prägt die Stimmung.
- Ein Impuls zum Kennenlernen oder in Kontakt kommen.
- Ein erkennbarer Höhepunkt und
- ein spürbarer Abschluss sind tragende Stützen eines gelungenen Festes.

Spontanität ist wunderbar, aber Erfahrene wissen, dass bestimmte Strukturen Spontanität nicht verhindern, sondern erst ermöglichen.
(Rabenstein, Reichel 1993).

Wir sehen eine lustvolle Aufgabe darin, in Seminaren, Kursen, Gruppen und Ferienangeboten neue und kreative Begegnungsformen zu schaffen.
Wir müssen manchmal erst zu etwas verführt werden, etwas kosten, damit wir auf einen anderen Geschmack kommen.

Ein Beispiel dafür könnte folgendes Fest sein:

Ein Fest der Sinne

Für Kindergärten, Heime, Kindergruppen, Schulen, Behinderteneinrichtungen (je nach Art der Behinderung), Bildungsheime, Altenheime.

Vorbereitung
Je nach Festrahmen können Sie diese zu zweit oder zu dritt machen oder die Gäste oder Teilnehmer bitten, die verschiedenen Stimulierungen vorzubereiten und eventuell auch als „Animateure" anzuleiten.
Ganz alleine geht's nicht.

Einstimmung
Die Gäste erfahren vorher über die Einladung, wie die Dynamik geplant ist: von Ruhe zur Bewegung. Die Einstimmung über die Einladung ist sehr wichtig!
Sanfte Musik anfangs und ein einfacher Gruppentanz helfen die Ruhe und Konzentration zu finden, die für diesen Ablauf nötig ist.
Dann legen sich die Gäste auf Decken auf den Boden und lassen die Gedanken und Anspannungen los. Musik hilft.
Der Hinweis, störende Gedanken „wie Wolken vorbeiziehen lassen" entspannt. Unangenehme Gefühle und Eindrücke ebenso kurz wahrnehmen und loslassen.
Die ganze Folge wird mit geschlossenen Augen durchgeführt. Manche Menschen haben Schwierigkeiten, die Augen längere Zeit bewusst geschlossen zu halten. Seien Sie da nicht zu streng, aber weisen Sie die TeilnehmerInnen darauf hin, dass es sich lohnt, immer wieder die Augen zu schliessen. Musik ausblenden und vorbereiten: Das einzelnen Sinnesorgane werden eingestimmt:
„Lenke nun die Aufmerksamkeit auf deine Ohren (Nase, Mund etc.). Lass den Eindruck (Geräusch, Geruch, Geschmack) an dich heran kommen und bleibe entspannt.
Spüre die Wirkung in deinem Körper und in deiner Stimmung."

Animateure bringen der Reihe nach und in langsamer Folge die Stimulierungen ein und gehen damit auch im Raum herum.

Hören
Verschiedene Klanginstrumente: sanfter Gong, Rasseln, Papier, getrocknete Erbsen in Gläsern, etc. und körperliche Geräusche: Zischen, summen, rhythmisches Schnipsen.

Riechen
Früchte, Kräuter, Lacke, Essenzen usw. werden in handlicher Form vorbereitet und zum Riechen angeboten. Es soll ein Wechsel zwischen starken und sanften Gerüchen sein, auch deftige Gerüche können dabei sein. Die Mischung steigert die Spannung. Pausen zwischen den Riecheindrücken und einige freie Atemzüge zwischendurch helfen, die Nase zu reinigen.

Schmecken
Essbare Früchte, geschmacklose Lebensmittel, süsse, salzige und saure Knabbereien in kleinsten Portionen zum Kosten geben. Dabei sollen zuerst die Lippen, dann die Zunge und schließlich der Gaumen beansprucht werden, da der Geschmack in der Mundhöhle verschiedene Zonen hat.
Dann bewusst schlucken und den Nachgeschmack beachten. Wassergläser mit Trinkhalmen vorbereiten. Wieder nachwirken lassen, entspannen.

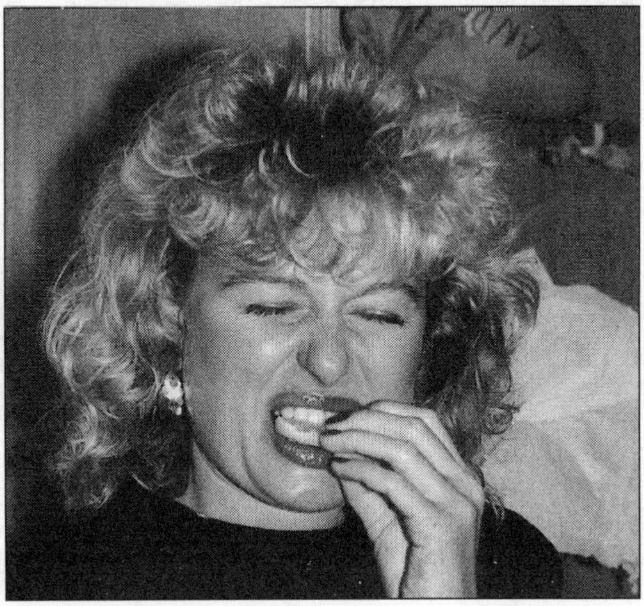

Spüren
Kleine Gegenstände mit ganz unterschiedlichen Oberflächen und Beschaffenheit in die Hand geben und befühlen lassen, dann zur Seite legen.

Berühren
Die Gäste rücken mit weiterhin geschlossenen Augen näher zusammen und berühren die Hände der anderen.
Dann langsam aufstehen und gehen.
Mit geschlossenen Augen in wechselndem Kontakt die Hände der Anderen fest oder sanft berühren, und dann ein Händepaar wählen. Mit diesem Partner hinsetzen.
Der eine Partner hält die Hände ruhig, während der andere seine Hände erforscht. Dann Rollenwechsel. Erst dann die Augen öffnen - die Überraschung bleibt nicht aus.

Blind Tanzen
Diese sinnliche Abenteuerreise kann mit einem Tanz abgeschlossen werden.
Die Paare stehen auf, der eine schließt die Augen und der andere führt mit offenen Augen zu einer eher langsamen Musik. Nach etwa einer Minute übergibt der Führende seinen Partner an einen anderen sehenden Tänzer, und dieser führt den „Blinden“ weiter.
So werden die „blinden“ TänzerInnen mehrmals weitergegeben. Dann ein ähnliches Musikstück mit vertauschten Rollen. Dann die Augen öffnen. Ein Gruppentanz rundet das Fest ab.

„Je mehr einer ein rechter Papalagi ist,
desto mehr Dinge gebraucht er.
Darum ruhen die Hände der Papalagi
nie im Machen von Dingen.
Deshalb sind die Gesichter der
Weißen oft so müde und traurig,
und darum kommen auch nur die
wenigsten unter ihnen dazu, die
Dinge des großen Geistes zu sehen,
auf dem Dorfplatz zu spielen,
frohe Lieder zu dichten und zu singen
oder an den Sonntagen
im Lichte zu tanzen und sich
vielfach ihrer Glieder zu freuen,
wie uns allen bestimmt ist.“
Der Papalagi

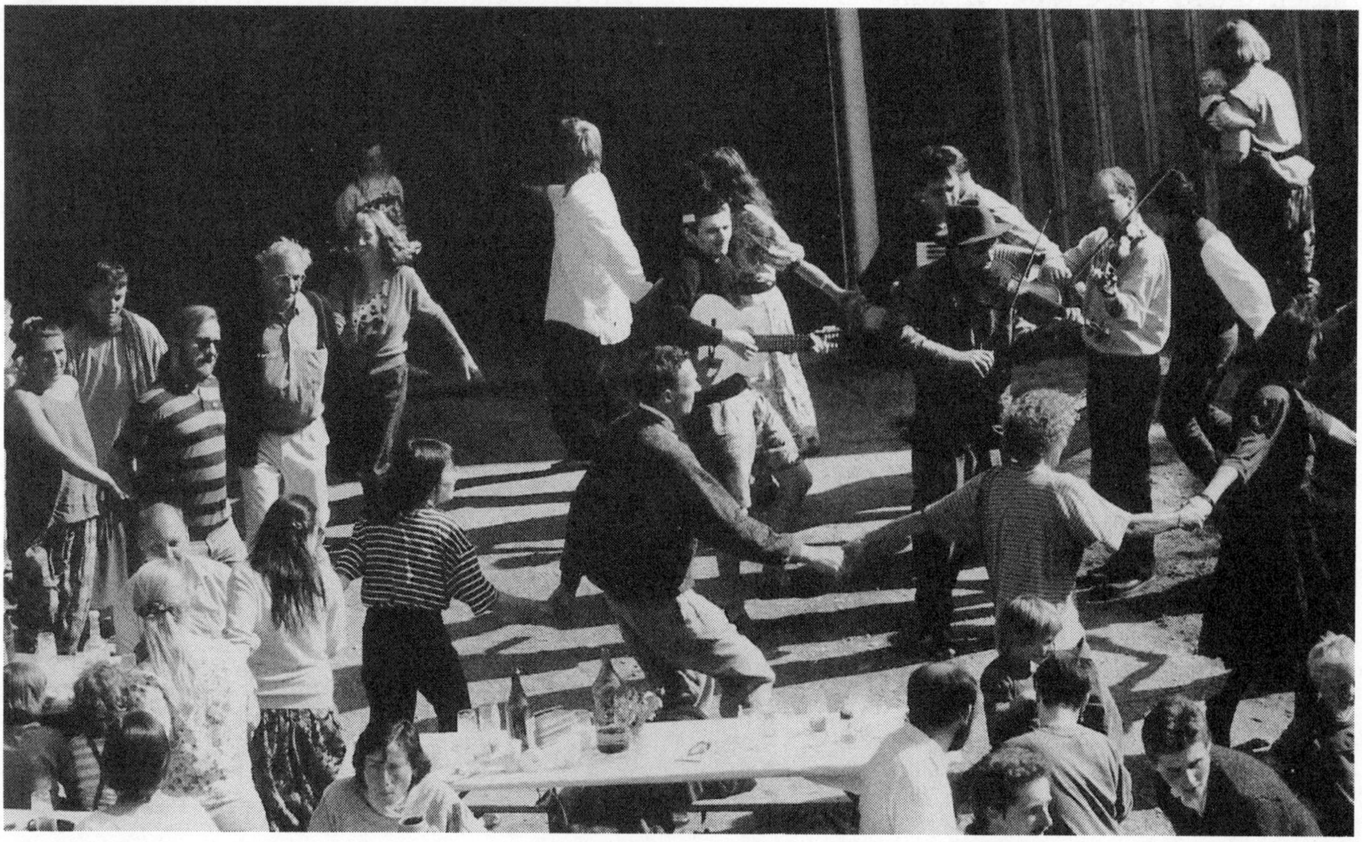

Kapitel 4

Aggression ist Lebenskraft

Die Reise ins Aggressionsland

4.1. Aggression ist wie Feuer

Vital und destruktiv
Aggression ist Lebenskraft
Aggression bewerten

4.2. Vom Sinn der Aggression

Aus sich herausgehen
Sich Raum nehmen
Sich durchsetzen
Sich verteidigen
Sich entscheiden
Trotz sei Dank

4.3. Macht und Ohnmacht

Indirekte und verdrängte Aggression
Erwachsene Übermacht
Terror am Arbeitsplatz - Mobbing

4.4. Konflikte und Streit

Fair Streiten ist lernbar
Regeln und Rituale
Widersprüche sind anregend
Die sechs Konfliktmuster

4.5. Gefahren und Strategien

Übliche Gefahren
Strategien: Wahrnehmen und verstehen
Lösungen wachsen lassen
Ansprechen und konfrontieren
Vorbeugen und üben

4.6. Aggressionsübungen und Spiele

Zentrierungsübungen
Ausdrucksübungen
Anregendes Material

Die Reise ins Aggressionsland

„Setz dich bequem hin und atme gut durch. Lass deine Hände ruhen.
Spüre deine Füße am Boden, deine Körperflächen, deine Körpergrenzen.
Schließe die Augen oder lasse sie leicht gesenkt auf einem Punkt ruhen. Mach dich nun innerlich bereit, mit deiner Fantasie zum „Land der Aggression" zu reisen.
Stelle dir eine Landschaft vor, dein Weg führt dorthin.
Du packst dir einen Fotoapparat ein und gehst los ...

Beachte deine Körperreaktionen ... Bist du aufgeregt, neugierig oder ängstlich? ...

Nun siehst du den Wegweiser „Zum Aggressionsland". Du gehst diesen Weg und der Weg wird steil und schwierig.
Du gehst bergauf und kommst auf eine Anhöhe. Dort gibt es einen guten Aussichtsplatz und den darfst du nun betreten.
Du siehst nun das Aggressionsland. Es ist von oben gesehen dunkel und geheimnisvoll.
Du musst sehr genau hinsehen.
Lasse die Landschaft mit Bildern und Szenen in dir entstehen.
Was siehst du? Was hörst du? Wen siehst du? Welche Tiere, Menschen oder Wesen kommen vor?

Sammle deine Eindrücke und schau, welche dich besonders aufregen ...

Mache schließlich ein Foto und merke dir die Stimmung dabei, die Geräusche, die Stimmen in diesem Moment ...

Durch das Aggressionsland selbst kannst du erst gehen, wenn du dich ausreichend darüber informiert hast und die Sprache der Aggression kennst. Du machst ein Foto und kehrst vorläufig mit einem Bild zurück.

Atme nun tief durch, lasse das innere Bild los, strecke dich, öffne die Augen und schaue dich um, wo du jetzt wirklich bist.
Steh auf und gehe ein paar Schritte ...

Notiere dir nun die mitgebrachten Eindrücke oder male das „Foto" vom Aggressionsland, am besten beides.
Ordne dann deine Erfahrungen aus der Phantasiereise nach angenehmen und unangenehmen Gefühlen."

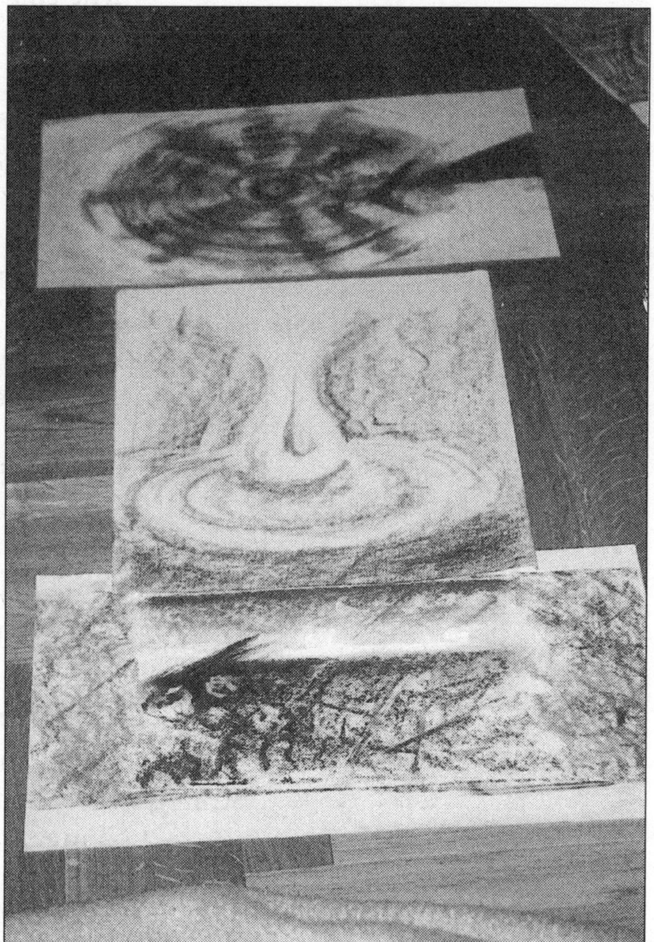

4.1. Aggression ist wie Feuer

Feuer bringt Wärme und Licht ins Leben, zieht Menschen an und fasziniert durch seine Gefährlichkeit. „Das Spiel mit dem Feuer" lockt.
Aggression ist wie Feuer:
Sie wärmt, durchblutet, verletzt, zerstört und ist lebensnotwendig. Der Umgang mit Feuer und Aggression erfordert Wissen und Übung: Ungehemmte Aggression kann wie ein Großbrand sein, wenn sie zu Gewalt wird, und unterdrückte Aggression kann zu einem Schwelbrand werden: Irgendwann sind die Leitungen durch ... Aggression wird erst durch den Gebrauch, durch das Maß und das Ziel destruktiv oder konstruktiv.
„Aggression umfasst eine Vielfalt von Verhaltensweisen, die im wesentlichen das Gegenteil von Passivität und Zurückhaltung darstellen ... Aggressive Energie schafft kritische Vitalität im Lebensprozeß.
Sie kann Tiefe und Wirklichkeit des Lebens intensivieren." (Bach 1981, S. 16)

Wir gehen in diesem Buch davon aus, dass alle Fähigkeiten und Anlagen im Menschen Sinn haben und dass deren Nutzung von unserem Wissen und Wollen abhängt.
Daher betrachten wir Aggression zunächst und vor allem von seiner nützlichen Seite.

Vital und destruktiv

Ein tibetanischer Lehrer
wurde einmal gefragt,
wie man mit Zorn umgeht,
und er antwortete:
„Unterdrücke ihn nicht,
aber gib ihm nicht nach."

Aggression ist weder gut noch böse, sondern - je nach wissenschaftlicher Betrachtungsweise - ein menschliches Gefühl, ein Trieb, Instinkt oder Verhalten.

„Das lateinische 'ad gredere', etymologische Wurzel des Wortes, bedeutet nichts anderes als: auf etwas zugehen, sich annähern und insofern etwas ergreifen und in Besitz nehmen.
In diesem Sinne ist Aggression als eine aktive, zielgerichtete Tendenz zu verstehen." (Heyne C. 1993, S. 74)

Die vitale Seite der Aggression wird in den Worten herangehen, zupacken und „angreifen" deutlich, die vielfältigen Formen dieser Seite werden auf den folgenden Seiten beschrieben.
Die destruktive Seite der Aggression nennen wir hier „Aggressivität" - als andauernd feindseliges oder zerstörerisches Verhalten.
Diese Aggressivität kann indirekt, verdeckt oder offen sein. Die in unserer Gesellschaft häufig unreflektierte Sicht von Aggression verdreht vieles: Sie nennt eine Rauferei Gewalt und nennt militärische Aktionen Konfliktlösung oder Befriedung.
Aggression und Gewalt werden oft verwechselt. Eine solche, völlig verkürzte Sicht kann Gewalt fördern.

Gewalt stammt vom althochdeutschen Wort „waltan" ab, das bedeutet „herrschen".
„Nackte Gewalt ist die sichtbare, ungebundene, 'freie' Erscheinungsform von Aggression. Nicht alle Aggression ist Gewalt, aber alle Gewalt ist Aggression", und „Gewalt ist das Problem, als dessen Lösung es sich ausgibt."
(F. Hacker 1971, S. 15)
Gewalt wird als Verhalten definiert, das „eigene Interessen mit Zwang zu nicht gewolltem Verhalten durchsetzt" und zwar ohne Rücksicht auf die Position des anderen, kompromisslos und unterwerfend bis vernichtend.

Die einerseits berechtigte Ablehnung der Gewalt neigt andererseits dazu, „das Kind mit dem Bad auszuschütten".
So haben die gewaltfreien Bewegungen die Kraft der vitalen Aggression zuwenig geachtet und sind daher meist „zahnlos" geblieben.

Was ist normale Aggression?

Zum Glück brauchen wir uns darüber nicht immer Gedanken zu machen: Gesetze und Gebote formulieren, was richtig und normal ist. Die Psychologie bringt andere Betrachtungsweisen ins Spiel, z.B. die Verdrängung, den Widerstand, die Neurose.
Wir betrachten Aggression aus gesundheitlicher Sicht: Was passiert, wenn sie unterdrückt wird? Wie kann sie gelebt werden?

Die Aggressionstheorien bewerten Aggression je nach Standpunkt in mehr konstruktive oder destruktive Richtung. Sie bezeichnen Aggression als Todestrieb, Machttrieb, Instinkt oder erlerntes Verhalten.
Allen gemeinsam ist, dass der Umgang mit Aggression lernbar und daher veränderbar ist. Über das „Wie" entscheiden dann die gesellschaftlichen Normen, die persönlichen Möglichkeiten und kulturellen Praktiken.

Aggression ist Lebenskraft

Für unsere Überlegungen fanden wir zwei Theoretiker, die hilfreiche Impulse für die pädagogische Praxis bieten, da sie den vitalen und aktiven Teil der Aggression wertschätzen: George Bach und D.W. Winnicott. Ihre Sichtweisen kommen auch dem Bild des Feuers nahe, das wir diesem Kapitel vorangestellt haben.

Lebenswut und Trennungsaggression

„Angefangen von der Empfängnis ist das Wachstum und die Entwicklung aufs engste mit einem gewissen Maß an notwendiger Aggression verbunden. Der gesunde Fötus macht sich seiner Mutter durch Fußtritte bemerkbar. Die erste Reaktion des gesunden Babys auf die Trennung vom Körper der Mutter ist sein aggressiver Geburtsschrei. Dieser symbolische Ausdruck der „Lebenswut" hat die wichtige biologische Funktion, das Atmen des Kindes in Gang zu setzen." (Bach G. 1981, S. 22)

Liebesausdruck und Widerstand

„Zu Anfang ist die Aggression fast das gleiche wie Aktivität; sie tritt als Teilfunktion in Erscheinung.
Erst durch die schrittweise Integration der Persönlichkeit wird diese Aktivität (nach außen und gegen einen Widerstand) zielgerichtet und so wird Aggression beabsichtigt.
Hier kommen wir unmittelbar der Hauptquelle der Aggression nahe, dem Trieberleben. Aggression ist Teil des primitiven Liebesausdrucks." (Winnicott 1991, S. 91)

Aggression bewerten

Kein einziger Aggressionsakt kann als isoliertes Phänomen verstanden und gedeutet werden, und tatsächlich erfordert die Untersuchung jeder einzelnen Handlung des Menschen die Berücksichtigung verschiedener Faktoren, und wir selbst sind Teil dieser Untersuchung:
Die Haltung, mit der wir an Aggression herangehen, wirkt auf unser Handeln.
Finden wir eine Rauferei bereits destruktiv, werden wir früher eingreifen.
Oder erkennen wir hinter der Rangelei den lustvollen Körperkontakt?
Merken wir die versteckte Aggressivität hinter normaler Schadenfreude?
Verurteilen wir das Kriegsspiel der Kinder härter als das der erwachsenen Männer?
Das Wissen um unsere Bewertungen und Botschaften zu Aggression hilft, unsere Handlungen zu verstehen.

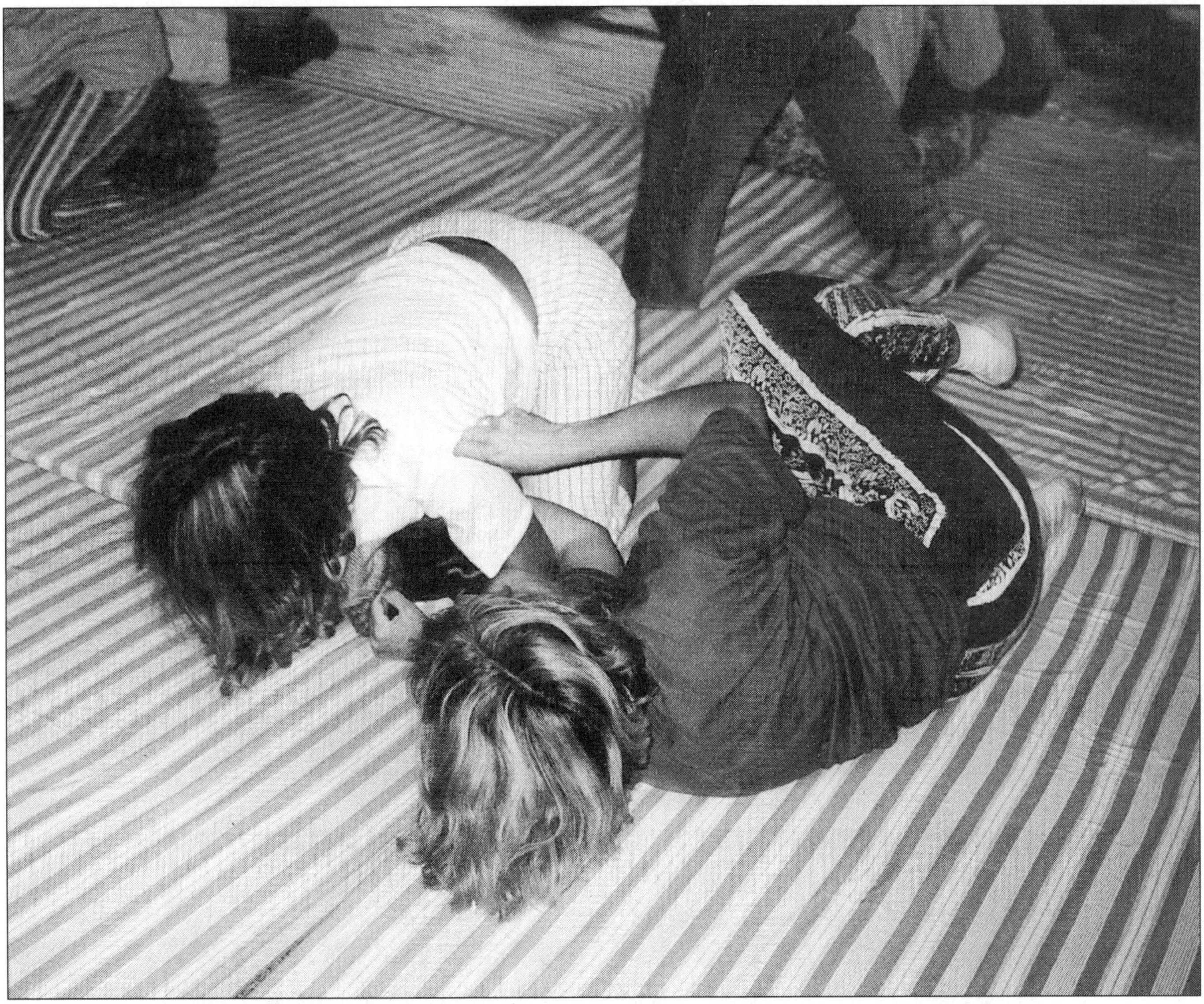

Botschaften der Unterdrückung

In unserer Kultur haben sich einige destruktive und schädliche Reaktionsmuster auf Aggressionen herausgebildet.
Jeder von uns hat solche Botschaften mehr oder weniger deutlich mitbekommen:

- "Sich ärgern ist böse!"
- „Wenn du böse bist, mag dich niemand."

Diese Einstellung ist ein Grundprinzip der Aggressionsangst: Wenn man sich über jemanden ärgert, so glaubt man, die Beziehung zu ihm zu gefährden.

- „Wenn ich ihm (ihr) meine wahren Gefühle mitteile, wird er (sie) zusammenbrechen."
- „Das kannst du der Mutti doch nicht antun."

Häufig unterbleibt ein offenes, klares Kommunikationsverhalten aus Rücksicht auf die vermutete Schwäche oder Kränkung des Anderen.

- „Wenn ich meinen aggressiven Gefühlen nachgebe, muss ich fürchten, alle Selbstbeherrschung zu verlieren."
- „Zorn macht blind!"

Häufig ist Gewalttätigkeit eine Folge lang unterdrückter Feindseligkeit. Gerade diejenigen, die sich übertrieben vor dem Kontrollverlust fürchten, sind aber wegen ihrer hohen Selbstkontrolle meist nicht gefährdet.

Botschaften zur Entwicklung

1. Aggression als Lebensimpuls ist zunächst weder gut noch schlecht, sondern Teil des Lebens und der Wirklichkeit.
Es ist unsere Aufgabe, uns damit auseinanderzusetzen, zu bewerten und lebendig zu gestalten.

2. Bevor wir wirksam die unerwünschten, negativen Aspekte von Aggression erfassen und kontrollieren können, müssen wir lernen, die vitalen Aspekte der Aggression anzuerkennen. Das hilft, die Angst vor der destruktiven Seite zu verringern.

3. Dieser Lernprozess ist heute nur noch sinnvoll möglich in Form einer offenen Verständigung, die darauf verzichtet, etwas als endgültig richtig zu verstehen.
Gewohnte Normen und Meinungen müssen gemeinsam überprüft und erneuert oder bestätigt werden.

4. Voraussetzung für dieses Ringen um einen Konsens oder zumindest einen guten Kompromiss ist die Offenheit sich selbst gegenüber, d.h. die Überzeugung, dass jede Meinung von persönlichen Gefühlen, Lebenserfahrungen und Zielen geprägt ist.

5. Es geht um eine „ganzheitliche" Auseinandersetzung mit sich selbst, die nicht beim Denken und Reden steckenbleibt, sondern „leibhaftig" geschieht: über Bewegung und aggressive Spiele, Symbole und kreativen Ausdruck.
Mit Hilfe anregender Methoden kann Auseinandersetzung lebendig, bunt und lustvoll sein.

6. Der Nährboden für destruktive Aggression ist vielfältig und gesellschaftlich normalisiert: Die Quellen der Gewalt zu erkennen und sie kritisch zu benennen braucht immer noch Mut. Und um für ein friedlich-lustvolles Zusammenleben zu sorgen, brauchen wir ähnlich gesinnte Menschen.

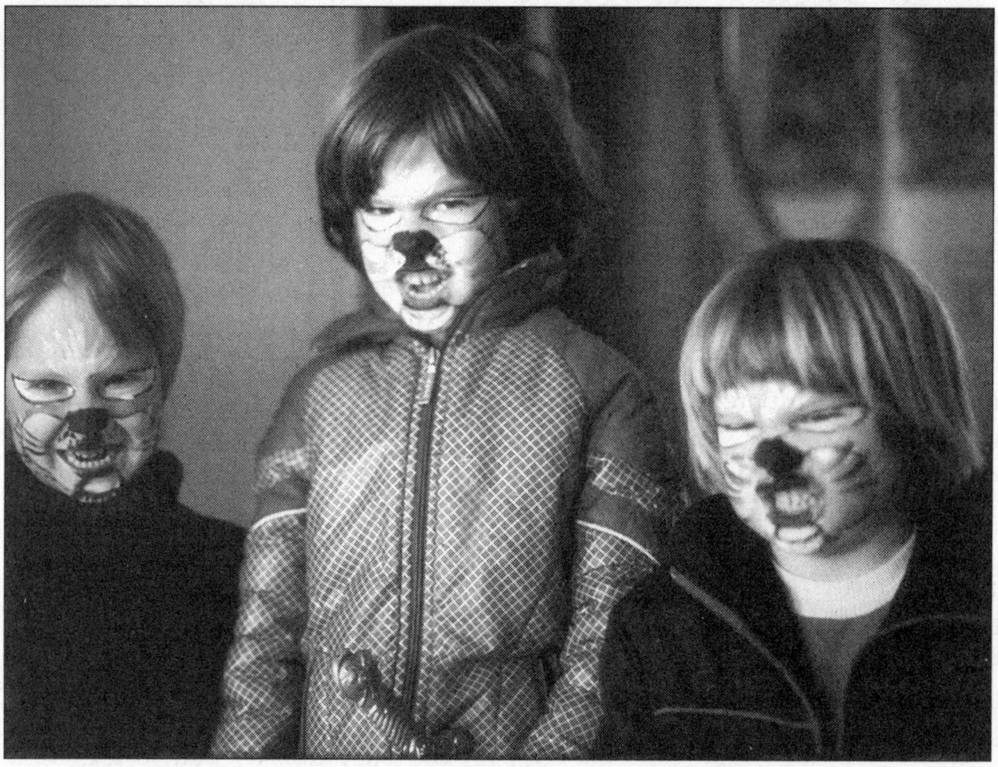

4.2. Vom Sinn der Aggression

In diesem Kapitel stellen wir die sinnvollen, vitalen Aspekte von Aggression genauer vor, eingeteilt in
Szenen,
Meinungen
und Übungen ...

Wir beschreiben Aggression
... als Bewegung von innen nach außen, als eine zielgerichtete Aktivität, die auf das Begreifen der Außenwelt gerichtet ist.

... als zupackende und entscheidende Kraft, die Handlungsfähigkeit, Besitz und Eigensinn fördert.

... als Widerstandskraft, die die eigenen Grenzen wahrt und zur Ich-Findung beiträgt.

In jeder vitalen Funktion ist die destruktive Möglichkeit enthalten, die Bewertung kann nur in der Situation selbst entschieden werden.

Aus sich herausgehen

„Aggression ist ein Impuls, eine Bewegung von innen nach außen, vom Individuum zur Außenwelt.
Diese aggressive Komponente führt zum Erkennen der Nicht-Ich-Welt und daher zur Entwicklung des Ich." (Winnicott 1991, S. 14)

Zwei Mütter treffen sich vor dem Kindergarten und haben ihre zweijährigen Mädchen bei sich. Die Frauen reden miteinander, während die beiden Kinder einander beobachten. Sie halten sich mit einer Hand an den Taschen der Mütter fest, mit der anderen Hand reißen sie an der Kleidung des anderen Kindes. Plötzlich ein Schrei: das eine Mädchen hat das zweite an den Haaren gerissen. Die Mütter sind entsetzt und die eine entschuldigt sich für ihr schlimmes Kind.

Ist das Kind schon „böse"?
„Aus sich heraus gehen", auf jemanden zu gehen, diese Kontaktaggression äußert sich speziell bei kleinen Kindern durch hintappen, beißen, kratzen, an den Haaren ziehen, und dieser Lernprozess ist beiderseits schmerzlich. Die Kinder lernen, dass sie ihre Kraft dosieren müssen.
„Aus sich heraus gehen" äußert sich auch über wiederholtes Wegwerfen eigener Spielsachen: „Lass das!" sagt der Erwachsene und ist genervt.
Er kann den spielerischen Teil nicht mehr verstehen und nimmt diese „aggressive" Tat des Kindes gegen sich gerichtet auf.
Die Lebenswelt der Erwachsenen macht es auch schwer, auf die Kinderwelt eingehen zu können.
Bei Jugendlichen äußert sich das „aus sich Herausgehen" schon etwas kräftiger, aggressiver und lauter: Das reicht von auffälliger Kleidung bis zu raumgreifenden Mopedattacken. „Kontakte" werden versucht über Anrempeln, Provozieren und auch ernsthaftes Raufen.
Die Übergänge sind fließend und bevor eingegriffen wird, sollte man die Situation als Ganzes erfassen - ist die Stimmung rundherum sehr geladen oder noch locker?

„Aus sich heraus gehen" ist Bewegung nach außen, meint die gezielte Bewegung zum „sich breit machen". Zielen mit Bällen, Pfeilen und Stöcken kann im Spiel und Sport gut ausgelebt werden. Wird diese Hinausbewegung dauerhaft verhindert, staut sich Kraft, körperliche und emotionale Anspannung entstehen.
Das äußert sich auch in Selbstaggression wie Nägelbeißen u.a. Schlechter Rhythmus zwischen Anspannung und Entspannung in Familie, Schule und Freizeit führt zu Nervosität, diese drückt sich in aggressiver Gereiztheit aus.
Die meisten Konflikte entstehen nach der Schule, beim „Hinausgehen", wenn dieser Stau beim Warten auf Bus und Straßenbahn entladen wird. Warten überhaupt - besonders in Verbindung mit Enge - wird dann eine konfliktträchtige Situation, wie das auch in der nächsten Szene deutlich wird.

Die Schule ist aus: Wie aus einem Käfig befreit, so stürzen Schülerinnen und Schüler aus dem Schultor, rennen, schleppen sich, schreien, stoßen einander an, verfolgen einander, laufen davon. Bremsen quietschen, Schimpfworte fliegen durch die Luft, auch Schultaschen und blaue Flecken zeugen von der gestauten Kraft.

Problemzone Schulhof und Pausen

In einer Schule gab es Probleme mit Raufereien im Schulhof während der Pausen. Diese nahmen derart zu, dass sich die Eltern mit den Lehrern die Pausenaufsicht teilten.

Die Erfolge waren mäßig. Die Kinder ließen sich einfach nicht ruhigstellen, sondern tobten nach wie vor ungestüm durch die Gegend.

Bis sich die Schulbehörde zu einem Schulversuch bereit erklärte: Statt drei Wochenstunden Sportunterricht gab es täglich Bewegungsunterricht, der aus Übungen zur Bewegungskoordination und aus Rollen- und Gruppenspielen bestand.

Fazit: Die Kinder stellten sich in ihrem Gemeinschaftsverhalten besser aufeinander ein, sie waren in der Freizeit ruhiger und nutzten Pausen eher zu Gesprächen und Spielen als zu Raufereien und ziellosem Herumrennen.

Nach einer vergleichenden Studie gingen an dieser Schule die Unfälle um 30% zurück.

Die Kinder hatten gelernt, mit ihrer Bewegungslust umzugehen und auch „richtig zu fallen". (Sicherheitsmagazin der BS, 4/97, S. 17)

Gesunde Tiere brauchen ihren Auslauf, Kinder ebenso.

„Mobilisierte Energie muß verbraucht werden.
Energie kann man regeln, auch umlenken.
Im Extremfall in ‚Auslaufzonen'."
Michael Thanhoffer

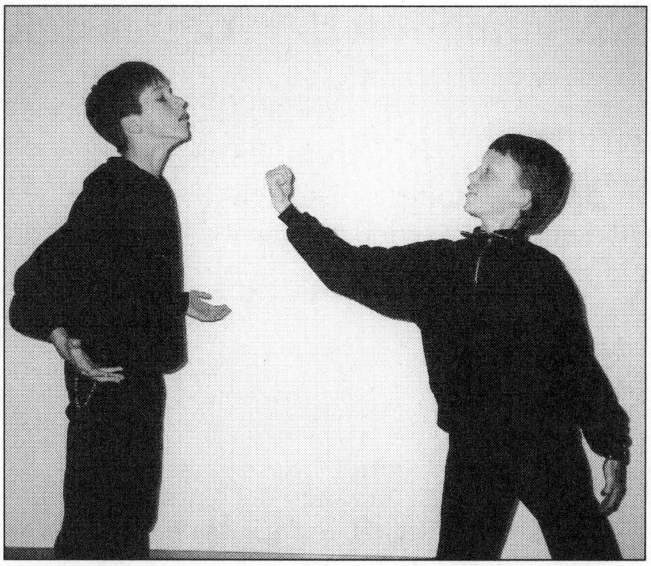

Sich Raum nehmen

Das Erobern, Ergreifen, Besetzen des Umraums geschieht durch Aggression.

Der persönliche Raum beginnt beim Körper und seinen Hautgrenzen, dann weitet er sich aus zum Greifraum und wird Bewegungsraum, mit allen Dimensionen. Raum entsteht durch Begrenzung, an der Grenze ist Berührung und Trennung zugleich und dort entsteht Kontakt.

Daraus entwickelt der Mensch Gefühle für Nähe und Distanz, je nachdem wieweit das Umfeld diesen Eigenraum respektiert.

Mit Körper, Stimme und Gesten, mit Gegenständen und Bewegung wird Eigenraum zu Bewegungsraum, zu Handlungsraum und somit auch zum Konfliktfeld.

Wie diese Grenzen und Räume eingenommen werden, hängt vom sozialen Gewissen und den Normen eines Systems ab.

Daher ist die Überprüfung der Normen dort wichtig, wo sie ständig Konflikte verursachen.

Die Nachbarn regten sich ständig auf, dass die Kinder über den Rasen laufen, wo sie doch den Weg benutzen sollten. Der Weg und der Rasen waren aber nicht deutlich voneinander abgegrenzt und für Kinder nicht sichtbar. So war es ein ständiger Konfliktherd. Die Lösung war, dass die Grenzen durch Sträucher gezogen wurden.

Ein Eigenraum mit guten Grenzen, der Respektabstand und Intimsphäre ermöglicht, ist eine notwendige Basis für Selbstvertrauen und Kommunikation.
Aggressionsgehemmte Menschen nehmen sich wenig Raum, machen sich ganz „klein", leise und unauffällig.
Der Ausdruck von Status und Rang zeigt sich in durch räumliche Reviere: Der Gebrauch des Raumes steht in direktem Zusammenhang mit der Fähigkeit des Menschen, sich anderen mitzuteilen und andere als nahe- oder fernstehend zu empfinden. Jeder Mensch hat seine spezifischen Raumbedürfnisse.

Dieses vitale Thema kann in Gruppen mit Kindern ab ca. 8 Jahren gespielt werden.
Dazu eine ausführliche Improvisationsanleitung, die je nach Gruppenerfahrung abgewandelt werden muss.

Mein Revier

Diese Bewegungsimprovisation hat mehrere Phasen. Genügend Zeit und ein leerer Raum sind notwendig, wobei für jeden Spieler ca. 2-4 qm gerechnet werden.
Da es sich um Aggressionsübungen handelt, sollen Vorsichtsregeln vereinbart werden.

Wir beschreiben die Aktion hier in direkter Du-Anleitung.
Es können einige Phasen auch als Einzelübung verwendet werden.

1. „Dein Platz":
Suche dir einen Standort im Raum, mit genügend Platz rundherum ...
Breite die Arme aus und drehe dich dabei einmal um die eigene Achse, deine Fingerspitzen bezeichnen die Grenze deines Eigenraumes, es ist dein Intimraum und kennzeichnet den „Respektabstand"...
Stell dir diesen Raum und die Grenze am Boden vor und gehe die Grenzen ab, halte dabei die Form des Kreises ein.
Stell dir vor, dass die Füße Spuren hinterlassen, sodass du dein „Revier" kennzeichnest.
Begehe und besetze so auch die Innenfläche des Kreises, betanze diesen Raum und gib ihm die Bedeutung deines Reviers: „Es ist mein Raum mit meiner Grenze." ... Bewege dich zwischen Zentrum und Rand hin und her.
Stelle dich ins Zentrum und fühle dich als BesitzerIn des Platzes.

2. „Deine Grenze":
Schau nun nach außen und stelle fest, wer deine Nachbarn sind. Gehe an die Grenzen deines Eigen-Raumes und stelle - ohne zu sprechen - fest, wo die Grenze zum anderen ist.
Begib dich in keinen Streit.
Spüre nach, wie das ist, dass dein Raum an andere angrenzt, wie dein Empfinden und Gefühl dabei ist.

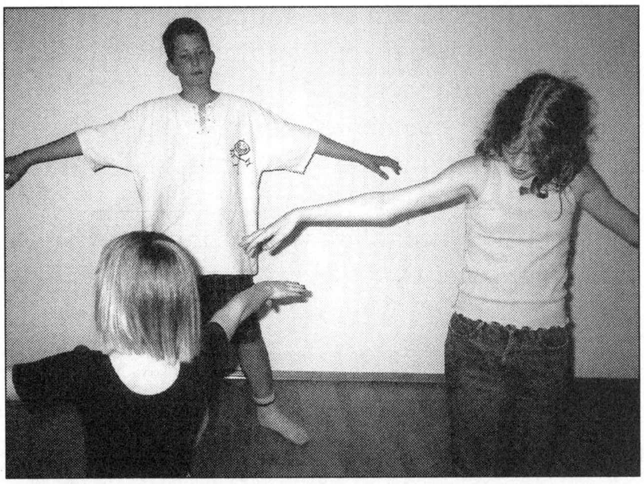

3. „Grenzen überschreiten":
(zu Trommelmusik)
Es ist jetzt erlaubt, über deine eigenen Grenzen hinauszugehen und in den Raum der Nachbarn zu treten.
Die Nachbarn tun gleichzeitig dasselbe.
Es ist Angriff und Verteidigung zugleich; du versuchst einerseits, deinen Raum zu verteidigen, andererseits, andere Räume zu erobern.
Körperliche Berührung und Krafteinsatz sind erlaubt ...
Kläre nun deine Grenzen wieder, gehe und stampfe entlang der ursprünglichen Linie und „besetze" deinen Raum wieder.

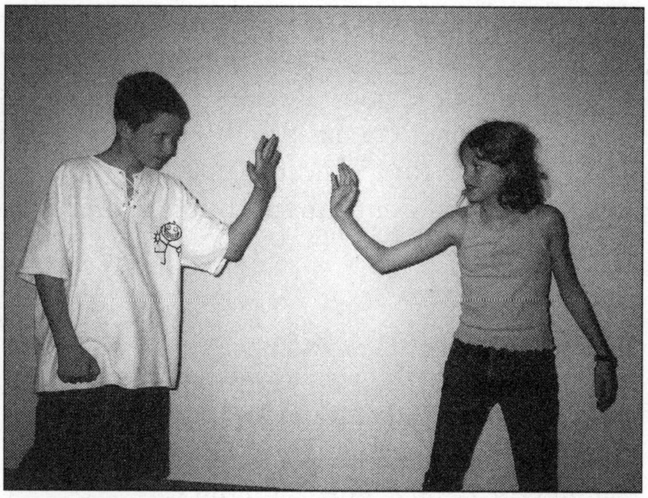

4. „Sich Raum nehmen"
Weite nun deinen Raum durch Gehen, Tanzen und körperliche Ausdehnung aus, die Mitspieler machen dasselbe.
Nimm soviel Raum wie möglich ein, bewege dich durch den ganzen Raum und stell dir vor, alles ist dein Revier.
Alle anderen machen es auch so. Spüre dabei deinen Körper und die Beziehung zu den anderen. Kehre dann zu deinem ursprünglichen Raum zurück und kläre wiederum deine Grenzen. Was ist der Unterschied zur vorigen Erfahrung?

5. Gespräch über die Unterschiede und das Erleben dabei.
Warst du lieber verteidigend oder lieber angreifend?
Wobei und wodurch war der Kampf lustvoll, wobei und wodurch wurde er destruktiv, ärgerlich?

Besetzen und besitzen

Für diese Form brauchen die Teilnehmer viel Zeitungspapier, je eine Decke und mindestens 30 Min. Zeit.

1. Die Decke am Boden ist dein Platz und dein Revier. Setze dich in die Mitte deines Platzes und stell dir vor, der Platz, auf dem du bist, ist ein Grundstück, mit Garten und Haus.
Du erhältst Zeitungspapier und versuchst, diesen Ort so gut wie möglich zu gestalten (schweigend).
Nun kannst du dein Grundstück bewundern und genießen.

2. Schau über deinen Zaun hinaus und beachte deine Nachbarn.
Wie findest du deren Grundstücke?
Gehe in Kontakt mit anderen und schlüpfe dabei in eine Rolle: bist du ein zufriedener Nachbar oder eine nörglerische Nachbarin?
Ab jetzt kannst du sprechen und alle möglichen und unmöglichen Verhaltensweisen ausprobieren:
Du kannst deine Nachbarn bewundern, dich einmischen, nörgeln, Ratschläge geben, tauschen, ausweiten, beneiden, wegnehmen, einschleichen, nachfragen, betrügen, herumstehen, helfen ...
Alles ist gestattet, was auch sonst zwischen Menschen und Nachbarn passiert.

Du kannst dich auch mit anderen verbinden und verbünden.
Spiele alles, was dir in den Sinn kommt. Bleibe im Spiel, auch wenn dir nichts einfällt, spiele die Leere genauso ...
Das Spiel endet durch ein Signal der Leitung.

Weiterführung zu einer konflikthaften Verdichtung:

3. Der Spielleiter gibt nun einen Impuls von außen ein: „Achtung, achtung, eine wichtige Meldung an alle Bewohner! Hier ist der Katastrophendienst der Regierung!
Im südlichen Teil des Landes gibt es eine Überschwemmung, die Bewohner müssen flüchten und evakuiert werden. Wir brauchen dringend Unterkünfte für die Menschen. Bitte überlegen Sie schnell, ob Sie Platz für die Flüchtlinge haben!"

4. Du entscheidest, ob du jemanden in dein Haus aufnimmst oder nicht. Im Spiel darfst du dir auch „unsoziale" Verhaltensweisen erlauben, du musst dich auch nicht anpassen.
Nächster Impuls: „Das überschwemmte Land vergrößert sich, und es bleibt nur mehr wenig Platz für die Bewohner! ..."

5. Das Spiel endet, wenn das Land nach der Überschwemmung neu besiedelt und eine neue Raumverteilung vorgenommen wurde. Es können sich neue Gruppierungen entwickeln: Paarweise, alleine, zu mehreren.

6. Aufarbeitung: Je nach Intensität des Spiels soll genügend Zeit sein, um
a) aus den Rollen auszusteigen,
b) die Rollen nachzubesprechen,
c) die persönliche Betroffenheit zu benennen, z.B.:Wie hast du die verschiedenen Phasen erlebt, in welcher hast du dich am wohlsten gefühlt?
d)die Themen im Spiel zu nennen und die Verbindung mit Aggression herzustellen, z.B.: Welche Kontakte und Verhaltensweisen führten im Spiel zur Verständigung, welche zu Konflikten?
Wie und wo erlebst du diese Situationen im Alltag, in deiner Umgebung? Wie werden dort die Räume und Grenzen markiert?
Wo wird Grenze zum Konflikt und wie wird dieser gelöst?

7. Spielende: Alle Spielmaterialien aufräumen, damit die Szene sichtbar beendet ist.
Bei der „Papiervariation“ kann das Zeitungspapier in bereitgestellte große Tücher oder Decken gestopft werden; diese sind dann als Boxkissen, Sitzkissen oder Großbälle verwendbar. Zugleich ist der Raum wieder gereinigt.
Vor dem Einräumen ist eine Zeitungsschlacht mit Musik sehr lustig, die aufgestauten Spannungen können so fürs Erste entladen werden.

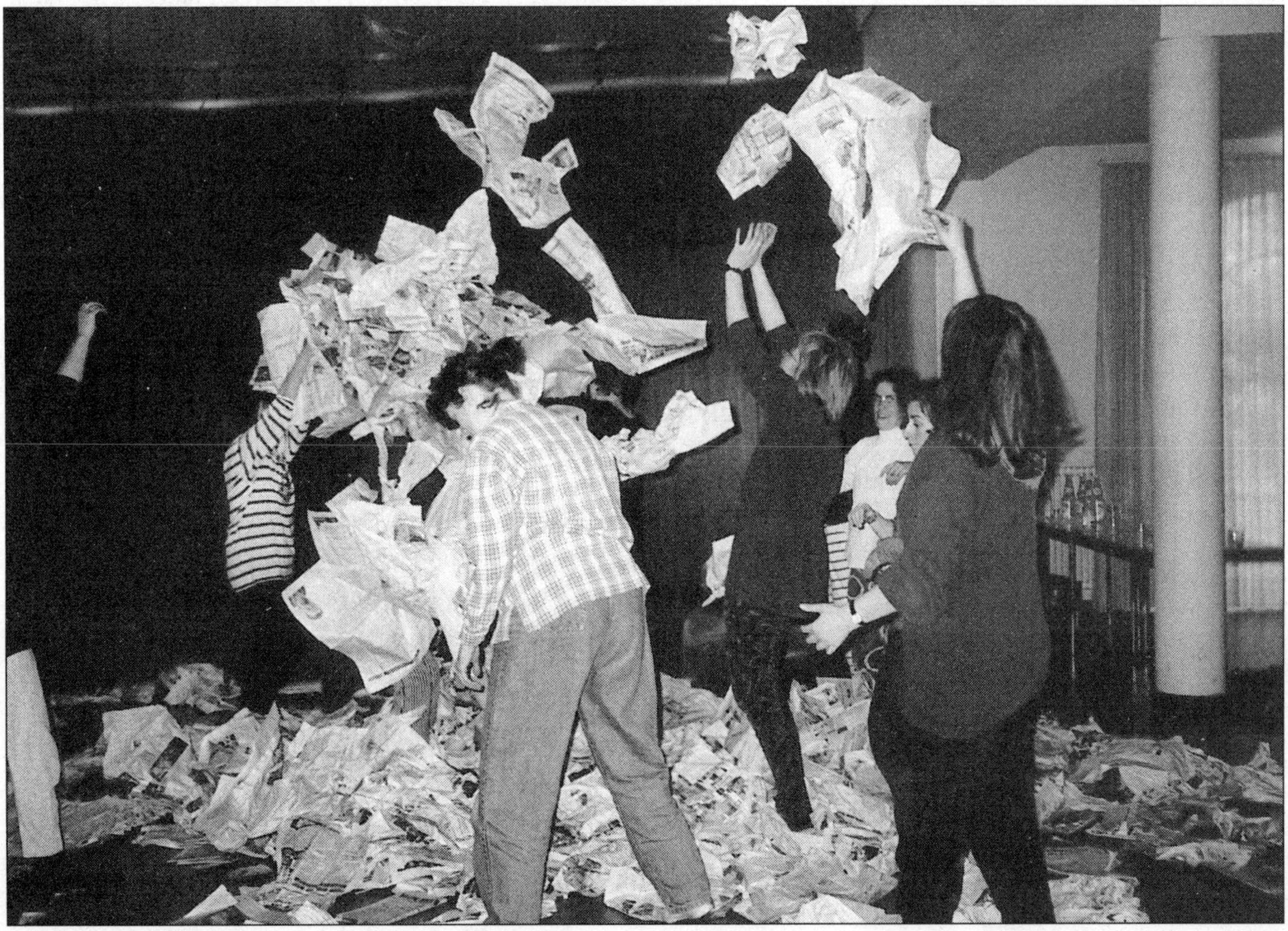

Privat und öffentlich

Der Umgang mit Privatheit, mit individuellem und kollektivem Revier hat sich stark verändert: Lebte früher die Familie in großen Wohnküchen und Stuben, so wird heute möglichst ein Kinderzimmer für jedes Kind geschaffen.
Das eigene Zimmer ist ein Kontrast zur übergroßen Gruppe in Kindergarten und Schule.
In manchen Schulen gibt es Wanderklassen, und die Kinder haben nicht einmal mehr ihren eigenen Dauerplatz. Das führt zu einer Unruhe, die sich in Revierkämpfen äußern kann.

Reviere und persönliche Räume werden durch Gegenstände markiert.
Dies führt zu einem Konfliktthema:
Ordnung und Unordnung.

Vater zum 15-jährigen Sohn:
„Räum endlich dein Zimmer auf!
Alles liegt am Boden!
Der Jugendliche: „Lass mich in Ruhe,
ich kenn mich hier aus!"

Beobachten Sie einmal, wenn Sie in eine neue Situation kommen, wie die Leute Ihre Stühle, Taschen, Kleider und Schreibutensilien ausbreiten! Wenn Sie LehrerIn sind, kennen Sie das Revierverhalten auch vom Lehrerzimmer.
Zeichnen Sie Ihre Wohnung, Haus, Ihre Arbeitsstelle und Wohnumgebung unter dem Blickpunkt „Revier" auf ...
Wo gibt es einen Intimraum für Sie ganz alleine, wo gemeinsame, wo sind Ihre Machtgrenzen, wo die Überschneidungen mit anderen? Machen Sie sich also eine „emotionale Landkarte" (Reichel, Scala 1996, S. 117).

Revier ist politisch

Revier ist Ausdruck von gesellschaftlichem Status; daher das brisante politische Thema: Wer darf über unsere Grenze?
Und wer darf hier bleiben?

In Zeiten, in denen alle gleich wenig haben, rückt man lieber zusammen.
So wurden etwa in Österreich die Ungarnflüchtlinge 1956 weit offener aufgenommen als die Bosnier 1994/95.
In Zeiten guten Lebensstandards wird Raum weniger gern geteilt.
Gesetze, die auf der Grundlage der Gleichwertigkeit des Menschen aufbauen, zwingen die Demokratie, Grenzen zu öffnen, Hilfen und Unterstützung zu bieten. Wo Grenzen zum Stacheldrahtverhau oder zu Mauern werden, stagniert die soziale Weiterentwicklung, denn diese braucht die Herausforderung des „Fremden", des „Anderen" und Neuen.

Sich durchsetzen

Im Kindergarten

Die Kinder sollen einräumen und sich bei der Türe zum Bewegungsraum anstellen. Nach und nach sind die Kinder mit dem Aufräumen fertig und traben zur Türe. Zwei Freunde stehen bereits vorne und „bewachen" die Türe. Da kommt Lukas mit „Motorengeräusch" angerannt, mit den Ellenbogen nach links und rechts boxend bahnt er sich den Weg durch die bereits angestellte Gruppe und drückt die beiden Ersten gegen die Türe. Nun ist der Erste vorne.
Die beiden Buben, die vorne waren, brüllen: „Tante, wir waren zuerst da!"

Aggression dient der Durchsetzung von Machtrollen, Status und Rang und ist somit ein weiteres Konfliktfeld.
Dass dies Kampf bedeutet, wissen Sie wahrscheinlich aus eigener Erfahrung. Wie letztlich dieser Kampf geführt wird, entscheiden die sozialen Werte und Erfahrungen: Geht es nur mit Ellbogen oder auch mit Anerkennung der Unterschiede?
Führt der Konkurrenzkampf zum Leistungsanreiz oder nur zur Erniedrigung?
Der Geschwisterkampf bildet ein wichtiges Erfahrungsfeld, und die Emotionen können dort von Vernichtungswünschen bis Solidarisierung reichen:

Die Märchen greifen oft diesen Kampf auf - Aschenputtel, die Sieben Raben, Hänsel und Gretel.
Der „Geschwisterkampf" wird außerhalb der Familie fortgeführt.
Jede neue Gruppierung mit etwa Gleichaltrigen fordert diese Rollenfindung heraus. Welche Verhaltensweisen sind erwünscht? Wieviel Macht darf ich beanspruchen? Was ist „normales Verhalten"?
All das kann mit verschiedenen Rollenspielen ausprobiert werden.
Konkurrenzspiele mit „Ausscheideregeln" unterstützen die Rangkämpfe zugunsten des Stärkeren. Kooperative Spiele regen neue Möglichkeiten an, z.B. die eigenen Fähigkeiten durch Zusammenarbeit stärken.

Sich verteidigen

Christian, 6 Jahre, kommt mit seiner Mutter in den Kindergarten. Während Christian eine zusammenhanglose Geschichte erzählt, hilft ihm die Mutter sich umzuziehen. Die Mutter sagt der „Tante", wie brav er zu Hause ist, verabschiedet sich von ihrem Kind mit einem „dicken" Kuß und sagt: „Ich hab dich lieb!" Nun beginnt Christian in der Gruppe herumzulaufen, findet kein Spiel und jedesmal, wenn ein Kind kommt, läuft er in die Garderobe und begrüßt es entweder liebevoll oder mit Ohrfeigen. Wehrt sich dieses Kind, läuft er weg und schreit: „Hilfe!" Kaum ist diese Situation vorbei, beginnt dieses Spiel auf's Neue.

Das „Nein", das sich gegen Übergriffe, Bevormundung oder Missbrauch wehrt, ist vitale, notwendige Aggression. Widerstand gegen eine Person zu leisten, die es „gut meint", ist sehr schwierig.
Dieser „Selbstverteidigungsvorgang" dauert oft ein Leben lang. Überfürsorgliches oder ängstliche Eltern bewirken beim Kind ambivalente Gefühle.
Einerseits will es den Erwachsenen nicht kränken und vielleicht verlieren, andererseits muss es um das eigene Ich kämpfen.

Hier wird unter dem Deckmantel von „sich sorgen" auch krankhaftes Besitzverhalten gerechtfertigt. „Überbesetzte" Kinder leiden meist still nach innen oder werden destruktiv gegen sich oder andere Kinder.
Dieser emotionale Missbrauch wird leider noch immer gesellschaftlich gestützt und anerkannt, denn Kinder werden für das Glück der Eltern verantwortlich gemacht.
An dieser Stelle ist die verbreitete Mutterideologie zu hinterfragen, die Besitz mit Liebe und Machtausübung mit Verantwortung verwechselt. Übergriffigkeit kann von vereinnahmenden Verhätscheln bis zum gewalttätigen, sexuellen Missbrauch reichen.
Das Kind wird verwirrt und verstört, wenn es seiner Abwehr beraubt wird.

„Aggression ist die Antriebsstruktur, die Abstand schaffen will von Freund und Feind, weil das Individuum diesen Abstand braucht, um überhaupt selbstständig handeln zu können." (Schwarz 1987, S. 62)

Die Fähigkeit zur Selbstverteidigung und zum Widerstand ist grundsätzlich vorhanden, braucht aber Übung und Regeln.

Das können die folgenden Rollenspiele unterstützen.

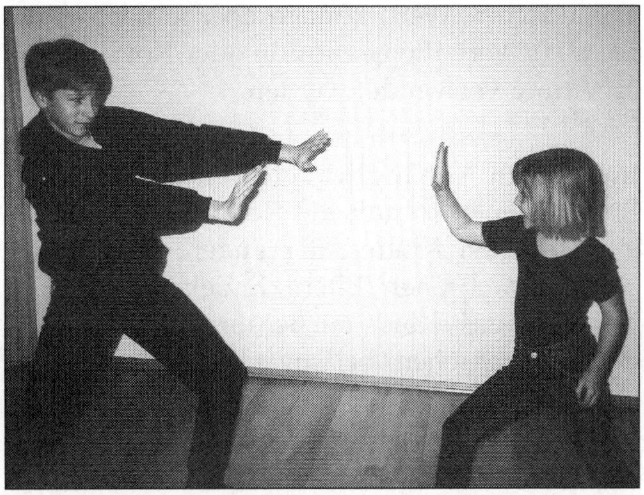

Widerstandsübungen

Mit Partner:

Einer übernimmt die aktivierende Rolle - A, der Andere die Widerstandsrolle - B. Beide stellen sich an den Rand des Raumes.

Aktiver Widerstand:
A will nun, dass B in die Mitte des Raumes kommt und versucht, ihn mittels Worten und Körperkraft dorthin zu bringen.
B will nicht und sträubt sich mit Händen und Füßen dagegen. A setzt alle Kraft und Überredung ein, B wehrt sich dagegen.
Manchmal endet dieser Kraftakt unentschieden. Dann Rollenwechsel.

Passiver Widerstand:
Gleicher Vorgang, nur dass sich B nicht mehr aktiv wehrt, sondern sich schwer und schlapp, also passiv macht. A wird Mühe haben, sein Ziel zu erreichen, außer er zieht B an den Füßen in die Mitte.
Danach Rollenwechsel und kurzer Austausch über die Erfahrungen.

Die folgenden Übungen sind vor allem für Erwachsene gedacht, um sich in verschiedene Widerstandsformen einfühlen zu können.
Für Kinder und Jugendliche haben sie mehr spielerischen Wert, können aber je nach Alter auch zur Verhaltensreflexion oder Konfliktverarbeitung verwendet werden.

Sich gegen Anhänglichkeit wehren:
Ein Spieler bekommt die Rolle eines lästigen, anhänglichen Kindes, der andere Spieler die eines Erwachsenen (Eltern, Erzieher ...).
Nun kann das „Kind" mit Berührung und Worten den „Erwachsenen" belästigen, sich anklammern und anhänglich sein, der Erwachsene seinerseits darf das Kind abwehren, aber nicht verletzen. Wer ist stärker und ausdauernder?
Danach Rollenwechsel und Austausch der Erfahrungen.

Überfürsorge abwehren:
Eine Rolle ist die fürsorgliche Person und die andere das Kind: Die Fürsorgliche bekommt ein großes Tuch oder Decke und beginnt, das Kind einzuhüllen, zu wärmen.
Das Kind ist aber daran nicht interessiert und wehrt sich, verbal und körperlich. Die Fürsorgliche drängt die Decke und Hilfe ständig auf. Danach wieder Rollenwechsel und Austausch.

Nacharbeit:
Nach diesen vier Widerstandsformen bedarf es einer längeren Kommunikationsphase. Der Vergleich mit Lebenserfahrungen kann - je nach Gruppenziel - besprochen werden. Es können auch spielerisch Verhaltensvarianten gesucht werden.
Achtung: Die eine oder andere dieser Übungen kann bei manchen Erwachsenen Leiderfahrungen und Konflikte „aufrühren". Die LeiterIn sollte darauf gut vorbereitet sein und genügend Reflexionszeit und Gesprächsregeln dazu einplanen.

Ja! - Nein!

Die Gruppe steht sich in zwei Reihen gegenüber, sodass jeder einen Partner hat. Die eine Gruppe ist die der Ja-Sager, die andere die Gruppe der Nein-Sager.
Die Ja-Sager sagen nun ständig „Ja" mit unterschiedlicher Betonung und den verschiedensten „Ja"-Gesten.
Die Anderen antworten mit lautem „Nein" und entsprechenden Gesten, dabei sollen die Partner festen Blickkontakt haben, auch mit unterschiedlichem Abstand experimentieren. Nach einer Weile nimmt jeder in seiner Reihe einen anderen Platz ein, sodass er einen neuen Partner bekommt. Zum Schluss sollte jeder der Nein-Reihe mit jedem der Ja-Reihe geübt haben. Damit kann die Erfahrung gemacht werden: Es fällt mir mit den verschiedenen Partnern unterschiedlich leicht bzw. schwer, „Nein" zu sagen. Danach erfolgt ein Reihentausch, damit auch die andere Position erlebt wird. (Hömann-Kost, A. 1991, S. 103)

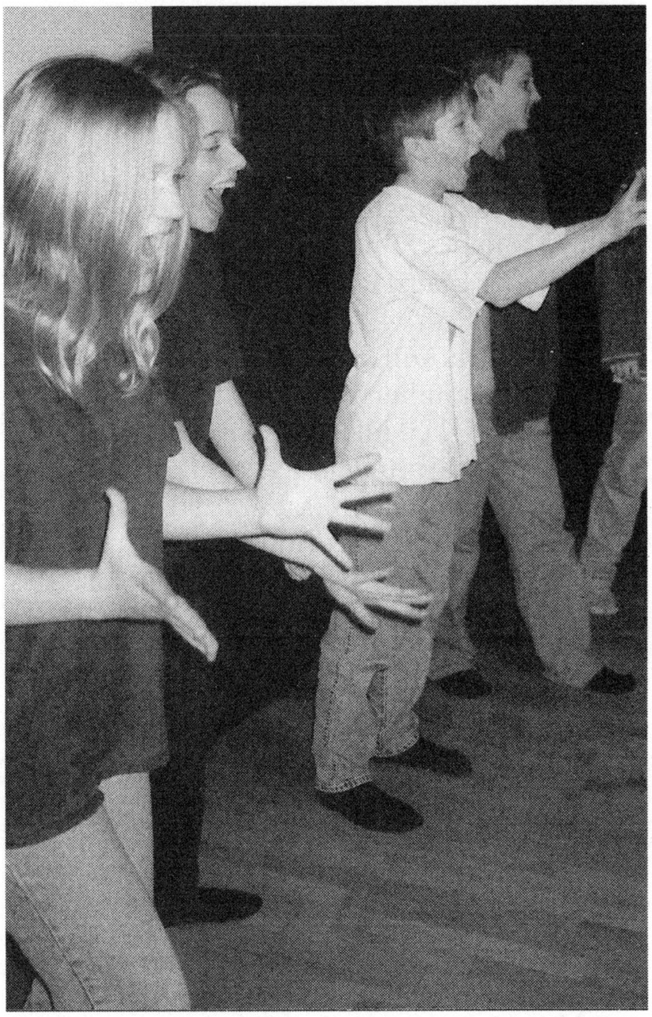

Der hilflose Knabe
Herr K. sprach über die Unart, erlittenes Unrecht stillschweigend in sich hineinzufressen, und erzählte folgende Geschichte: „Einen vor sich hin weinenden Jungen fragte ein Vorübergehender nach dem Grund seines Kummers. 'Ich hatte zwei Groschen für das Kino beisammen', sagte der Knabe, 'da kam ein Junge und riss mir einen aus der Hand', und zeigte auf einen Jungen, der in einiger Entfernung zu sehen war. 'Hast du denn nicht um Hilfe geschrien?' fragte der Mann. 'Doch', sagte der Junge und schluchzte ein wenig stärker. 'Hat dich niemand gehört?', fragte ihn der Mann weiter, ihn liebevoll streichelnd. 'Nein', schluchzte der Junge. 'Kannst du denn nicht lauter schreien?' fragte der Mann. 'Nein', sagte der Junge und blickte ihn mit neuer Hoffnung an. 'Dann', der Mann lächelte, 'dann gib auch den her', sagte er, nahm ihm den letzten Groschen aus der Hand und ging unbekümmert weiter.
(nach Bert Brecht)

Die Verteidigung der eigenen Person muss ermöglicht werden, um eine gute Ich-Entwicklung zu gewährleisten. Konstruktive Auseinandersetzungen fördern Widerstandskraft, körperlich und seelisch. Schutz, Verteidigung und Angriff liegen eng beieinander.
Das Verhalten ängstlicher Kinder ist meist auf Rückzugsverhalten reduziert: Sich still und unauffällig machen. Mit Bewegung gelingt es am ehesten, die Lust am „sich Verteidigen" und am „Angreifen" wieder zu entdecken. Übungen mit Stimme und Körpersprache helfen mit, sich Schritt für Schritt mehr Raum zu nehmen. Manche Kinder müssen auch erst wieder schreien lernen.

Opferhaltung ist kein Schutz

Selbstbewusstsein ist sichtbar: Aus polizeilichen Statistiken ist zu erkennen, dass potentielle Täter sich gezielt Opfer aussuchen, bei denen sie sicher sein können, dass sie auf keinerlei Gegenwehr treffen.
Auf Grund ihres Aussehens, Auftretens und Verhaltens sucht sich der Täter Personen aus, über die er Macht und Dominanz ausüben kann. Das verbreitete Klischee, dass Mädchen und Frauen, die sich auffällig kleiden, selbst mit zu ihrer Gefährdung beitragen, stimmt einfach nicht.
Untersuchungen belegen, dass vielmehr Frauen, die dem herkömmlichen Rollenmuster der „sanften und friedfertigen" Frau anhängen, besonders gefährdet sind.
Diese Rollenklischees verhindern die Erkenntnis, dass sie das Recht haben, sich zur Wehr zu setzen und notfalls auch den Angreifer zu verletzen.

Schutz durch Waffen?

Leider wird die Angst vor den „bösen Anderen" geschürt und Überängstliche fühlen sich überall bedroht. Unsere - vielleicht jede - Wohlstandsgesellschaft produziert paranoide Züge bei ihren Bürgern.
Ihnen bleibt nur mehr die einseitige Lösung: Waffenbesitz. Sie haben nicht gelernt, flexibel mit ihrer Angst umzugehen. Angst macht „eng", und Bedrohungen können nicht mehr richtig eingeschätzt werden. Überreaktionen aus dieser ängstlichen Enge heraus sind die Folge. Waffenbesitz fördert Gewalt.
Die Förderung von gewaltfreiem und kreativem Konfliktverhalten wird durch leichtsinnige Waffenvergabe verhindert.
Die Selbstverständlichkeit hoher Rüstungsausgaben angesichts hoher Staatsverschuldung bleibt weiterhin unangetastet; andererseits regen sich PädagogInnen auf, wenn Kinder mit Waffen spielen. Solange Erwachsene ernsthaft mit Waffen hantieren, werden Kinder ihr Spiegel sein.

Mein und Dein

Zwischen „Mein und Dein" unterscheiden zu lernen erfordert vom Kind heftige Kämpfe. Kinder „besetzen" Objekte mit Gefühlen, sie werden zu einem Teil ihrer Person oder zu einem Teil der Bezugsperson. Dinge symbolisieren erste Beziehungen.
Diese „Übergangsobjekte" werden verteidigt, falls sie durch andere bedroht werden. Die Normen von „Mein und Dein" werden mehr oder weniger einfühlsam durch die Mitwelt gesetzt. So deutet man das „Nicht-hergebenwollen" des Kindes als egoistisch im moralischen Sinn. Teilen und Geben kann aber erst gelernt werden, wenn das Kind versteht, dass jemand oder etwas wiederkehrt, dass es (er, sie) also „verlässlich" ist.
Das Eigentum ist Ausdruck der Persönlichkeit, des Images und kann auch zum Gefängnis werden. Rigides Besitzdenken fördert Feindseligkeit. In übermäßigen Besitzunterschieden liegt Gewaltpotential.

Haben ist Image

Mit dem Spannungsfeld von Besitz als identitätsstiftender Lebensqualität und Besitz als Mittel der Unterdrückung wird in den meisten pädagogischen Institutionen (Familie, Schule, auch Arbeitsplatz) noch immer ziemlich unreflektiert und oberflächlich umgegangen.

Geld als Machtmittel und damit als Sanktionsmedium in Familien ist fast selbstverständlich. Die Abhängigkeit als Student und der Freiheitswunsch des Jugendlichen führt zu Unterdrückungen, die schon fast normal sind.
Die Wut über die Bevormundung kann nicht offen gezeigt werden, denn der Verlust des „Sponsors" darf nicht riskiert werden.
So schwelen viele Familienkonflikte am Thema Geld dahin und den 20-Jährigen bleibt manchmal nichts anderes übrig, als in die verdeckte Selbstagggression zu gehen: Essstörungen, Panikattacken, Zwangsneurosen sind häufig in gut situierten Familien anzutreffen.
Dahinter stecken oft auch Macht-Geld-Abhängigkeitsbeziehungen.

Stehlen als Ausweg

Ein 15-jähriges Mädchen, sie ist in Ausbildung, stiehlt aus der Kasse ihres Arbeitsgebers einen geringfügigen Betrag. Der Arbeitgeber bringt es nicht zur Anzeige, sondern empfiehlt eine Beratung. Dort kann in einem Gespräch geklärt werden, dass das Mädchen zu streng gehalten wird und mehr ausgehen möchte. Auch muss sie noch immer das Zimmer mit ihrem 12-jährigen Bruder teilen. Sie möchte einfach mehr Eigenständigkeit und sieht ein, dass sie zu ihren Wünschen anders als über Stehlen kommen muss. Auch die Eltern verringern ihre Strenge, und es kommt zu einer guten Lösung.

Ladendiebstähle sind „thrill" und Mutprobe, außerdem ist Konsumfähigkeit ein Zeichen von Image.
Da stehen Jugendliche in einem starken Spannungsfeld zur anderen Moral und brauchen Verständnis und Grenzen.

Besitz ist auch das Ergebnis von Leistung (z.B. unsere Autorenrechte an diesem Buch).
Jeder Mensch will und braucht diese Erfahrung, sich etwas geschaffen zu haben.
Das rigide Festhalten an der „Einzelleistung" etwa in der Schule fördert andererseits die Verantwortungslosigkeit am gemeinsamen „Besitz", wie durch die Zerstörung öffentlicher Einrichtungen und an der Natur sichtbar wird. Gemeinschaftsleistungen sind Grundlagen für Verantwortungsgefühl und Solidarität.
Andererseits wird diese Entwicklung auch durch „Vereinnahmung" gestört, etwa wenn

- Mütter über ihr Kind sagen: „Heute haben wir wieder einen Einser bekommen!"
- Vorgesetzte im Betrieb - auch Politiker - die Leistung einzelner Mitarbeiter als gemeinsame Leistung ausgeben.
- Universitätsprofessoren die Arbeit ihrer AssistentInnen als eigene „verkaufen".

Diese zwei Pole - „Mein und Dein" einerseits und „Unser" andererseits - werden also oft „vernebelt" oder gegeneinander ausgespielt. Das macht ärgerlich und feindselig.
Dieses Thema ist über Rollenspiele gut zu verdeutlichen:

Das ist meins

Im diesem Rollenspiel für Erwachsene und Kinder wird die existenzielle Bedeutung der Übergangsobjekte (mein Kissen, Teddy ...) spürbar:
Jeder Mitspieler erhält ein Tuch oder eine Decke und setzt sich darauf.
Anleitung: „Stell dir vor, du bist 2 oder 3 Jahre, und dieses Tuch gehört dir.
Es ist dein Lieblingstuch. Sag es für dich laut: ‚Das ist mein Tuch'.
Dann schau auf die anderen, sie haben auch alle ein Tuch. Du möchtest auch noch andere Tücher haben (weil du noch nicht den Unterschied zwischen mein und dein kennst), und so versuchst du, auch noch weitere Tücher zu bekommen, aber du gibst deines nicht her."

Mit Kindern ist es meist ein Raufspiel, bei dem es um die Frage der Körperkraft und der Regeln zur Durchsetzung geht. Wie kann dieses Habenwollen für alle befriedigend gelöst werden?
Eine anregende Aufgabe für die Spieler.
Bei Erwachsenen löst dieses Spiel manchmal Trauer, Wut oder Ohnmacht aus, denn hier werden Konflikte aus der frühen Kindheit in Erinnerung gerufen.

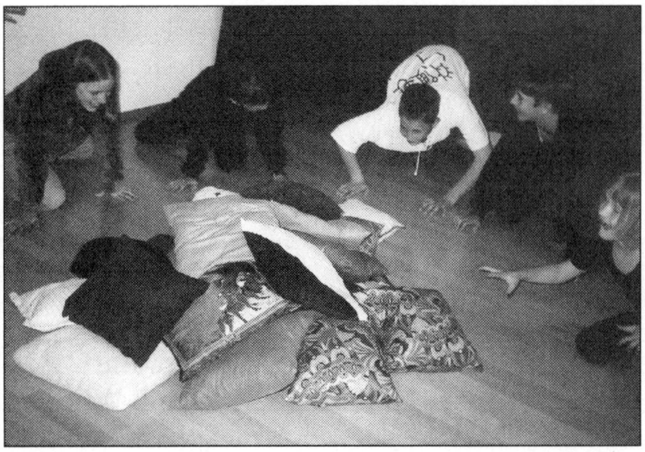

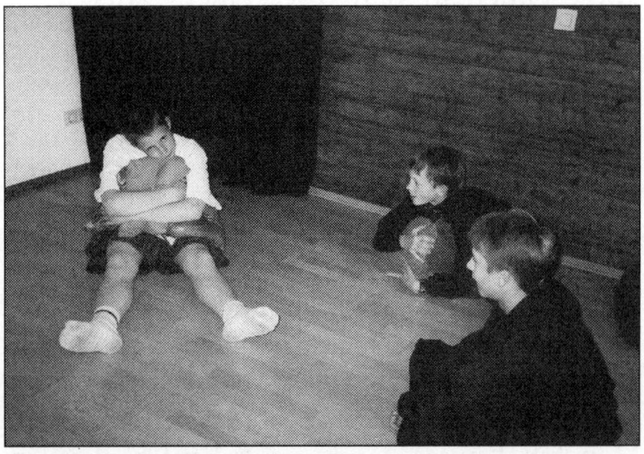

Wegnehmen und hergeben

In die Mitte werden Decken oder Kissen gelegt, mindestens soviele wie Kinder. Diese setzen sich in gleich großem Abstand herum und auf ein Signal hin schnappt sich jeder soviele Kissen als möglich.
Die Spieler dürfen dann einander die Kissen wegnehmen, dabei darf der Kampf nur am Kissen geschehen und nicht über direkten Körperkontakt (an den Haaren reißen oder kitzeln etc.) Dieser Vorgang kann mehrmals gespielt werden. Vorher, aber das ist ohnehin schon klar, wieder Regeln festlegen.
Je nach Altersstufe kann über das Thema Wegnehmen, Haben, Eigentum, Zupacken usw. gesprochen werden.

Familienbesitz

Eine Übung für die Familie.
Gehen Sie gedanklich mit allen Familienmitgliedern durch Ihre Wohnung und benennen Sie: Was hier gehört nur mir? Was nur dir? Was den Eltern gemeinsam? Was uns allen? Achten Sie auf die Atmosphäre, die solche Festlegungen auslösen! Macht's Spaß, oder wird die Stimmung gereizt? Vielleicht können Sie feststellen, dass sich eine Ungerechtigkeit eingeschlichen hat, die einen Ausgleich braucht.

Sich Entscheiden

Die zupackende Kraft der Aggression zeigt sich auch bei Entscheidungen und Aufgabenstellungen. Menschen, denen dieser vitale Impuls abhanden gekommen ist, brauchen lange, um etwas in Angriff zu nehmen oder fertig zu stellen. Sie haben Angst, etwas falsch zu machen oder überhaupt etwas von sich zu zeigen. Manchmal muss da ein provokanter „Tritt in den Hintern" erfolgen oder es kann auch über die Ablehnung und den Widerstand von außen der eigene Wille wieder gefunden werden.
Der Eigenwille kann durch zuviel Bevormundung und zuwenig Eigenverantwortung abhanden kommen:

Sabine, 17 Jahre, ist ein Jahr vor dem Schulabschluss. Sie hat plötzlichen Leistungsabfall und schafft die Prüfungen fast nicht. Sie ist in einer Entscheidungskrise und möchte die Schule abbrechen. Sie weiß ohnehin nicht, was sie studieren soll. Außerdem macht sie die Schule nur wegen der Eltern. In der Beratung wird sie mit ihrer eigenen Entscheidung konfrontiert und sie setzt ein Jahr aus, um sich neu zu orientieren.

Das „Ich will" geht meist vom „Ich muß nicht" über „Ich will nicht" zu „Ich will" - die Betonung liegt beim Ich!
Dieses Ringen ist im Trotz enthalten:

Trotz sei Dank

Die Kraft des Stromes
zeigt sich am Felsen,
die des Windes am Baum,
der ihm trotzt.
Jörg Bürmann

Lieber ein gebrochener Arm
als ein gebrochener Wille.

Haben Sie schon einmal zu jemandem gesagt: „Sei nicht so trotzig!"?
Sie hatten damit sicher einen tollen Erfolg, etwa so, wie wenn man ein Huhn mit der Pistole bedroht, damit es mehr Eier legt.

Drei Reaktionen sind die häufigsten, wenn wir zusehen, wie ein Erwachsener bei einem trotzigen Kind (Jugendlichen, Erwachsenen) „auf Granit beißt":

a) Wir empfinden Mitleid über diese Hilflosigkeit, die bis zur Verzweiflung gehen kann; eventuell ergänzen wir das Mitleid durch solidarische Empörung über diesen Trotzkopf, Sturschädel, oder wie auch immer das im jeweiligen Dialekt heißt. „Was glaubt dieses Kind eigentlich!?"

b) Wir empfinden Schadenfreude, dass der starke Erwachsene hier chancenlos ist. „Geschieht ihm (ihr) ganz recht!"

c) Wir empfinden Freude über das eindrucksvolle Maß an selbstbestimmter Macht, die ein Mensch entwickeln kann, hoffen aber, dass er sich nicht selbst dabei schädigt.

Ob Sie zu a), b) oder c) neigen, hängt davon ab, mit wem Sie sich gerade identifizieren, und wie Sie selbst ihren Trotz gelebt haben.

Die Sprache verrät, dass Trotz einmal als bewundernswerte Tugend galt:
„Er trotzte seinem Herrn!",
Eine „Trutzburg" war ein tapferer Hort des Widerstandes, der Abwehr einer Übermacht.
„Trotzdem" ist ein Wort, das Sätze einleitet, in denen von mutigem Denken und Verhalten die Rede ist, meist im Kontrast zu Anpassung und Unterwerfung.
Trotz ist also eine Form des vitalen Widerstands, vergleichbar den weißen Blutkörperchen und anderen Abwehrkräften im Körper.
Erst die „schwarze Pädagogik" hat daraus etwas konstruiert, was auf jeden Fall gebrochen werden soll: Trotz wird seither als grundsätzlich negatives und schuldhaftes, oft auch als dummes, weil doch sinnloses Verhalten gesehen.
Bei seiner Überwindung mit Drohungen und Strafen werden dann die vitalen Anteile, die zur Lebenstüchtigkeit dazugehören, mitgebrochen.

Trotz ist Schutz

Es soll etwas Wichtiges und Eigenes geschützt werden, und dafür gibt es prinzipiell verschiedene Muster bzw. Strategien.
Ein Kind hat weniger Strategien zur Verfügung als ein Erwachsener.
Es kann nicht kündigen, weder sich selbst noch den Erwachsenen, es weiß meist auch, dass Davonlaufen nichts nützt, also sucht es einen anderen Ausweg.
Ein solcher Ausweg ist die „Flucht nach innen", wie bei einer mittelalterlichen Burg, die den abhängigen Bauern im Bedrohungsfall Schutz bot.

Lass mich in Ruhe, aber nicht allein!

Dieser stumme Appell bringt normalerweise ErzieherInnen gegenüber dem Trotzenden in Spannung. Wie kann man Kontakt halten ohne abzublitzen?
Eine Reaktion gegenüber dem Trotz könnte sein: „Irgendwie hast du recht!"
Im Idealfall, bei „nur ein bißchen" trotzigen Menschen, sind die Verhandlungen damit schon eröffnet.
Sie werden vielleicht vorsichtig neugierig reagieren: „Was meinst du mit 'irgendwie'?" Und dann könnte man sagen: „Naja, ich weiß nicht genau, aber irgendwas muss dir sehr wichtig sein, wenn du so hart reagierst."

Wenn diese Art von Widerstand schon weiterentwickelt ist - wir sagen, dass er schon etwas chronifiziert ist - dann ist der Kontakt zu dem „in der Burg", also zu dem trotzigen Mitmenschen schwer bis gar nicht mehr möglich.
Der Trotzige macht es so auch für sich selbst schwer bis unmöglich, aus seinem Eingesperrtsein herauszukommen.
Diese eigene Falle wurde nicht böswillig aufgebaut und aufgesucht.
Sie ist das Ergebnis von Erfahrungen, z.B.: „Sieh doch ein, dass ich es gut mit dir meine" und „Es ist ja nur zu deinem Besten".
Da bleibt man dann in Zukunft lieber hinter den Mauern, selbst wenn es dort ziemlich einsam und auf Dauer auch ungemütlich ist.
Man hat aber auf diese Weise ein Stück von seinem Stolz gerettet.
Der Trotz als Sicherung des Eigenraumes ist ein Zeichen von Selbstachtung und verdient Respekt, auch wenn wir uns ärgern.

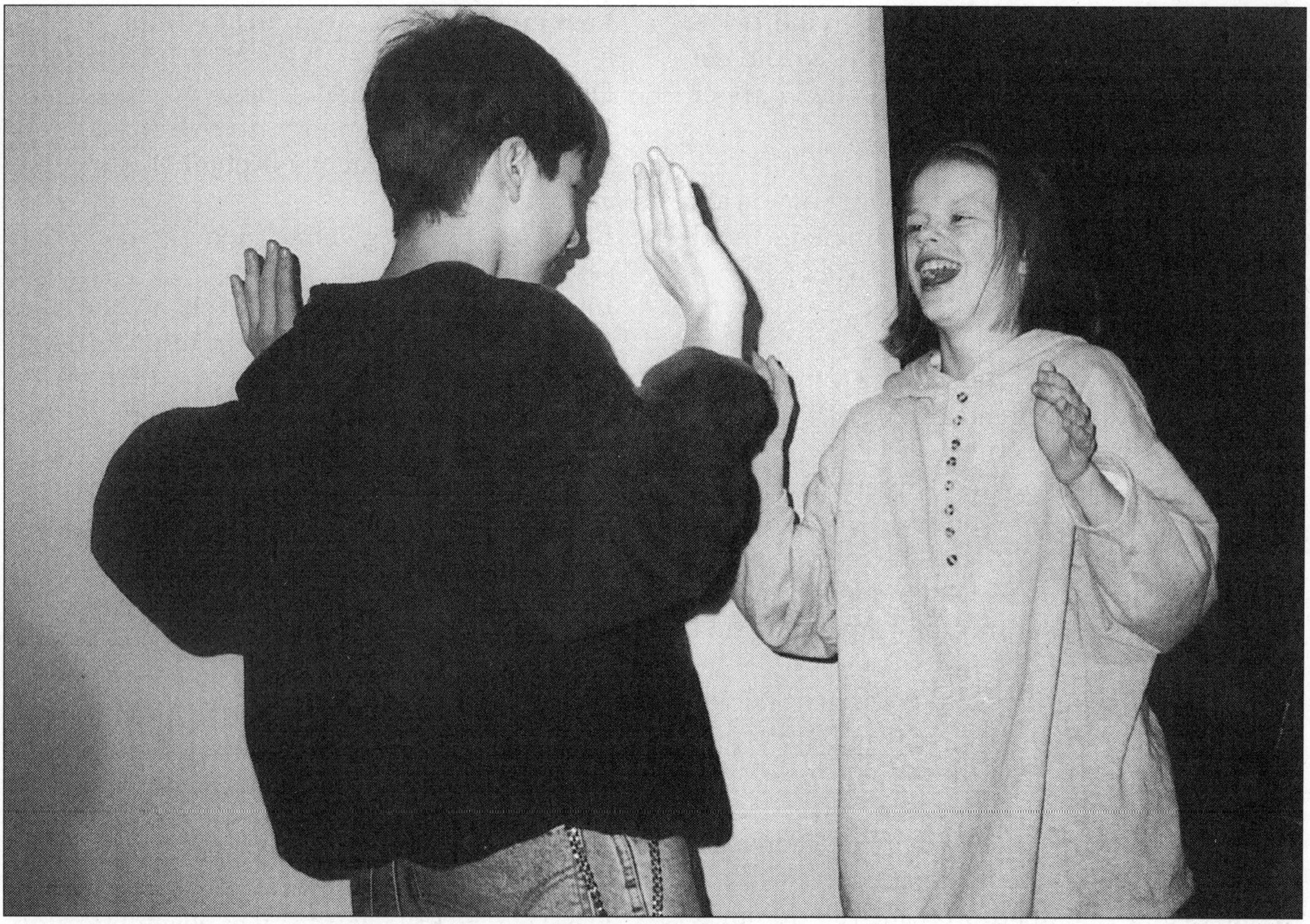

Trotz verstehen

In Kindergruppen wie mit Erwachsenengruppen kann Trotz sehr gut gespielt werden.
Dabei ergibt sich die Chance, Trotz zu verstehen und auch Mittel zur Entspannung der Lage zu finden:
Diese Rollenspiele sind paarweise:
Ein Partner spielt das trotzige Kind (oder Jugendlichen) - Alter vorher festlegen - und der andere den Erwachsenen - die Rolle vorher benennen (Vater, Mutter, Tante ...).
Einige Beispiele auf Kärtchen schreiben und dann ziehen lassen:
„Komm, ich muss dir noch die Mütze aufsetzen, draußen ist es kalt!"
„Also jetzt räum endlich deine Sachen hier weg!"
„Komm, jetzt erzähl mal der Oma von deiner neuen Freundin!"
„Ganz egal, was deine Freundinnen tun, erst machst du die Aufgaben!"

Laden Sie ihre Kinder oder Teilnehmer ein, selbst solche Sätze zu nennen, die dann in Miniszenen gespielt werden.
Wichtig: Auch mit Körpersprache und Bewegung spielen (Kampf) und Rollenwechsel nicht vergessen.

Rollenspiele erhöhen das Einfühlungsvermögen und lockern verkrampfte Verhaltensmuster durch den Spaß dabei.
Auch Lösungen ergeben sich dann manchmal wie von selbst.

Aus manch unverstandenem Trotzkopf wird irgendwann dann „das schwarze Schaf" der Familie - eine Übung dazu:

Das Schwarze Schaf

Nehmen Sie sich Zeit, suchen Sie sich einen ruhigen Platz, vielleicht passt auch ein Tee oder ein Glas Wein dazu ...
Wandern Sie in Gedanken durch Ihre Kindheit und Jugend auf der Suche nach einem Menschen, der „aus dem Rahmen" gefallen ist, und der dabei vor allem Empörung und Geringschätzung geerntet hat. ...
Vielleicht ein entfernter Onkel?
Vielleicht die Nachbarin damals? ...
Und was war damals genau? Was hat er/sie getan? Und wie haben die anderen reagiert? ...
Ist dieser Mensch an der Rolle des „Schwarzen Schafs" zerbrochen?
Oder hat er eine (Lebens-)Kunst daraus gemacht?
Überlegen Sie nun für sich: In welcher Hinsicht kann dieser Mensch für mich vorbildhaft sein? Selbst wenn er an seinem Ausbruch zerbrochen ist: Irgendetwas können Sie von ihm/ihr lernen! Was ist es?
Wenn Sie das gefunden haben, überlegen Sie sich eine kleine Geste des Dankes, egal, ob dieser Mensch für Sie noch erreichbar ist oder nicht: Vielleicht ein kleiner Brief mit „Liebe/r ... Danke für ..."
Den könnten Sie dann z.B. in Ihr altes Fotoalbum aus der Kindheit kleben.
Aber vielleicht fällt Ihnen etwas anderes ein.

Überlegen Sie jetzt: Wer von meinen jetzigen Verwandten und FreundInnen würde diese Aktion interessant finden?
Erzählen Sie ihm/ihr davon! Vielleicht ist es das erste Mal, dass jemand wertschätzend von diesem „Schwarzen Schaf" spricht.

Und schauen Sie dann noch, wo sich in Ihrer Umgebung das nächste Schwarze Schaf ankündigt ...

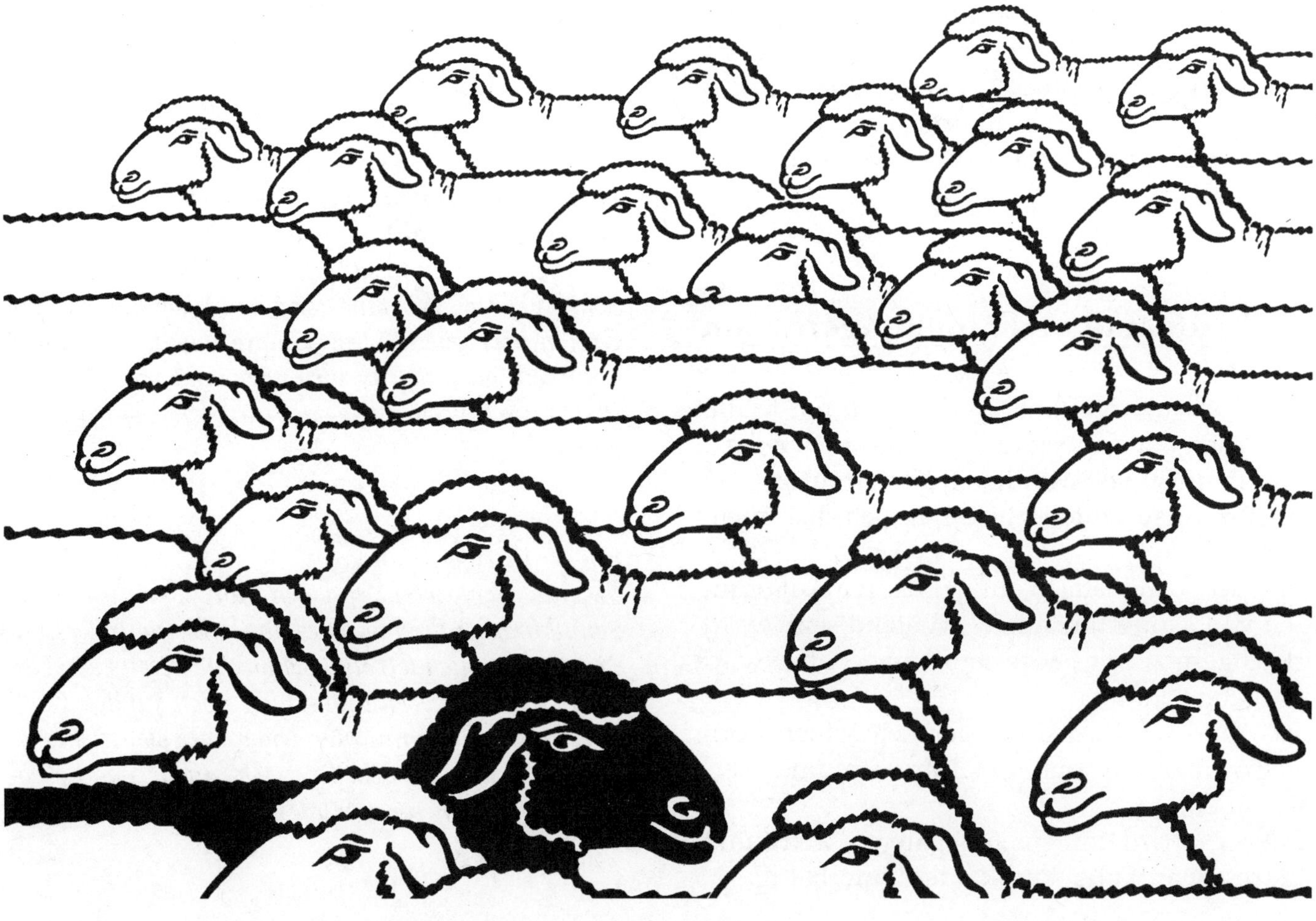

4.3. Macht und Ohnmacht

Erziehung zur Unterwerfung und Anpassung ohne Widerrede verringert zwar direkte Auseinandersetzungen, bewirkt aber auf längere Sicht Passivität.
Manchen Systemen ist das recht. Wenn ein System keinen Raum für Konfliktarbeit, d.h. auch für Machtkämpfe, bietet, dann werden die dauerhaft Unterlegenen ihre Macht an die nächsten Unteren weitergeben.
Diese reagieren mit Ohnmacht und begeben sich leidend in die Opferrolle: „Masochismus ist die Waffe der Unterdrückten."
(Sophie Freud)
Durch die Unterwerfung des Opfers werden beim Unterdrücker unbewusste Schuldgefühle geweckt.
Dieser wehrt die Vorwürfe wieder ab, da er die Überlegenheit für sein Selbstwertgefühl braucht, und so geht dieser Teufelskreis weiter.
Zu unterbrechen wäre er an der Stelle, wo der Mächtige (Vater, Erzieherin, ...) ohnmächtig sein darf und eigene Abhängigkeiten eingesteht. Das Opfer übernimmt Verantwortung für sein Leid und wird aktiv; so wäre ein Ausgleich möglich.

Indirekte und verdrängte Aggression

„Wenn du noch einmal in dem Ton mit Mami sprichst, geht sie weg und kommt nie wieder."
„Wenn du so bist, werde ich ganz traurig."
„Wenn du so wütend bist, mag ich dich nicht mehr."
So wird noch vielfach auf aggressive Äußerungen von Kindern reagiert. „Wütend sein" wird gleichgesetzt mit „böse sein", und daher wird man abgelehnt.
Das Kind wird im Laufe der Zeit seinen Zorn wegwürgen, in sich hineinfressen und verstummen.
Oder es wird zu einem späteren Zeitpunkt aggressiv auffällig, krank oder hinterhältig.

Ungelöste Konflikte zerstören das kommunikative Klima, weil das, was jetzt wirklich ist, gar nicht gesehen und gehört werden kann. Die alte, ungelöste „Geschichte" wirkt wie ein Störsender auf unsere Wahrnehmung.
Jede aggressive Äußerung wirkt dann destruktiv.
„Tratschen", Verleugnen, Ignorieren oder heimtückisches Agieren sind vertraute Mittel, sich seiner angestauten negativen Gefühle zu entledigen.
Brave Kinder z.B. provozieren hinterrücks und zeigen dann „Unschuldsmiene".
Erwachsene als Konfrontationspartner, die auch nach dem Konflikt in deutlichem und positivem Kontakt bleiben, werden das Kind eher dazu ermutigen, verschiedene und angemessene Äußerungen für seine Aggressionen zu entwickeln.

Die brutale Grausamkeit von Erwachsenen, die Einsamkeit und Isolation der betroffenen Kinder, wird in vielen realen Szenen sichtbar, aber oft erst Jahrzehnte später erzählbar:

Eine 40-jährige Frau:
„Als kleines Mädchen schlief ich bis zum Alter von 11 Jahren im Zimmer meiner Mutter. Der Vater, ein Trinker und gewalttätig, stürzte dann oft nachts ins Schlafzimmer und bedrohte meine Mutter mit dem Schießgewehr. Wir mussten uns oft verstecken. Die Großmutter merkte es, konnte mich aber nicht schützen. Gut, daß es im Freien und tagsüber viel Platz zum Spielen gab, sonst wäre ich gestorben vor Angst."

Ein 45-jähriger Mann:
„Meine Schwester und ich, wir waren damals Schulkinder, mussten eines Tages Blutwurst essen. Sie war ziemlich fett und schmeckte bereits alt. Der Vater stand daneben und schlug mich auf den Kopf, so würgte ich sie hinunter, leider kam sie rasch wieder unverdaut zurück. Er zwang mich, das Erbrochene aufzuessen, sonst würde er mich weiter schlagen."

Diese Ohnmachtserfahrungen sind Wegbereiter in lebenslanges Opferverhalten, das Leiden als Teil der Person betrachtet.
Dieses Unterwerfungsmuster ist ein Ausweg, um die Schmerzen nicht wirklich wahrzunehmen.
Ein anderer Weg ist auch die Identifikation mit dem Täter und die nächst Schwächeren werden auch unterdrückt.
Die Unterbrechung dieses Teufelskreises liegt dort, wo das Unrecht benannt werden darf und der Unterdrückte aktiv wird, in dem Sinne, daß er oder sie gegen Leid und Unrecht kämpft.
Darin liegt auch die Motivation für soziales Engagement.
Der Weg aus Ohnmachtsgefühlen ist dennoch ein schwieriger und braucht gute Begleiter.

Erwachsene Übermacht

Kinder und Jugendliche sind abhängig von Erwachsenen, das ist klar. Meist sind es mehrere Erwachsene, z.B. die Eltern, weitere Familienmitglieder, Lehrer.
In Konfliktsituationen zwischen einem Kind und einem Erwachsenen ist es von großer Bedeutung, wie die jeweils anderen Erwachsenen dazu stehen:
Haben Sie auch den Grundsatz erlebt, dass Eltern im Konflikt mit den Kindern immer zusammenhalten müssen?
Dass es keine offenen Meinungsverschiedenheiten zwischen Papa und Mama bezüglich Kindererziehung geben darf?
Es ist für ein Kind unangenehm, wenn es das Gefühl hat, Auslöser für einen Streit zwischen den Eltern zu sein. Das ist die eine Seite.

Die Familie sitzt bei Tisch. Manfred, 5 Jahre, möchte eine Banane essen. Der Vater gibt ihm bedenkenlos eine Banane, die am unteren Ende schwarz ist. Die Großmutter sieht es und stellt den Vater zur Rede, warum er seinem Kind keine „gute" Banane vergönne? Manfred, dem bis zu diesem Zeitpunkt die Banane geschmeckt hat, weigert sich nun, sie fertig zu essen. Die Mutter gibt ihm eine frische Frucht und wirft die erste weg. Ein Streit zwischen Vater, Mutter und Großmutter entflammt.

Wenn andererseits ein Kind oder ein Jugendlicher das Gefühl hat, die Eltern bilden bei jedem Konflikt grundsätzlich eine Allianz, dann führt das zu einem besonderen Gefühl der Ohnmacht.
Die Erkenntnis heißt völlige Aussichtslosigkeit, das Ergebnis ist Verbitterung und Resignation.
Nicht gemeint ist hier das Angebot an Kinder, Eltern gegeneinander ausspielen zu können, aber wenn wir genau hinsehen, dann wird deutlich, dass diese Gefahr geringer ist als die bei der Vermittlung von völliger Ohnmacht.
Wenn es einem Kind gelingt, gelegentlich einmal seine Eltern oder ErzieherInnen gegeneinander auszuspielen ... was ist daran so schlimm?
Wie wäre es, wenn die Erwachsenen draufkommen, darüber lachen und sagen: „Ganz schön clever! Bei nächsten Mal müssen wir wohl etwas besser aufpassen."

Eltern und Schule

Ein 16-jähriges Mädchen erzählt zu Hause vom „Aufstand" ihrer Klasse. Aus Protest gegen die Ungerechtigkeit einer Englisch-Lehrerin sind sie schweigend aufgestanden und stehengeblieben. „Hoffentlich hast du da nicht mitgemacht!" war die spontane und entschiedene Reaktion der Mutter.

Dieses Beispiel zeigt ein Konfliktdilemma auf: Die Schülerin steht zwischen Mutter, Lehrerin und Mitschüler. Sie hat zurecht Angst und Wut zugleich.
Der Impuls, alle Erwachsenen zu einem „Chor" zusammenzuschweißen, bringt Kinder in eine schwierige Lage.
„Der Lehrer hat ganz recht, wenn er dir eine Strafe gibt!" -
„Achten Sie streng darauf, dass Ihr Kind die Hausaufgaben genau macht!" -
„Ich habe mit deinem Lehrer gesprochen, wir sind alle sehr enttäuscht von dir!"
Unter Erwachsenen nennt man so etwas „Intrigen" oder „Verschwörung".

Zu den Sternstunden eines Kinderlebens gehört, wenn in einem Streit mit einem Erwachsenen ein anderer Erwachsener für das Kind Partei ergreift und trotzdem kein wesentlicher Konflikt zwischen den erwachsenen Parteien ausbricht.
Denn wenn Kinder ständige Streitauslöser sind, bilden sich Schuldgefühle bei ihnen, und die Angst vor Streit legt sich wie eine dunkle Wolke in ihr Herz.

Schule

Ähnliches ist in der Schule möglich: Schüler fühlen sich ungerecht behandelt, der Klassenlehrer konfrontiert den betroffenen Kollegen, die Sache geht gut aus, niemand ist beleidigt. Klingt utopisch, kommt aber gelegentlich vor.
Ein Ausweg gegen die Übermacht der Schule ist eine gute Klassengemeinschaft: Das Motto „Gemeinsam sind wir stark" kann das „Teile und herrsche" aufheben!

Terror am Arbeitsplatz - Mobbing

Eine spezielle Form der Machtausübung und destruktiven Aggressivität zwischen Erwachsenen wird in den letzten Jahren immer auffälliger: „Mobbing".
Das sind negativ kommunikative Handlungen in Arbeitsbeziehungen, die gegen eine Person gerichtet sind, von einer oder mehreren ausgehen und die sehr oft und über einen längeren Zeitraum hinaus vorkommen: Konfrontation, Belästigung, Nichtachtung der Persönlichkeit, Schikanen, Denunzierung. (Leymann, H. 1993)

Es ist interessant, dass jetzt in der Arbeitswelt etwas als bemerkenswert aufgegriffen wird, was im Schul- oder Heimleben schon längst als traurige Alltäglichkeit bekannt ist.
Viele kennen die chronische Bekämpfung einzelner Schüler oder Heimbewohner, die manchmal bis zur Vernichtung führt.
Ursache aus dem Blickwinkel der Aggression ist die Verschiebung und Projektion von Konflikten durch Personifizierung, durch Schaffung von Sündenböcken, die findet man überall, wo Konflikte unterdrückt werden.

Offene Augen und Ohren

Einige Ratschläge für Führungskräfte aus einer Marketingzeitschrift zur Vermeidung von Mobbing:
„Gehen Sie mit offenen Augen durch den Betrieb und schaffen Sie Gelegenheiten und Atmosphäre für entspannte, offene Gespräche. Akzeptieren sie Gefühle, Ängste und Beobachtungen Ihrer Mitarbeiterinnen und Mitarbeiter. Legen Sie Konflikte offen, um sie zu lösen. Entwickeln Sie eine konstruktive Streitkultur und schulen Sie die Mitarbeiter im Streiten."

Diese Anregungen passen auch für Teams, Schulen und Institutionen, sind also überall dahin übertragbar, wo Menschen mehr oder weniger freiwillig zusammenarbeiten.

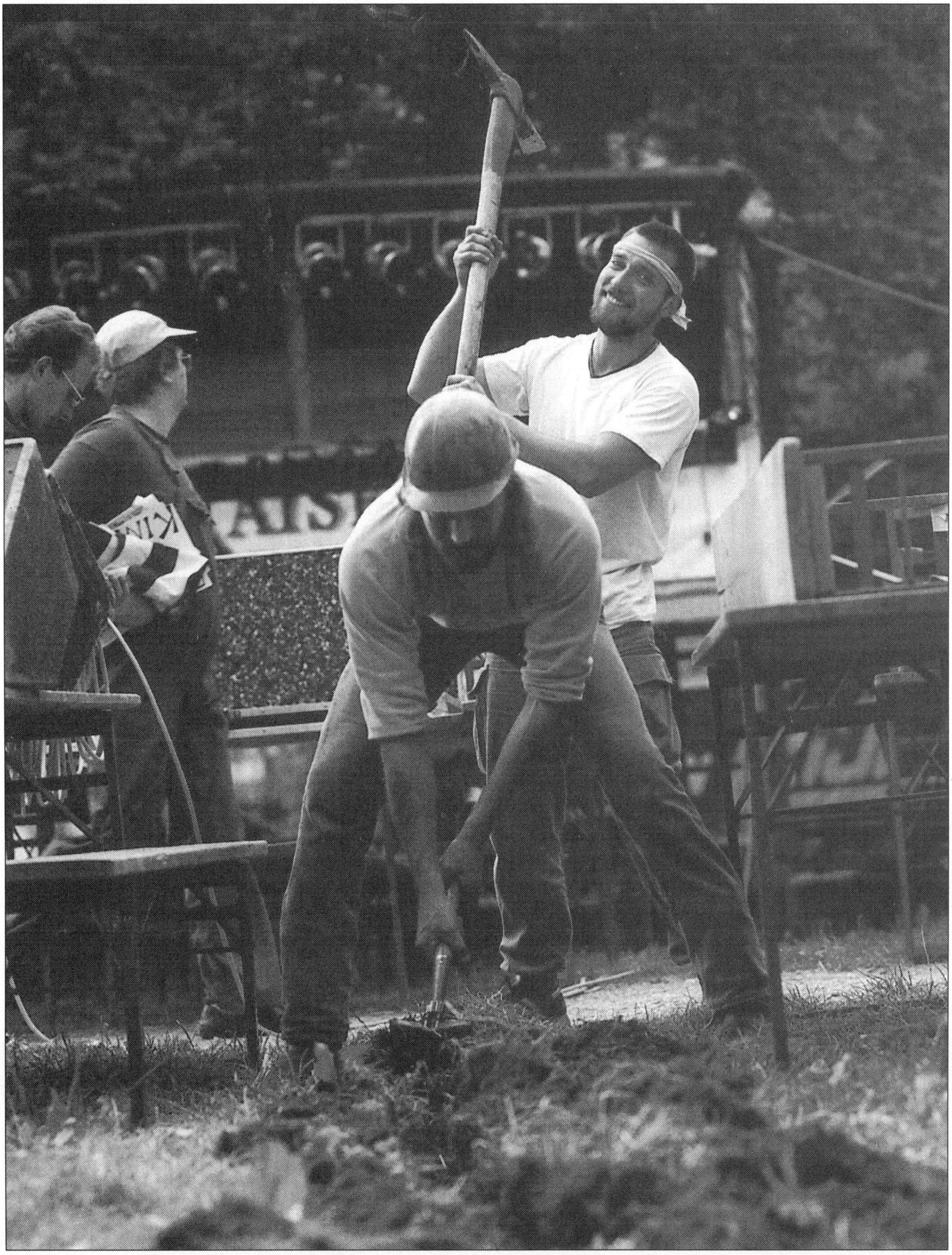

4.4. Konflikte und Streit

Es gehört zu den Schwächen unseres Erziehungssystems, dass wir kaum lernen, Konflikte zu bearbeiten. In der Familie, in der Schule, vor allem aber in hierarchischen Strukturen der Arbeitswelt wird das Auftreten von Konflikten oft auf Fehler zurückgeführt, die eigentlich hätten vermieden werden sollen.
Werden Konflikte nur als Störung empfunden, kann die Chance für eine Weiterentwicklung, die in jeder Konfliktsituation steckt, nicht wahrgenommen werden.
Oft ist Störung die einzige Möglichkeit, die Aufmerksamkeit eines anderen Menschen zu erzwingen und mit ihm in Kontakt zu kommen. Konflikte werden meist als Sand im Getriebe wahrgenommen, als Störung im „funktionierenden" Ablauf.
Das zeigt sich in Familien, wenn plötzlich ein Kind „neurotisch" reagiert, oder in Betrieben oder Schulklassen.
Der Alltag ist so dicht verplant, dass kein Platz für Konfliktlösung bleibt. Rasch müssen diese „Fehler" beseitigt werden, möglichst wie gewohnt und zwischen Tür und Angel.
Dass damit die Störungen, die dem Konflikt zugrunde lagen, erst jetzt wirklich zu bedrohlichen Ausmaßen anwachsen, liegt auf der Hand, wird aber weiter gern übersehen (verdrängt). In Familien, in Teams, in Gruppen und Organisationen wird immer wieder klar: Einem dramatischen Konflikt ging auffallend oft eine lange Phase scheinbarer Konfliktlosigkeit voraus. Und das ist in der Regel ein Zeichen für Konfliktvermeidung. „Wo keine Zeit, da kein Streit"?

Fair Streiten ist lernbar

„Auf die rechte Person,
mit rechtem Maß,
zum rechten Zeitpunkt
und aus rechtem Grund
böse zu sein - das ist nicht leicht."
Aristoteles

Was ist ein Konflikt?
Konflikte entstehen bei Interessensgegensätzen und haben eine selektive und progressive Wirkung: Welche Idee ist besser, wer ist stärker, was ist vernünftiger, wer setzt sich durch ...?

Ein förderliches Streitklima zeigt sich in Offenheit und direkter Auseinandersetzung, wenn Standpunkte ausgesprochen und zufriedenstellende Lösungen ernsthaft gesucht werden. Auch dazu werden wichtige Weichen in der Erziehung gestellt: Kinder, die erlebt haben, dass Streiten auch Spaß machen kann, dass die Erregung beim Raufen und Schimpfen auch zu leuchtenden Augen, zum Lachen und zu „überraschender" Versöhnung führen kann, werden diese Erinnerung in spätere Konfliktsituationen mitnehmen und sich eher offen, direkt und konstruktiv verhalten als solche Kinder, die Streit immer als lähmend, verletzend oder endlos erlebt haben.

Unfair geführte Kämpfe zeigen sich auch im schlechten Ergebnis, meist ist nur einer der Sieger, der Konflikt als solcher bleibt bestehen, die sturen Fronten bleiben und die gegenseitigen Kränkungen werden aufrechterhalten.
Und dann ist es verständlich, dass Menschen, die Konflikte als fruchtlos erlebt haben, diese möglichst vermeiden wollen. „Vermeiden" heißt hier aber meist „unterdrücken", und das kostet sehr viel alltägliche Lebensenergie.

Die Grundhaltung

1. Konflikte sind Lebensgestaltung und Quelle von Dynamik und Entwicklung.

2. Konflikte sind möglichst dort und mit den Menschen zu bearbeiten, wo sie entstanden bzw. erlebt worden sind.

3. Nicht alle Konflikte sind jederzeit bearbeitbar. Prioritäten setzen ist nicht gleich Konfliktvermeidung.

4. Sinnvolle Konfliktbearbeitung kann nicht erzwungen werden, die Vermeidung oder Vertagung kann ausgesprochen werden.

5. Hauptbeteiligte entscheiden ob, wann und wie ein Konflikt bearbeitet wird.
Andere im System, Teilbetroffene, sollen nicht übergangen, aber auch nicht in den Vordergrund gerückt werden.

6. Konflikte haben Grenzen. Diese zu benennen ist bereits eine Form der Lösung.

7. Zum Konflikt gehören Emotionen genauso wie Gedanken. Wenn diese gegeneinander ausgespielt werden, leiden beide darunter.

8. Gute Konfliktarbeit beginnt mit Respekt, sich selbst und dem anderen gegenüber.

Streiten braucht Vertrauen

Konfliktfähigkeit wächst aus der Erfahrung des Kindes, dass der Erwachsene seinen Angriffen standhält, dass Mutter und Vater „unzerstörbar" bleiben, auch wenn das Kind „gegen" sie ist. Wenn der Erwachsene zu nachgiebig ist oder sich andauernd zurückzieht, entsteht im Kind der Eindruck, ständig Macht über den anderen zu haben.
Das Kind verliert seinen Halt und reagiert vorerst noch wütend, später wahrscheinlich passiv und resigniert, vielleicht auch sadistisch.
Die Angst des Kindes, verlassen oder ausgeschlossen zu werden, wird bei Konflikten und oft durch unsichere Erwachsene verstärkt.
Die sensible Beziehungskonstellation der Eltern und ungelöste Partnerkonflikte bedrohen das Kind latent. Gute Konfliktlösungen setzt Selbstvertrauen und Vertrauen in den anderen voraus. Je abhängiger die Partner voneinander sind, desto weniger können die Beteiligten Konflikte wagen. Trennungsangst verringert Streitfähigkeit.
Erziehung zur Konfliktfähigkeit fordert reife Erwachsene und standfeste Persönlichkeiten.

Die Partner bringen ihre Front (= Stirn) ein - so entsteht Konfrontation.
Entzieht der Gegner seine Front, so entsteht meist Ärger beim anderen Konfliktpartner, denn man kann nicht gegen „Luft" kämpfen. Der „sich Entziehende" ist so der Stärkere.
Diesen Stil kann man durchaus als Strategie sehen - z.B. bei Kampfkünsten: „Die Kraft des Angreifers ins Leere gehen lassen". Bei zwischenmenschlichen Konflikten kann kurzfristige Distanz vom Konflikt, um Luft zu schaffen, manchmal hilfreich sein.
Wenn sich ein Partner allerdings ständig entzieht, ist die Kommunikation abgebrochen.

Regeln und Rituale

Zum Einmaleins der Konfliktlösung fehlt uns teilweise noch die Übung.
Wir wissen, dass erlernte Verhaltensweisen umgelernt werden können - auf emotionaler, kognitiver und sozialer Ebene.
Lernen geschieht am besten schrittweise mit kleinen Aufgaben, Spielen und Ritualen. Rituale und Spielregeln sorgen dafür, dass die Emotionen geregelt und der Kampf fair, lebendig, spaßig und hautnah wird.
Übungen und Spiele dienen dazu, eine innere Haltung einzuüben, die dann in der Praxis des Alltags mehr und mehr auch ohne Hilfe der Rituale lebbar wird.

Einige bewährte Regeln für Streitgespräche sind:

- Ich-Botschaften: „Ich ärgere mich über dich" statt „Du bist böse"
- Fantasien und Vermutungen überprüfen: „Kann es sein, dass du dich jetzt über mich ärgerst?"
- Wünsche direkt äußern: „Ich möchte gerne Zeit mit dir verbringen" statt „Du hast keine Zeit für uns!"
- Zuhören ist die erste Voraussetzung. Wenn es den Streitpartnern nicht gelingt, dann soll jeder dafür sorgen, dass der Gesprächsfaden wieder aufgenommen wird.

Die Erfahrung, dass nach einem heftigen Missverständnis der Kontakt wieder entsteht, ist eine heilsame Erfahrung.

- Abschließen und die Ergebnisse zusammenfassen oder die noch offenen Punkte benennen, hilft, dass der Konflikt fürs Erste beendet bleibt.

„Museum der bösen Erfahrungen"

Dieses Ritual (nach George Bach) hat den Zweck, heimliche Enttäuschungs- und Kränkungserlebnisse, die niemals oder nicht klar genug ausgesprochen wurden, auszugraben.

- Gegenseitiges Einverständnis ist Voraussetzung.
- Die Teilnehmer am Ritual schreiben ihre Beschwerdeliste in beliebiger Reihenfolge auf.
- Für das Vorlesen der Liste wird keine Zeitbegrenzung festgelegt, jedoch kann die Beendigung (oder Unterbrechung) verlangt werden, wenn sich der „Angeklagte" über fordert fühlt.
- Der zuhörende Partner schweigt während der Verlesung der Liste. Sobald der eine fer tig ist, beginnt der andere. Bevor nicht alle Punkte der Listen vorgelesen sind, darf keine Diskussion beginnen.
- Anschließend erfolgt ein Gespräch mit folgenden Möglichkeiten:

1. Sie einigen sich darauf, einige der angeführten Beschwerdepunkte zu begraben und für alle Zeit als vergessen zu betrachten.
2. Sie machen ein Tauschgeschäft, etwa so: „Ich bin bereit zu vergessen, wie du mich damals in Gegenwart eines Klienten beleidigt hast, wenn du die Nacht vergisst, in der ich ausgeblieben bin, ohne anzurufen."
3. Sie einigen sich, dass einige Punkte noch einer Auseinandersetzung bedürfen, da es scheint, dass aus ihnen eine Änderung zum Besseren hergeleitet werden könnte.
4. Sie stellen einige Gegenstände der Klage wieder zurück ins „Museum", einfach weil es Spaß macht, sich gelegentlich gegenseitig daran zu erinnern.

Wörter verbrennen - verwandeln

„In der 1. Klasse gab es eine Phase, in der es „in" war, die ordinärsten Schimpfwörter und Ausdrücke hemmungslos und vor allem laut anderen an den Kopf zu werfen. Interventionen meinerseits, dass man so wirklich nicht miteinander umgehen kann, nutzten nichts.

Es war einfach „schick", und ich hatte meine liebe Not damit. Aber die macht ja bekanntlich erfinderisch. So teilte ich den Kindern Zettel aus, und sie mussten alle Schimpfwörter, die ihnen einfielen, aufschreiben.

Dann wollten sie sofort wissen, was wir jetzt damit machen: Ich regte sie an, Ideen zu sammeln: Die Zettel zusammenknüllen, in den Mist werfen, zerreißen, im Klo hinunterspülen.

Aber die Wörter sind dann ja noch immer da! Wir müssten etwas finden, wodurch diese verwandelt wurden. „Wir könnten sie ja verbrennen!" rief ein Kind.

Die Pfanne, in der ich zu Dreikönig den Weihrauch angezündet hatte, stand noch auf dem Lehrertisch.

Wir schichteten also die Schimpfwörterzettel übereinander, und ich zündete sie an. Im ersten Moment trat die Schrift noch deutlicher hervor, bis die Flamme das Papier verzehrte und Asche zurückblieb.

Die Kinder schauten fasziniert zu und waren dann wirklich wie verwandelt. Jedenfalls waren die obszönen Ausdrücke von da an „out" und kein Thema mehr.

Für mich hat sich damals noch mehr verdeutlicht, wie wichtig es ist, etwas „in der Luft Liegendes" aufzugreifen und zu gestalten, in welcher Form auch immer."

Unser Kommentar:

Hier werden Kindern kreativ emotionale Impulse „ausgetrieben".

Dies wirkt für sich gesehen moralisierend.

Die Methode ist jedoch in einem Gesamtkonzept zu sehen und daher beschreibt dieselbe Lehrerin eine weitere Idee, wie sie mit den Aggressionen in der Klasse umging. Dies ist ein gutes Beispiel für geregelten Kampf:

Der Balgteppich

„Als ich eine neue 1. Klasse übernahm, sah ich mich einem dumpf schwelenden Aggressionspotential, Machtkämpfen und Rivalitäten gegenüber. Konkret ging es um sechs Buben, die einen beinharten Machtkampf ausfochten:
Wer ist der Stärkste? Wer ist der Beste?
Der jeweilige Sieger scharte die anderen um sich und spottete über den Verlierer so lange, bis dieser vor Weißglut kochte und genug Energie hatte, beim nächstenmal zu siegen. Sie hatten nicht die geringsten Hemmungen, einander gezielt weh zu tun, und überhaupt keine Skrupel, so lange hinzudreschen (auch mit den Füßen), bis einer wimmernd und sich krümmend am Boden lag.

Ein paar Tage nach Schulanfang erschienen die jeweiligen Mütter bei mir, bekundeten mir ihr Mitleid, dass alle sechs in meine Klasse gekommen waren, und beschuldigten den Kindergarten, in den die „Früchtchen" gegangen waren, in Hinsicht auf Konfliktbewältigung versagt zu haben. Dann wollten sie von mir, dass ich dieses Verhalten einfach einstellen soll. Das ging natürlich nicht!

So überlegte ich eine Möglichkeit, die Rauferei in geregelte Bahnen zu lenken und langsam in eine Balgerei - ein altersgemäßes Kräftemessen - umzuwandeln.
Mir fiel das „Rangeln" ein, ein auf der steirischen Ramsau geübtes, von den jungen Burschen und Männern gepflegtes Ringen.
In abgewandelter Form stellte ich einfache Regeln zusammen und kaufte einen Teppich, denn auf dem harten Boden wollte ich die Kinder nicht balgen lassen.
Die Regeln lauteten so:
- Es muß beiden Teilnehmern Spaß machen.
- Wenn es nicht mehr Spaß macht, gibt es ein Zeichen für „Stopp".
- „Stopp" wird auf jeden Fall geachtet.
- Nicht Beißen, Kratzen, Spucken, ins Gesicht schlagen.

Dann setzte ich mich in den Pausen nach hinten zum Teppich und überwachte die „Kämpfe". Der Balgteppich war auf Tage hinaus ausgebucht.
Wenn zuerst nur die kämpferischen Burschen gegeneinander antraten, wollten bald auch die Mädchen miteinander rangeln.
Sie zeigten den Burschen, dass es nicht immer so verbissen zugehen muss. Der Rest der Klasse schaute gespannt zu und feuerte an.
Langsam löste sich dieses zwanghafte „der Beste, der Stärkste sein müssen" und manchmal leuchtete ein Lächeln auf den erhitzten, roten Gesichtern auf.
Die Sache begann, Spaß zu machen, sie merkten, dass alle gut kämpfen konnten und ebenbürtige Gegner waren. Diese Phase dauerte zwei Jahre.

In der 3. Klasse wollten die Kinder plötzlich „Alle gegen Alle" kämpfen. Ich fungierte als Schiedsrichter und verlangte, dass sie, wenn ich sähe, daß das Spiel zu wild würde, mein „Stopp" akzeptieren.
Daraus wurde eine wüste Rauferei, und sie hörten kaum, als ich Stopp rief. Unter diesen Umständen konnte ich „Alle gegen Alle" nicht erlauben.
Da begannen sie auf einmal, sich hinten in der Klasse am Boden zu versammeln und gemeinsame Regeln aufzustellen, die auch für mich akzeptabel wären. Dann wollten sie es noch einmal versuchen. Es gelang!! Es wurde eine tolle, ausgelassene Balgerei. Wenn einer in der Hitze des Gefechtes über die Stränge schlug, setzten sie sich wieder zusammen und besprachen genau, was ihnen nicht gepasst hatte.
Wenn einer trotzdem zu wild war, durfte er in dieser Pause nicht mitmachen. Das wurde von allen angenommen, mich brauchten sie nicht mehr. So ist es mir sogar schon möglich, vorne auf meinem Schreibtisch Hefte zu verbessern. „Auf einen Kaffee" ins Lehrerzimmer kann ich noch nicht gehen, aber wir haben auch noch ein Jahr Zeit.
Übrigens werde ich von den Eltern der Kinder für meine „Engelsgeduld" bewundert."
(Gestaltpädagogik-Praxisbericht, Andrea Friedmann, Wien 1996)

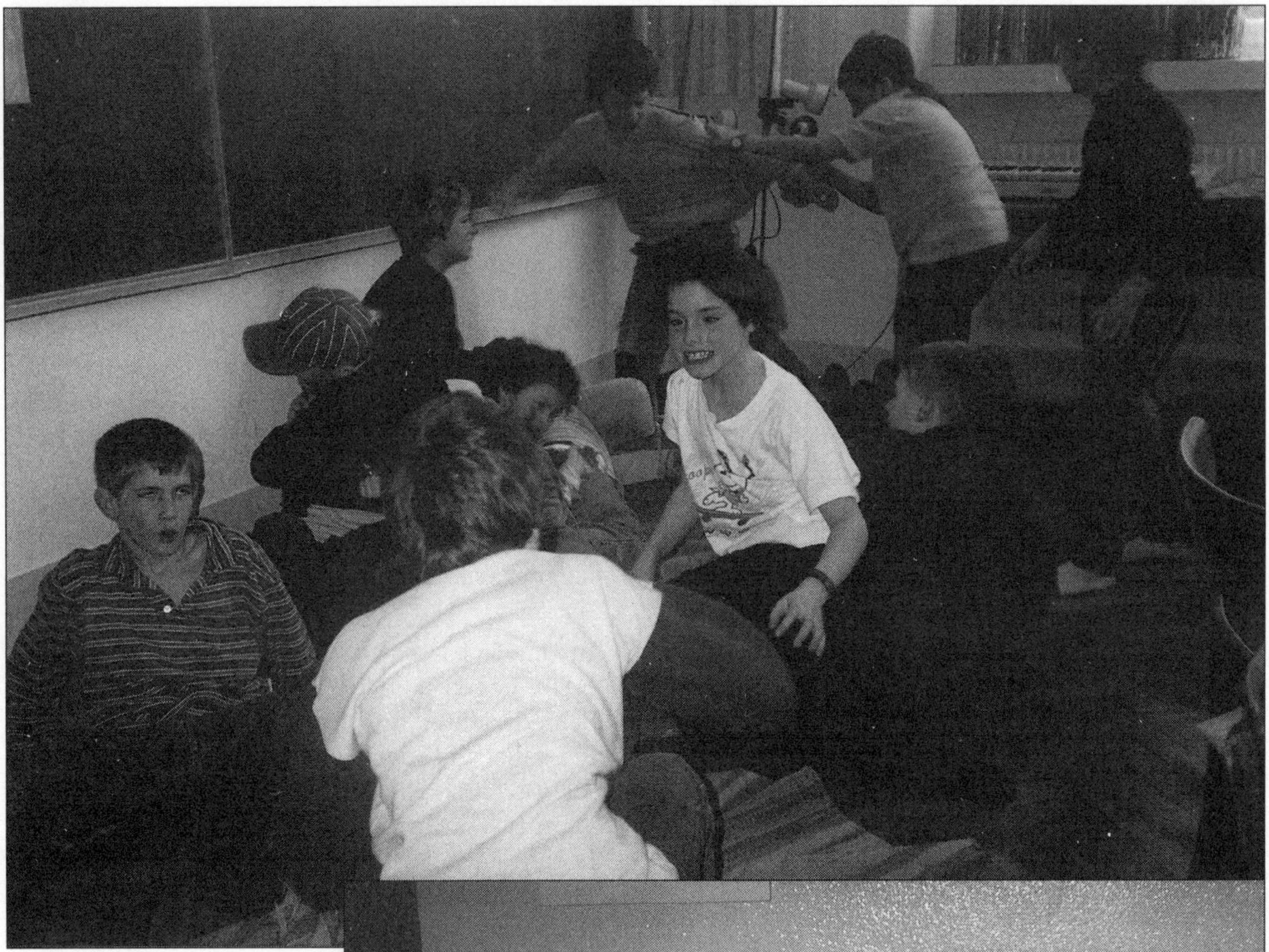

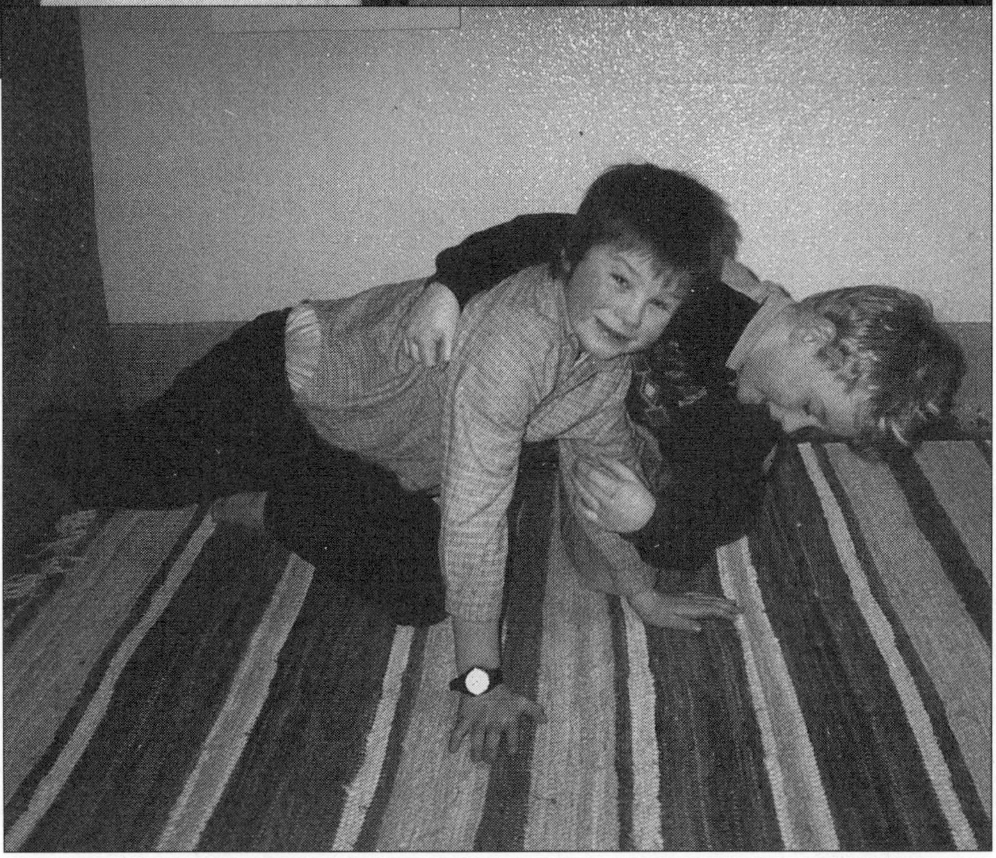

Widersprüche sind anregend

Im Streit vertritt der eine Partner oft eine Seite, die der andere bei sich selbst ablehnt oder für sich wünscht.

Eine Ehefrau bekämpft wiederholt die Freiheitsbestrebungen ihres Mannes. „Er geht so oft am Abend weg". In der Beratung wird nun dieser Vorwurf an den Mann umgekehrt, und die Frau sieht sich plötzlich ihren eigenen ungelebten Freiheitswünschen gegenüber. Sie muß selbst etwas dafür tun. Der Mann wird durch das neue Verhalten der Frau herausgefordert, mit seinen Wünschen anders umzugehen, da die Frau nun nicht mehr selbstverständlich „das Nest warm hält". Die Rollen- und Zeitverteilung muß neu überdacht werden.

Ein Partner bekämpft beim Anderen eine für sich selbst erwünschte Eigenschaft oder lässt sie durch den Anderen ausleben: der eine ist sparsam, der andere verschwenderisch, der eine ist hyperaktiv, der andere erschöpft...
Das ist ein verbreitetes Modell zwischen Partnern und langjährigen FreundInnen.
Sie streiten laufend um dieselben Themen, falls sie sich trennen, muss nun jeder für sich die Widersprüche vereinen. Denn sie hatten bisher für ihre inneren Widersprüche den Anderen als Kontrapunkt.
Diese Erkenntnis zu finden ist manchmal allein nicht möglich. Dazu bedarf es meist guter Freunde oder Beratung. Konflikte „auszutragen" braucht seine Zeit, so wie Schwangerschaft oder Brutzeit. Vorschnelle Versöhnungen waren schon in der Erziehung peinlich, z.T. sogar schädlich: „Jetzt vertragt euch wieder!", „Gebt euch die Hand!" Irgendwann bricht das Unversöhnte wieder durch.
Rollenfixierungen bei Kindern delegieren die Konflikte an die Kinder: „Das ist unser Michael, das ist der Brave, und hier der Freddy, das ist unser Wilder."
Damit werden Verhaltensänderungen verhindert. Es ist oft schwierig, diese Widersprüche auszuhalten und „Schubladendenken" zu überwinden.

Sich Verweigern

Widerspruchslos mitmachen oder anpassen vermeidet äußere Konflikte.
Die Konfliktpunkte werden delegiert; so übernehmen häufig Jugendliche gesellschaftlich verpönte Konflikte wie Widerstand gegen Autoritäten, „verrückte" Verhaltensweisen, die die „gute" Gesellschaft schon längst verdrängt hat.

„Wer nie die Einheit im Entscheiden, Handeln und Meinen mit seiner Herkunftsgruppe zerstört, kann keine individuelle Identität gewinnen. Für jedes Kind, jeden Heranwachsenden ist es nötig, zu dem, was seine Eltern ihm vorsagen, auch einmal „nein" zu sagen (und zu tun). Nur so kann er sich sicher sein, eigene Entscheidungen treffen zu können.
Konflikte sind somit auch identitätsstiftend." (Schwarz 1987, S. 218)

Konflikte mit Jugendlichen erfordern mehr Kraft und Kontaktwillen, da sie sehr ambivalent handeln und fühlen: Einerseits müssen sie ihre Unabhängigkeit erobern und zugleich ihre Nähewünsche verstecken.
Der gegenseitige Respekt, die notwendige Zeit und empathische Nähe oder Distanz sind Voraussetzungen für diese schwierige Zeit.
Die Eltern geraten ebenso in Krise, da durch die Ablösungstendenzen die Veränderung der Familienbeziehungen und der Hinweis auf das „Älterwerden" erfolgt.
Die Pubertäts- und Adoleszenzkrise der Jugendlichen eröffnet häufig die „Midlife-crisis" der Eltern. Die Weg-Bewegung der Jugendlichen erinnert an die an die eigene „verlorene" Jugendzeit.

Marion, 16 Jahre, wird von ihren Eltern ängstlich behütet. Sie muss um 20h zu Hause sein und darf am Wochenende nicht alleine weggehen. Taschengeld gibt es kaum. Nun beginnt sie ohne Wissen der Eltern die Schule zu schwänzen. Nach einiger Zeit werden die Eltern darauf aufmerksam und eine heftige Auseinandersetzung folgt, aus der sich gute Lösungen entwickeln.

Die Angst um die Jugendlichen mischt sich mit der Angst vor der Ablösung bei den Eltern.
Die Entwicklung der Beziehung der Eltern zueinander ist oft der schwierigste Punkt, vor allem wenn die Partner ihre Liebe zueinander nicht mehr spüren. Da muss das Kind als Spannungsableiter da bleiben.

Enttäuschung ist Realität

Das Ja zu einem großen Ziel
verlangt viele Neins.

Verzicht, Askese und auf etwas warten können, all das ist unpopulär.
Erst seit politisch notwendigen (?) Sparpaketen im Staatshaushalt wird verzichten wieder „modern". Es ist immer schwieriger, Abstriche zu machen, als etwas aufzubauen.
Das ist zukünftig wieder eine Erziehungsaufgabe. Wut und Ärger, Enttäuschung und Trauer über Mangel und Verlust sind auch Ich-stärkend. Ein selbsterspartter CD-Player ist wertvoller als ein nebenbei geschenkter.
Sich durch eine anstrengende Arbeit beißen und dann Erfolg haben, stärkt das Selbstbewusstsein.
Die Konsumkinder der 60-er bis 90-er Jahre und deren Eltern tun sich damit besonders schwer. Als Ausgleich zu eigenen Frustrationen in Kindheit und Jugend „sollen die Kinder das bekommen, was man selbst nicht gehabt hat". Unmöglich! Kinder können die Enttäuschung der vorigen Generation nicht gut machen, das führt zu neuer Enttäuschung: „Wir machen alles für euch, und ihr seid so undankbar!"
Enttäuschungen verringern Illusionen und Lebensflucht.
Die Grenzen der Realität helfen Kinder, Jugendlichen und Erwachsenen, die eigenen Fähigkeiten und Möglichkeiten richtig einzuschätzen und zu benutzen.

Die sechs Konfliktmuster

Wie bei Aggression reagieren wir auch bei Konflikten einerseits instinkt- und reflexgebunden, andererseits haben wir die Möglichkeit umzulernen. Je mehr Reflexion und Interesse an friedlichen Lösungen, desto eher werden wir verhandeln und Kompromisse suchen.
Wir unterscheiden sechs Grundmuster für menschliches Konfliktverhalten (nach Schwarz 1987):

1. Flucht

Das instinkthafte Verhaltensmuster der Flucht ist auch beim „Zivilisierten" noch das naheliegende Reaktionsmuster.
Manche Jugendliche und manche Partner wählen die Rolle des Flüchtenden und der Andere wird wütend. Flucht ist eine notwendige Form, um „sich zu retten" und Abstand zu gewinnen.

2. Vernichtung des Gegners

Ursprünglich hatten viele Kämpfe die Vernichtung des Gegners zum Ziel. Auch in unserer Zivilisation sind Vernichtungsrituale, wenn auch in etwas sublimierter Weise, als angestrebte Lösung beibehalten. Die Auslöschung des Gegners bewirkt allerdings meist eine Täuschung: Die Vernichtung des Gegner löscht nämlich nicht das Problem. Da der Gegner meist einen verdrängten Teil des Angreifers vertritt, entgeht ihm eine Chance. Oft führt die Vernichtung sogar zu einem Anwachsen des Konflikts, weil Rachemechanismen ausgelöst werden.

3. Unterwerfung oder Unterordnung

Konfliktlösung durch Unterwerfung oder Unterordnung ist in fast allen Systemen institutionalisiert worden: Die Phänomene der Unterwerfung zeigen auf, dass es nicht nur um eine Interessensstrategie von „Herrschern" geht, sondern auch um Sehnsüchte auf Seiten der „Beherrschten":

Auf der Suche nach der Geborgenheit, die von der Macht, von der Ordnung, von der Absolutheit ausgestrahlt wird, gibt so mancher die Eigenverantwortung ab.
In Notsituationen oder bei Gefahr ist die Unterordnung lebensrettend: Im Straßenverkehr, bei Feuerwehreinsätzen, auch in Krisensituationen muss jemand die Führung übernehmen.
Das beruht auf Vertrauen und rechtfertigt keine Diktatur. Ebenso ist es sinnvoll, dass bei komplexen Aufgaben jemand den Überblick behält.
Als Konfliktlösung ist Unterwerfung und Unterordnung nur kurzfristig sinnvoll, bis ein Kompromiss gefunden werden kann.

4. Delegation

„Wenn sich Zwei streiten, freut sich der Dritte." (Vor allem, wenn der Dritte Jurist ist.)
Die dritte Person erhält im Falle eines Konflikts Machtzuwachs. Sie wird die Instanz, die zwischen zwei Alternativen zu entscheiden hat. An die Stelle einer Person können natürlich auch anonyme Strukturen wie Gesetze oder Spielregeln treten. Diese Dimension brachte einen relativ großen Fortschritt mit sich: So konnten Menschen miteinander kooperieren, die sonst einander bekämpft hätten oder einander aus dem Weg gegangen wären.
Auch Eltern und ErzieherInnen fühlen sich zu solche Rollen berufen. Oft neigen sie aber dazu, den Kindern die Lösung abzunehmen, statt sie mit ihnen zu suchen, und das heißt auch sich zurückzuhalten. Kinder nutzen dann die vorschnelle Delegation gut aus:
„Mama, der Hansi hat mir das weggenommen!" Und schon reagieren die Erwachsenen „konfliktaufhebend", das heißt, der Konflikt wird bis zum nächsten Mal aufgehoben.

5. Kompromiss

Kompromiss ist eine selbstbestimmtere Form der Konfliktlösung mit dem Ziel, dass in einem Bereich des Konflikt eine Teileinigung erzielt werden kann.

Es gibt gute Kompromisse, wenn wichtige Teile des kontroversen Inhaltes gelöst werden, und faule Kompromisse, wenn die wichtigsten kontroversen Themen ausgeklammert werden.
Bei letzteren kann man unterstellen, dass der Konflikt nach einiger Zeit wieder auftauchen wird. Wird z.B. eine Machtfrage über Geld geregelt oder umgekehrt, so wird sich der Grundkonflikt - Macht oder Geld - an anderen Ecken wieder zeigen.

6. Konsens

Wenn die bisher verwendeten Lösungsstrategien in die Ausweglosigkeit geführt haben, dann entsteht häufig Lähmung.
Drei Kennzeichen stehen für eine solche ausweglose Situation:
a) Zwei einander widersprechende Behauptungen oder Interessen,
b) beide sind wahr bzw. berechtigt,
c) beide sind voneinander abhängig, nur wenn die eine Behauptung wahr ist, kann es auch die andere sein und umgekehrt.
Der Ruf nach einem Konflikt(er)löser ist hier naheliegend.
Die neuerliche Suche nach gerechten Lösungen könnte auch zum Konsens führen: Konsens ist der reifste und respektvollste Weg der Konfliktlösung.
Er geht davon aus, dass jeder Konfliktpartner versteht, dass eine gute Lösung nur die sein kann, die auch für den anderen gut ist. Diese Konfliktlösung findet sich in der ursprünglichen griechischen Vorstellung von Demokratie, deren Ziel die Einstimmigkeit war und nicht die Mehrheitsentscheidung.
Besonders wichtig ist diese Sichtweise heute für die „Mediation", die mit Partnern, die in Scheidung stehen, an einem Konsens für die vielen Detailfragen arbeiten.

Gemeinsam Lösungen suchen

Um diese Konfliklösungsmuster besser zu verstehen, schlagen wir hier eine Methode für PädagogInnen vor (Grundidee von Ulrich Baer, Remscheid):

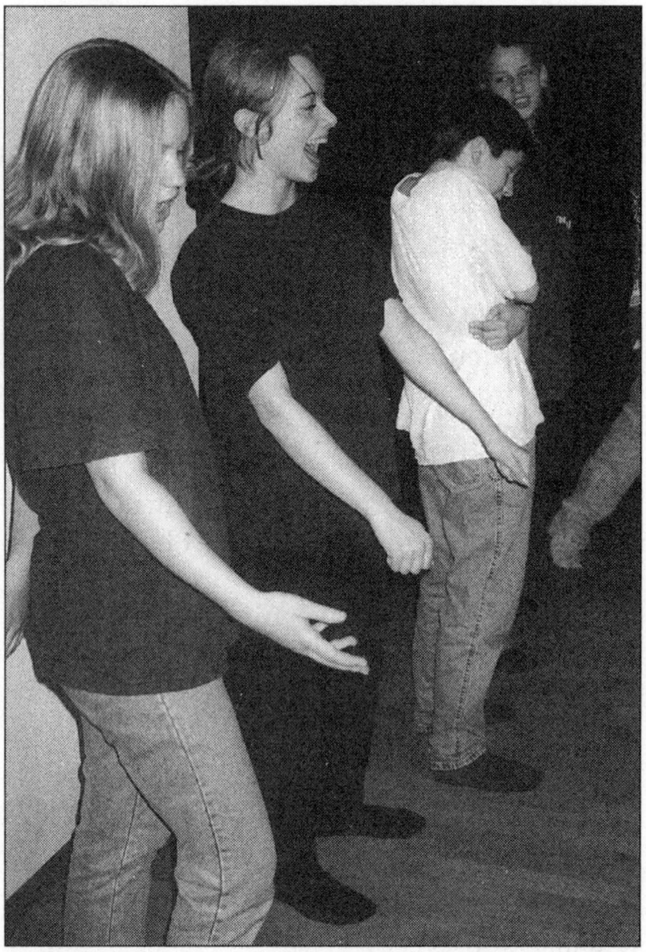

Die TeilnehmerInnen bilden mehrere Kleingruppen und bekommen eine Szene zur Diskussion und Lösung, dazu ein Blatt mit mehreren Lösungsideen.

„Im Erziehungsheim"

Ein Mädchen, Marina, kommt von der Schule zurück, knallt ihre Schultasche auf den Boden, stapft in ihr Zimmer und dreht die Musik auf volle Lautstärke. Die anderen Mitbewohnerinnen beschweren sich, einige kichern. Die Erzieherin fühlt sich bei einem Gespräch gestört.

Auf welche Lösung kann sich die Gruppe einigen:

a. Du gehst mit den Mädchen, die sich gestört fühlen, ins Kino.
b. Du gehst ins Zimmer und ziehst den Stecker heraus.
c. Du beschwerst dich bei der Heimleitung.
d. Du gehst ins Arbeitszimmer und bietest Marina ein Rollenspiel über ihr Problem an.
e. Du holst ein Brettspiel aus dem Kasten und spielst es mit den anderen.
f. Du bastelst mit der Gruppe Ohrenstöpsel.
g. Du lädst Marina zu einem Tee ein und versuchst, mit ihr über ihren Frust zu sprechen.
h. Du rufst Marinas Freundin im anderen Haus an und bittest sie, mit Marina zu sprechen.
i. Zusammen mit dem Heimpsychologen planst du eine gruppendynamische Sitzung zum „Fall Marina".

Nach dieser Einigung soll die Gruppe ihre Lösung den oben genannten Konfliktmustern zuordnen und nochmals diskutieren.

Hier ein Vorschlag:
a. Flucht. Wenn keine andere Lösung möglich ist, kurzfristig sinnvoll.
b. Unterwerfung. Das wird wahrscheinlich Wut beim Mädchen auslösen, kann jedoch auch das Verhalten von Marina unterbrechen, und ein Gespräch sollte folgen.
c. Der Versuch einer Delegation, die aber den Konflikt verschiebt und die Hilflosigkeit der Erzieherin zeigt.
d. Delegation an eine Methode, die hier nicht ankommen wird.
e. Ablenken entkrampft, kann aber auch Flucht fördern.
g. Kompromiss, wenn Marina auch ihren Teil am Konflikt übernimmt.
h. Delegation an die Solidarität, hilfreich dort, wo Autoritäten ausgespielt haben.
i. Delegation und Flucht vor eigener Verantwortung, sinnvoll, wenn es um ein Problem in der ganzen Gruppe geht.

Wie würde ein Konsens aussehen?
Diese Konfliktsituation könnte als Rollenspiel durchgearbeitet und so oft wiederholt werden, bis eine gute Lösung gefunden wurde.

4.5. Gefahren und Strategien

Die Hilflosigkeit der Lehrer an einer englischen Schule gegenüber aggressiven Kindern brachte die Ministerin dazu, wieder über die Einführung der Prügelstrafe zu diskutieren.

Übliche Gefahren

Das oben genannte Zitat ist die Gefahr Nr. 1: Wenn aus Hilflosigkeit und Überforderung in den pädagogischen Institution wieder zu den alten Mitteln gegriffen wird, kann Aggression wieder nur unterdrückt werden und an anderen Ecken der Gesellschaft auftauchen. Gewalt ist vorrangig ein strukturelles Problem.
Wir nennen hier einige Faktoren, die destruktives Aggressionsverhalten nähren:

Langeweile und Unterforderung

Unterforderung bedeutet z.B. die einseitige Beanspruchung der Sinne. Reizarm und einseitig ist das pädagogische Repertoire der üblichen Bildung: Schauen, hören und sitzen, mitschreiben. Unterforderung im privaten Lebensbereich äußert sich auch im Mangel an Bewegungs- und Spielflächen, die eigenständig erreicht werden können.
Die Wechselwirkung zwischen Langeweile der Schule und Illusionen in der Freizeit provoziert aggressive Verhaltensweisen aus körperlich-emotionalem Frust.

Eine weitere gesellschaftlich verursachte Gefahr ist die Langeweile aus Arbeitslosigkeit. Der reale Mangel an Ausbildungsplätzen bewirkt, dass Jugendliche eine sehr notwendige Sinnperspektive verlieren und ihre Ohnmacht in Macht und Gewaltaktionen ausdrücken. Arbeits(platz)losigkeit war immer schon kränkend und dadurch gefährlich - nach außen oder nach innen!
Der Weg in die Sucht ist dann eine selbstaggressive Strategie, ... die den Staat zudem nicht weniger kostet.
Schutz: Arbeitsplätze und Ausbildungen für Jugendliche verringern Gewalt aus Langeweile und Frustration.

Zuviele Ansprüche und Reize ergeben Überforderung

Zu hohe Ideale und Ansprüche an sich und an die Kinder (Schüler, etc.) sind heute eine verbreitete Selbstverständlichkeit und gleichzeitig eine ständige Quelle von Enttäuschung, Resignation, Aggressivität oder Depression. Die pädagogischen Institutionen sollen für soziale, emotionale und kognitive Bildung zuständig sein, für Kreativität und Intelligenz. Soziales Lernen braucht aber kleine Gruppen (max. 16 Teilnehmer), Zeit, lockere Zielvorgaben und Bezugspersonen, die mit dem Material „Emotion“ umgehen können.
Diese Rahmenbedingungen sind sehr selten zu finden. Konflikte müssen unter derzeitigen Bedingungen meist vermieden oder rasch „erledigt“ werden, in der Regel durch Eingriffe der Erwachsenen.
Die Ambivalenz zwischen Anspruch und Wirklichkeit ist für viele engagierte PädagogInnen schwer auszuhalten, und sie verlassen häufig das „pädagogische Schiff“.
Was sollen die Kinder und Jugendlichen tun? Sie müssen da durch und wehren sich, wenn sie keine Kompensationsmöglichkeiten außerhalb haben.
Die Überforderung wird dann akut, wenn von zu Hause auch noch Druck kommt, und der hat in der letzten Generation eindeutig zugenommen, wie eine Studie im Familienbericht 1989 an die österreichische Bundesregierung belegt. (Thanhoffer, Reichel, Rabenstein 1992, S. 204)

Überforderung entsteht auch durch dauernde Reizüberflutung. Sie ist nicht nur auf überhöhten Medienkonsum zurückzuführen, sondern auch „Zeitgeist": Informationen, Werbung, akustische Reize, fehlende Zeit für die emotionale „Verdauung".
Es ist ein ständiges „Fressen" mit Augen und Ohren, eine Dauervibration des vegetativen Nervensystems.
Daran ist der menschliche Organismus (noch) nicht gewöhnt. Aggressive Reaktionen sind auch Abwehr gegen diese Reize.
Schutz: Der Rhythmus zwischen Anspannung und Entspannung reguliert die Überreizung und maßvolle Forderungen die Zufriedenheit.

Überbehütung, Bevormundung und Verwöhnung

Der aggressive Akt der Überbehütung wird selten erkannt, Fürsorglichkeit wirkt so untadelig, die Unterdrückung und Entmündigung wird erst deutlich, wenn man die Verzweiflung beim Kind erspürt.
Die Schuldgefühle - in der Regel die der Mütter - bewirken ein verstärktes Bemühen, noch mehr für das Kind zu tun. Diesem bleibt oft nichts anderes übrig als krank oder auffällig zu werden. Nichts ist schwieriger, als zu Gut-gemeintem „Nein" zu sagen.
Der noch geäußerte Widerstand des Kindes macht die Eltern hilflos, und sie reagieren mit noch mehr Sorge.
Das Kind wird von einem Arzt zum anderen geschleppt - manchmal ist es „wirklich krank", manchmal findet man nichts, und der neurotische Kreislauf geht weiter.
In Trennungssituationen wird das Kind dann weinerlich oder aggressiv.
„Das an Selbstständigkeit nicht gewöhnte Kind empfindet sich als vernachlässigt, sobald es auch nur für kurze Zeit sich selbst überlassen bleibt ... es hat nicht gelernt, leere Zeiträume zu füllen und seinen eigenen Tag zu strukturieren ...
Der Sturz von „Zuviel an Mutter" in das „Loch der Mutterabwesenheit" wird sicher von vielen Kindern nur schwer verkraftet."
(Schenk, H. 1996, S. 127)

Schutz: Die Entlastung der Mütter von idealisierten Erwartungen und die Erleichterung in den beruflichen Einstieg würde die Fixierung auf Kinder verringern.

Sündenböcke durch verdrängte Konflikte

Verdrängte Konflikte in Familien und Umfeld, ungelöste Hassbeziehungen, unverarbeitete Trauer und Angst kommen erst zutage, wenn man den Spuren der Symptome folgt.
Kinder nehmen Atmosphären sinnlich auf, können bedrohliche Stimmungen aber nicht benennen. Sie äußern ihre Ängste vielleicht durch „Verhaltensstörungen", und dafür werden Schubladen geschaffen, z.B. „Scheidungskinder". Dabei sind „ehegestörte Kinder" ebenso häufig: Die eigene Familie nur als gut sehen zu müssen ist eine emotionale Vergewaltigung vieler Kinder: „Daher darf man nicht in den weitverbreiteten Fehler verfallen und Kinder lehren, ihre Gefühle aufzuteilen, sodass alle aggressiven Gefühle auf Feinde und Außenseiter gerichtet werden und alle Liebesgefühle für die Familie und Freunde reserviert bleiben.
Um dem Kind eine psychisch und physisch gesunde Entwicklung zu ermöglichen, muss ihm erlaubt sein, beiderlei Gefühle innerhalb der intimen Familienbeziehung auszuleben."
(Bach 1981, S. 37)
Und das gilt im gleichen, wenn nicht höheren Maße in professionellen Ersatzwelten wie etwa Heimen. Neben dem Respekt vor unangenehmen Gefühlen kann rechtzeitig deutlich gemacht werden, dass manche Nachbarn, Berufsgruppen, Volksgruppen etc. einseitig zu Sündenböcken gemacht werden. Kinder sehen das oft schneller ein als Erwachsene.
Schutz: Die Lösung der eigenen Konflikte verringert die Projektion auf andere.

Verwahrlosung durch fehlende Geborgenheit und Klarheit

Aggression ist auch der Ruf nach Orientierung, das zeigt sich vor allem bei „verwahrlosten" und „dissozialen" Jugendlichen. Verwahrlosung ist hier emotional, sozial, materiell und auch geistig gemeint.
Der mangelnde Halt durch fehlende Kommunikation oder abwesende Bezugspersonen wird kompensiert z.B. durch Orientierung an Ideologien.
Die Bildung von Cliquen und Peergroups mit Abgrenzung und Provokation der Erwachsenen ist normal und ein notwendiges Ablösungsverhalten. Problematisch wird die Ablösung dort, wo Selbstzerstörung und Destruktivität über längere Zeit zum Verhalten gehört. Mangelnde Orientierung führt zum Gegenteil:
Rechtsradikale Gruppen und Sekten bieten durch ihre straff organisierte Form „Halt und Sicherheit", natürlich um den Preis der Unterwerfung.
Schutz: Sicherheiten über gute Beziehungen sind das beste Kapital. Hilfreich sind ebenso alle Initiativen und Personen, die Orientierung und Sicherheit geben und dabei nicht entmündigen.

Orientierungslosigkeit und emotionale Überforderung

Unklare Botschaften führen zu Verwirrung, sie machen Kinder und Jugendliche aggressiv: „J-ein" verwirrt. Die Suche nach Klarheit wird weiter provoziert.
Die Hilflosigkeit gegenüber schwierigen Kindern führt auch dazu, dass einem „die Hand ausrutscht". Dass dies ein Zeichen von Überforderung ist, mag man sich oft nicht eingestehen. Da täte es gut, mit anderen darüber zu reden, um sich selbst zu entlasten.
Ein ebenso gefährliches Spiel heißt mächtige Kinder und ohnmächtige Erzieher („der kleine Tyrann"): Missverstandene „antiautoritäre" Erziehung verführte Eltern dazu, den Kindern zu viele Entscheidungen und Macht zu überlassen.
Kinder brauchen gute Autoritäten, um sich orientieren zu können, um ihre Allmachtsgefühle in ein realistisches Selbstwertgefühl zu lenken. Eltern, die dem Kind aus falschem Erziehungsverständnis keinen Widerstand entgegensetzen, zerstören damit unbewusst seine Fähigkeit, in dieser Welt zu bestehen (Bach 1981, S. 31).
Schutz: Kinder und Jugendliche haben ein Recht auf glaubwürdige Autoritäten.

Erziehung durch Angst und Gewalt

„Wenn du nicht ..., dann ...!!" - eine häufige Drohung, um bei Kindern etwas zu erreichen. Die kindliche Abhängigkeit wird verstärkt, und wenn die Drohung wahr gemacht wird, dann wirkt das Anpassungsinstrument sicher. Kinder fügen sich, speichern dieses Ohnmachtsgefühl oder reagieren irgendwann wieder aggressiv nach außen. Wird dieser Vorgang oft genug wiederholt: „Wenn du nicht, dann...", wird sich das Kind an die Rolle des „bösen" Kindes gewöhnen und es zu seiner Überlebensstrategie machen. In Wien heißt das: „Er bettelt um a Watschn!"
Erfährt es einmal andere Reaktionen als bisher, wird es zwar misstrauisch bleiben, hat aber die Möglichkeit, neu zu reagieren.
Insofern sind aggressiv verhaltensauffällige Kinder weniger gefährdet, körperlich krank zu werden, als diejenigen, die ihr Leid unterdrücken.
Schutz: Gute Autoritäten müssen nicht unnötig Angst machen und keine Gewalt anwenden.

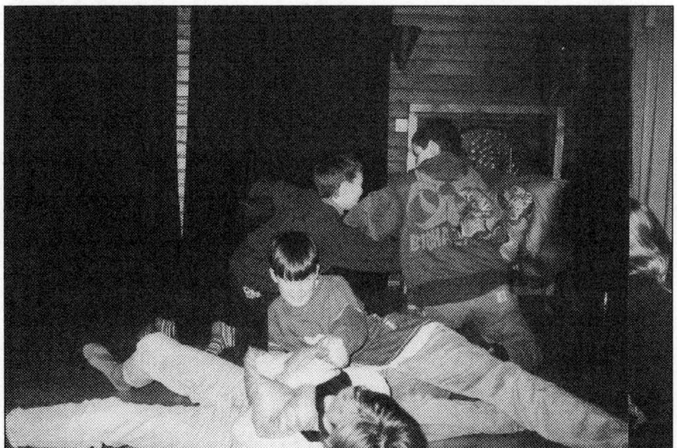

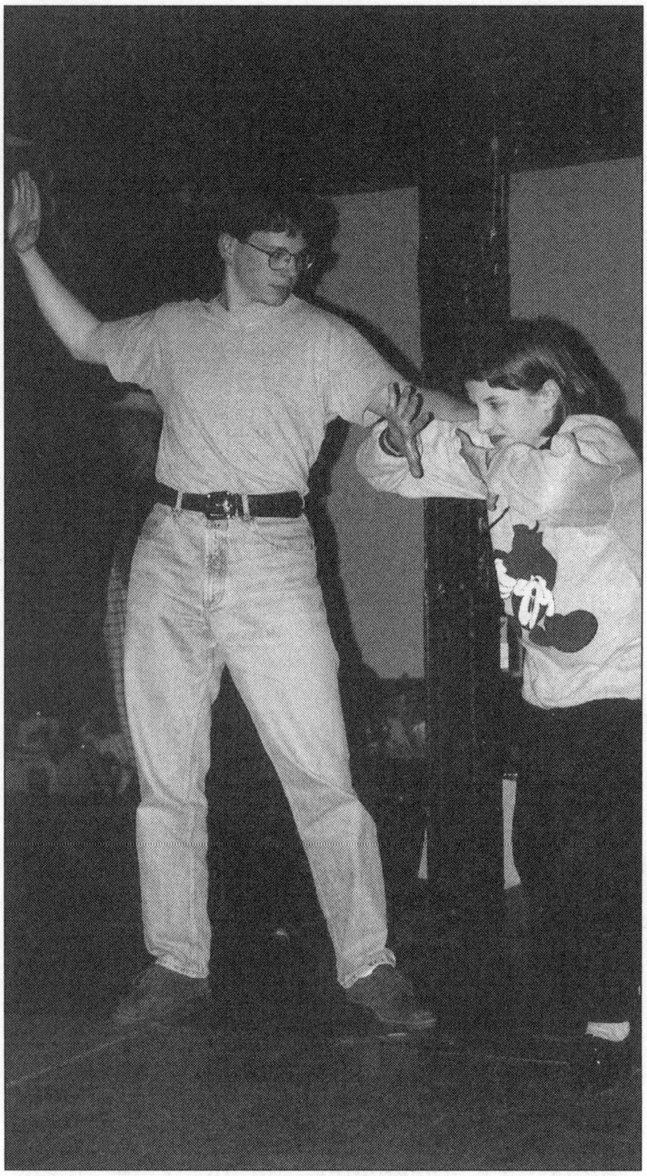

Strategien:

Die folgenden Anregungen sind für Sie als PädagogIn und BeraterIn gedacht. Wir gehen von der Erfahrung aus, dass aggressive Situationen Angst machen. Kreative und gewaltfreie Lösungen brauchen Reflexion und neue Verhaltensmöglichkeiten. Und das erfordert Zeit und persönliche Auseinandersetzung mit sich und den Beteiligten. Dazu sind diese Strategien sinnvoll.

Wahrnehmen und verstehen

„Was mich betrifft,
hält mir den Spiegel vor."

Wie ist Ihre persönliche Einstellung und Haltung zu Aggression?
Haben Sie Angst vor Aggressionen?
In welchen Situationen?
Wissen Sie, wie Sie sich wehren und schützen können?

Die eigene Geschichte kennen

Ihre negativen Erfahrungen mit Aggression, vor allem die verletzenden, prägen die weitere Haltung im Umgang mit aggressiven Situationen. Die Wiederholung angstvoll aggressiver Szenen blockiert die pädagogisch sinnvolle Handlung. Sie können solche Situationen mit Rollenspiel, Gespräch oder mit Bildern „nacherleben", sich selbst verstehen und neu handeln lernen. „Jede Wiederholung sucht nach Lösung", so heißt es sinngemäß und treffend im Psychodrama.

Schwierige Erziehungssituationen rühren häufig an unbewältigte Erfahrungen aus der Lebensgeschichte des Pädagogen.
Da hilft die Kenntnis der erlernten Normen und Werte mit Aggression weiter: Vielleicht sind die Widersprüche zwischen jetzigen Forderungen und erlernten Normen einfach zu groß!

Eine Reflexion für Erwachsene:

Spiegelübung

1. Suchen Sie sich ein Verhalten eines Ihrer Kinder, KollegInnen oder Schüler heraus, das Ihnen in besonderer Weise auf die Nerven geht.

2. Beschreiben Sie dieses Verhalten - am besten einem guten Freund persönlich oder schriftlich - losgelöst von der konkreten Person, also nur das Verhalten als solches. Bringen Sie das Ärgernis schließlich „auf den Punkt".

3. Fragen Sie sich nun: „Wie war das bei mir damals? Habe ich als Kind dieses Verhalten zeigen dürfen? Welche Reaktionen habe ich geerntet? Hätte mir dieses Verhalten vielleicht manchmal gut getan?"

4. Wenn Sie die Brücke zu Ihrer Vergangenheit gefunden haben, dann üben Sie - am besten unterstützt von Partner oder Freundin - sich in der liebevollen Erinnerung an dieses Kind.

5. Überlegen sie, was das Kind, das Sie waren, damals gebraucht hätte.

Damit ist nicht gemeint, dass jedes nervende Verhalten von Kindern nur ein Spiegel ungelebter oder ungeliebter eigener Vergangenheit ist. Das wird manchmal bis zur Unsinnigkeit übertrieben.
Aber manchmal, wenn die innere Erregung eine bestimmte hartnäckige Qualität erreicht, ist eine Untersuchung in oben beschriebener Weise hilfreich und entspannend. Und Entspanntheit ist eines der höchsten Güter in der Erziehung.

Erzieher, Eltern und Berater sollen wissen, dass es ein Zeichen guter Selbsteinschätzung ist, wenn sie ihre Grenzen erkennen und mit ihren Fragen nach außen gehen. Selbsterfahrung und Supervision helfen hier gut weiter; es sollte für PädagogInnen selbstverständlich sein, Weiterbildung auch in diesen Formen in Anspruch zu nehmen.

Lösungen wachsen lassen

Die folgende Anleitung hat zum Ziel, dass Sie sich selbst helfen lernen.
Die größte Schwierigkeit im Umgang mit destruktiver Aggression ist, dass man als Pädagoge in die ohnmächtige und hilflose Rolle gerät.
Dies ist in der akuten Situation verständlich, doch noch keine Ausrede.
Wir möchten Sie ermutigen, bisherige Betrachtungsweisen im Umgang mit aggressiven Kindern und Jugendlichen (und Erwachsenen) in Ruhe zu reflektieren.
Aus der distanzierten Betrachtung erwachsen oft neue Lösungen.

Stellen Sie sich eine Szene vor, die mit Aggression zu tun hat und Ihnen Probleme bereitet. Falls Sie keine parat haben, nehmen Sie folgende Szene:

*„Musikunterricht in einer Vorschulklasse:
Am Ende eines Spiels entsteht plötzlich ein ohrenbetäubender Tumult. Zwei oder drei Kinder beginnen zu schreien, zu trampeln und zu rennen, reißen andere Kinder mit sich fort. Ich finde bei diesen Geräuschpegel kein Gehör bei den Kindern. Diese Krachwoge schwemmt alles fort. Ich bin hilflos."*

Wahrnehmen
Nehmen Sie nun noch mal die Situation aus der Distanz wahr, die Ihnen zu schaffen macht, und lassen Sie diese wie einen Film vor sich ablaufen:
- Was regt Sie auf, was macht Ihnen Angst, was befürchten Sie? Spüren Sie Körperreaktionen auf diese Situation?
- Machen Sie jetzt das, was sonst verpönt ist: Sich hineinsteigern! ... Alles, was Sie sonst vermeiden, ist jetzt in Gedanken erlaubt ...
- Beobachten Sie alle Ihre körperlichen und emotionalen Reaktionen ...
- Wenn Sie genug haben, schalten Sie den „Film" wieder ab, atmen durch und notieren Ihre wichtigsten Gedanken.

Deuten

- Versuchen Sie, die Aggressionsszene noch einmal so genau wie möglich zu beschreiben, fast wie ein Drehbuch zu einem Bühnenstück. Jetzt werden Ihnen kleine Details besser auffallen als beim ersten Mal. Was war vor dem Ausbruch?
- Beachten Sie die Dramaturgie, den Aufbau der Szene und die einzelnen Rollen dabei. Alle haben eine Funktion!

Ohne Zuschauer kein Theater - beachten Sie auch die „Unbeteiligten" und deren Reaktionen.

- Beschreiben sie genau Zeitrahmen und andere Selbstverständlichkeiten.
- Nun können Sie nach dem Titel der Szene suchen: Wie heißt das Bühnenstück? Was ist „die Moral von der Geschicht"?

Kreative Lösungen suchen

- Stellen Sie diese Situation wieder auf Ihre „Bühne" (z.B. über Zeichnen oder mit Spielkegeln oder nur in der Fantasie) und spielen Sie Regisseur: Sie können die unmöglichsten Anweisungen geben ...

oder die Rollen vertauschen ...

das Gegenteil machen lassen ...

- Lassen Sie sich einen anderen Verlauf des Stückes einfallen, jedenfalls ist das Ende und die Pointe wichtig.
- Vielleicht lachen Sie auch über die Situation, und damit wäre ein Stück innerer Abstand geschaffen. Sie sind in jedem Fall ein Stück aus der Ratlosigkeit und der Lähmung heraus.
- Wenn Sie sich nun neue Handlungen oder Verhaltensweisen vorstellen: Beachten Sie dabei Ihre inneren Widerstände und verändern Sie Ihre Ideen solange, bis Sie eine glaubwürdige und mögliche - vorläufige - Lösung gefunden haben.

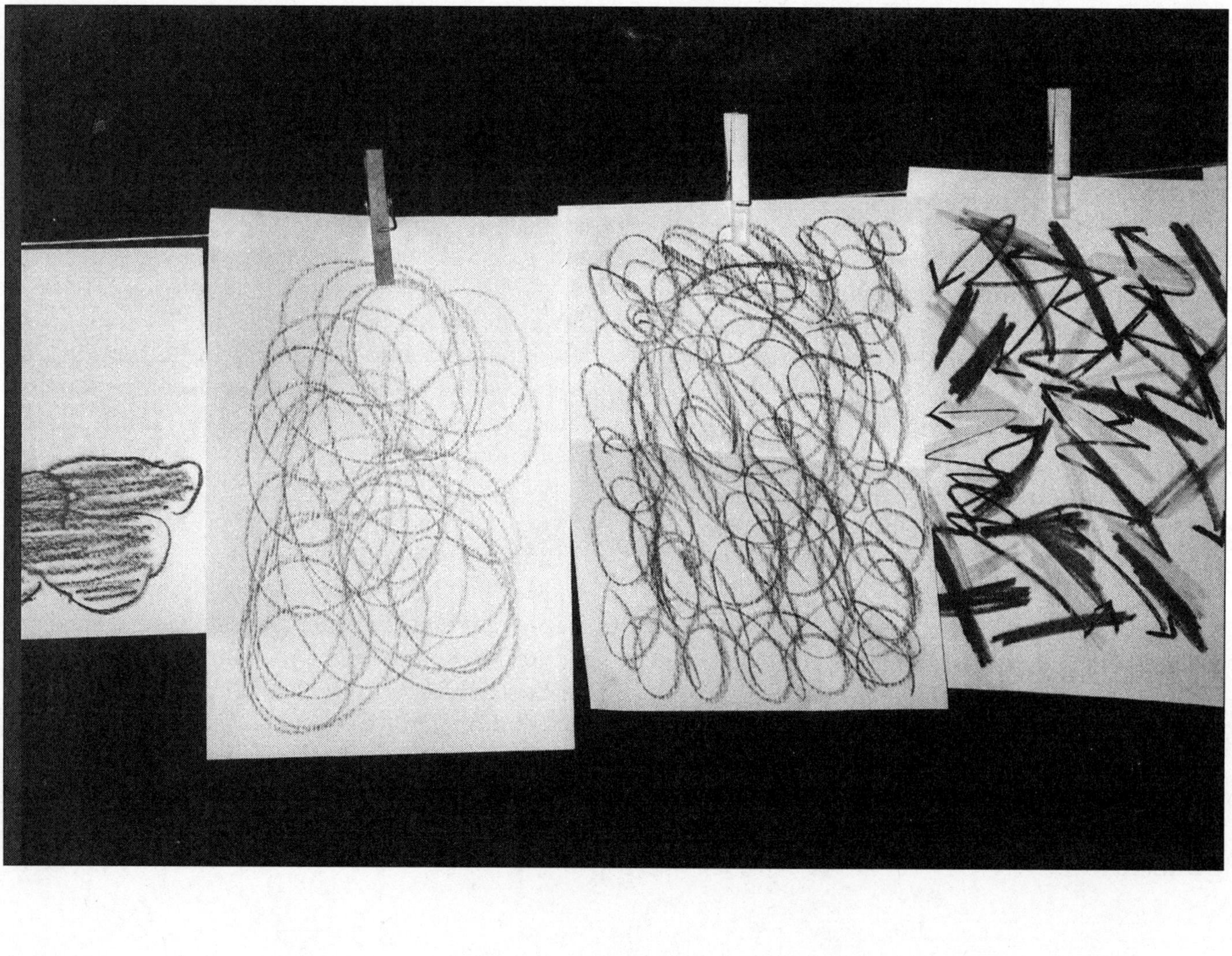

Beachten Sie, dass es vielleicht nur ein kleiner Schritt sein darf und kann.

- Wollen Sie überhaupt etwas verändern? Oder soll sich der andere verändern? Das wäre zunächst toll, aber wenn Sie sich vom Verhalten der anderen abhängig machen, werden Sie handlungsunfähig.
- Verzeihen Sie sich selbst! In einer Überforderung reagieren Sie ohnehin wieder mit dem vertrauten Muster und denken nicht weiter nach. Verzichten Sie auf den Anspruch, sofort eine neue, gute und dauerhafte Lösung zu haben.
- Jede neue Lösung bedarf der Bewährung und Übung. Aus alten Schienen steigt man nicht so leicht aus. Geben Sie sich Zeit!
- Die Achtsamkeit grundsätzlich als Haltung zu üben, tut Ihnen in jeder Situation gut.

Je entspannter, desto weniger Kurzschlussreaktionen gibt es.
Mit anderen Worten: Durchatmen und genau schauen, was wirklich los ist.

Mitteilen

- Erzählen Sie nun die ursprüngliche Szene jemandem, der nicht in die Sache verwickelt ist, und nehmen Sie die Reaktion auf, auch wenn Sie Ihnen nicht so angenehm ist. Vielleicht ist doch eine Idee dabei.
- Spüren Sie wiederum, wie Sie auf das Neue und Andere reagieren, oder wie Sie sich in Ihrer bisherigen Denkweise bestätigt fühlen.
- Sollte bei dem Gespräch mit anderen noch keine Idee entstanden sein, so haben Sie wenigstens die Belastung ausgesprochen und sich mitgeteilt. Jemand weiß von Ihrem Kummer, und Sie sind nicht mehr alleine damit.
- Falls Sie eine Idee haben, die Sie ausprobieren wollen, dann erzählen Sie sie jemandem. Vielleicht wird er Sie bald wieder ansprechen: „Wie ist es gelaufen?“ Und das motiviert zusätzlich.

Wenn Sie obige Szene nun anders lösen möchten, ist die Frage nach dem, was vorher angestaut wurde, wesentlich.
Vielleicht war das Spiel zu langweilig oder zu schwierig?

Ansprechen und Konfrontieren

Wenn Sie mit dem vorigen Punkt recht zufrieden sind, dann könnte es sein, dass Sie dazu neigen, zu oft bei sich allein „die Schuld“ zu suchen. Bis jetzt haben Sie ja „die ganze Arbeit“ allein gemacht. Und was ist mit Ihrem Aggressionspartner, dem Kind, dem Kollegen, etc.?
Ist der nicht auch ein wichtiger Teil des „Problems“? Wie können Sie diesen Partner (das können auch mehrere sein) angemessen einbeziehen? Bedenken Sie dabei: Es geht nicht nur um die Frage: Ist meine Maßnahme erfolgreich oder 'Bringt's eh nix'?
Es geht auch um die Frage: Was geschieht, wenn ich meine Gefühle, Gedanken und Impulse zurückhalte?
Werde ich dann nicht zum „Mittäter“?

Zuerst brauchen Sie bei dieser Strategie innere und äußere Standfestigkeit. Die können Sie immer wieder üben: Stellen Sie sich gut auf beide Füße und blicken Sie geradeaus. Sprechen Sie mit klarer Stimme und lauter als sonst.

Der deutliche und unmissverständliche Kontakt durch Blick und Sprache zeigt Ihre Grenzen. Es ist oft erstaunlich, wie unterschiedlich „wilde“ und „freche“ Jugendliche reagieren, je nachdem wie jemand auftritt, auf sie zugeht und sie anspricht. Aber auch das kann und muss von vielen PädagogInnen noch geübt werden.
Der gute Wille allein kann das nicht leisten.

Der dritte Aspekt ist die Ehrlichkeit: Auch bei gekonntem Auftreten spüren Kinder und Jugendliche, wenn die Sicherheit gespielt ist. Wenn Sie also neben Ihrem Zorn auch Unsicherheit und Angst spüren, dann sagen Sie das ruhig dazu. Glaubwürdigkeit entlastet.

Der letzte Aspekt ist das „Dranbleiben“: Wenn Sie ein Kind, einen Jugendlichen, einen Kollegen, eine Gruppe konfrontiert haben, dann folgen Sie Ihrer Wirkung nach, schauen Sie: Was habe ich bewirkt; was ist gelandet?

Vielleicht muss man gleich nachfragen ... und auch eine eventuell unangenehme Reaktion in Kauf nehmen. Vielleicht muss manches noch deutlicher gemacht werden. Vielleicht muss aber erst noch Zeit vergehen, bis eine ruhigere Besprechung möglich wird.
Bleiben Sie aber in jedem Fall „in Kontakt".

Vorbeugen und Üben

Drei Elemente können mithelfen, den konstruktiven Umgang mit Aggression vorbeugend zu lernen und zu achten: Körperliche Bewegung, Kampf und Schutzverhalten.

Bewegungslust und Körperkraft

Menschliche Bewegung hat ein „Repertoire", das ausgeschöpft werden möchte. Das gilt quantitativ: Es tut gut, manchmal ins Schwitzen zu kommen oder sogar bis an die eigenen Leistungsgrenzen zu gehen, da ist die sportliche Betätigung hilfreich: Hier wird das „über sich Hinausgehen" gefördert, doch teilweise führt es wieder zu Schädigungen.
Die Suche nach Grenze und Maß bleibt uns überlassen. Menschen brauchen unbedingt viel Raum und Zeit für Spiele, Tanz, Sport - ungestilltes Bewegungsbedürfnis führt zu muskulärer Anspannung, Druck oder Schlaffheit.
Die Einschränkung von Bewegung (in der Schule sitzen) ist alleine schon eine Quelle von Aggressivität. Kraft- und Bewegungsspiele lenken den Aggressionsstau, der aus Druck oder Langeweile entsteht, nach außen, befriedigende Müdigkeit und Entspannung bis hin zu einer „glücklichen Erschöpfung" ist dann der Lohn dafür.

Fair kämpfen lernen

„Ein guter Kämpfer wird nicht wütend."
Lao Tse

Kinder kämpfen z.B. gerne mit Stöcken, sie sollen es üben und dabei die Verletzungsgefahren erkennen.
Einfache Stockrituale helfen, die Gefahr zu bändigen, das Entwickeln solcher Übungen und Rituale mit den Kindern ist lustvoll.
Das Abwechseln zwischen Zuhören und Reden lässt sich üben. Dabei müssen Sanktionen möglich sein, anders funktionieren Regeln nicht (gelbe und rote Karte im Fußball). Es gibt immer Toleranzgrenzen, jedoch werden Kinder und Jugendliche probieren, ob die Grenzen auch wirklich halten.
Der Kampfgegner oder Konfliktpartner verdient Respekt. Die asiatischen Kampfkünste zeigen repsektvollen Kampfgeist: Der Gegner wird mit einer Verbeugung bedankt: „Ihr seid eins, du und dein Gegner.
Du existierst gemeinsam mit deinem Gegner und wirst zu seiner Ergänzung, nimmst seinen Angriff auf und bedienst dich seiner Kraft, um ihn zu überwinden." (Bruce Lee)
Das Bild des „edlen Kriegers" aus Indianermythen und Heldensagen begeistert heute noch Kinder und Jugendliche.
Da wird die geistige und respektvolle Einstellung deutlich hervorgehoben. Hier werden Regeln aus einem durchaus guten Geist geboren und brauchen praktische Vorbilder.
Kämpfen heißt vor allem sich schützen und verteidigen:
Der Gedanke, dass Kinder pädagogische Unterstützung brauchen, um eine gute Mischung aus Schutz und Selbstverteidigung zu entwickeln, ist in unserer Kultur jedenfalls nicht die Regel.
Überwiegend gehen die pädagogischen Botschaften undifferenziert in Richtung „Gib lieber nach" oder in Richtung „Setz dich durch".

Die Konzentration der Kraft als Mittel, auch in unterlegenen Situationen verteidigungsfähig zu bleiben, stärkt das Selbstbewusstsein, das uns umgekehrt dazu verhilft, weniger feindselig oder aggressiv-ängstlich auf unsere Umwelt reagieren zu müssen.

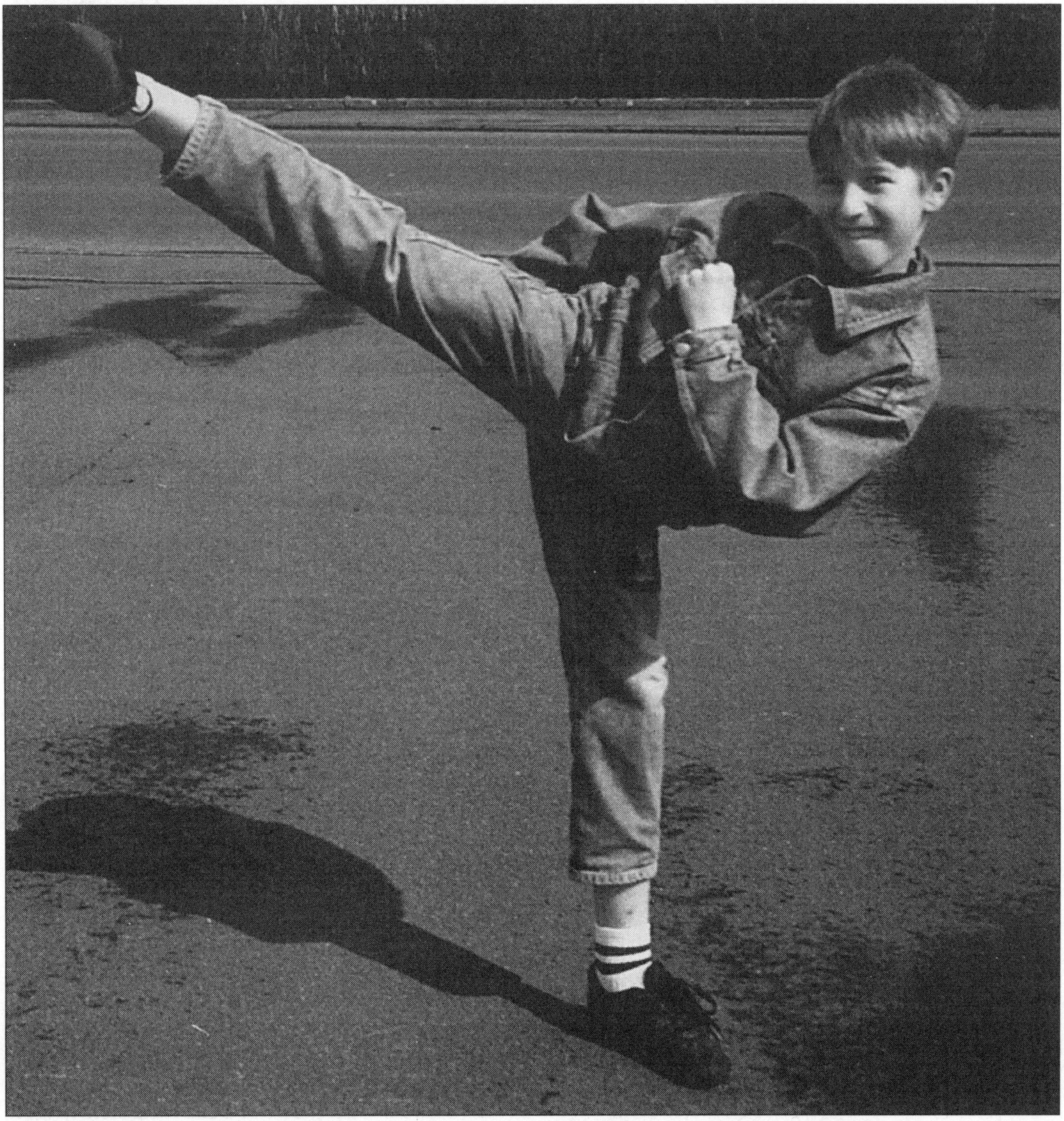

4.6. Aggressionsübungen und Spiele

In den bisherigen Abschnitten dieses Kapitels haben wir die Impulse, Methoden und Übungen direkt auf die jeweiligen speziellen Themen bezogen.
In diesem Abschnitt bieten wir Ihnen Übungen und Übungseinheiten, die Sie mit einer Gruppe auch ohne aktuellen Anlass und ohne besonderes Thema machen können, vielleicht im Turnunterricht, bei der Freizeitgestaltung im Hort oder Heim, in einer Selbsterfahrungsgruppe und in vielen anderen Praxisfeldern.

Diese Übungen fördern das persönliche Wohlbefinden, beleben das Gruppenklima, und Sie lernen auch noch Einiges über „Aggression als Lebenskraft“.

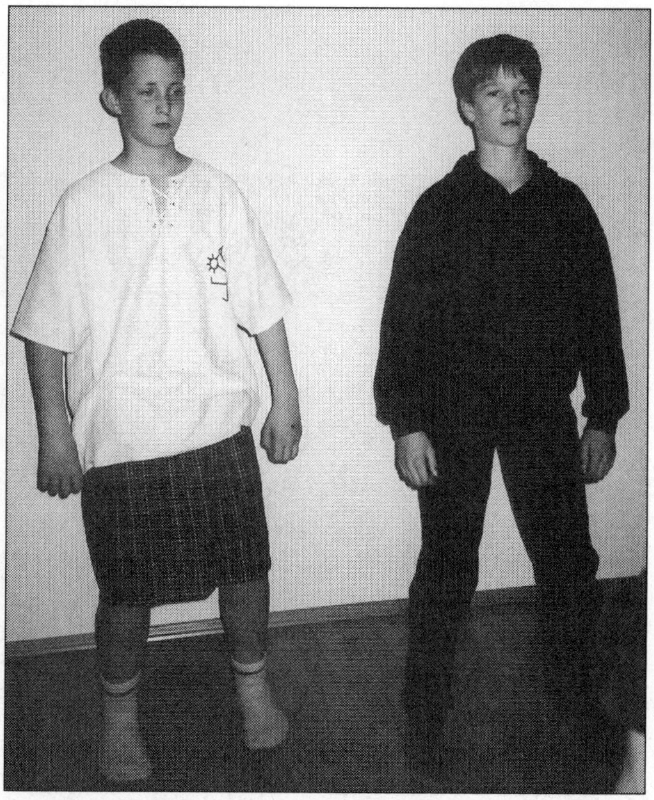

Zentrierungsübungen

Zentrierung unterstützt die emotionale und körperliche Standfestigkeit.
Diese Übungen sind auch für den Umgang mit heftigen Emotionen brauchbar oder auch als Einstimmung in den Alltag. Sie helfen, den Boden unter den Füßen zu spüren und selbstsicher zu stehen.

Standfestigkeit

Aufrecht stehen: mit schulterbreitem Stand, Füße parallel und Knie locker, ohne Hohlkreuz die Wirbelsäule aufrichten, die Vorstellung von „im Lot sein“ oder „einem goldenen Faden, der vom Scheitel zum Himmel geht“ hilft, aufgerichtet und gut zu stehen. Die Füße sind Basis für Standfestigkeit.
Dies gilt für alle Übungen im Stehen, Gehen und Laufen.
Nach der Konzentration auf den aufrechten Stand die Wahrnehmung auf die Körpermitte, auf die Nabelgegend richten und dort verweilen, das beruhigt den Atem und die Emotionen.

Wippen

Die Knie locker lassen und tiefer beugen und dabei das Becken senken, es entsteht ein tiefer, beweglicher Stand. Die Fersen beider Füße abheben, Gewicht auf die Ballen verlagern und Arme nach hinten schwingen, dann die Gegenbewegung: Arme schwingen nach vorn, Gewicht auf die Fersen; daraus entsteht ein Schaukeln. Leicht schwingen, bis ein Rhythmus entsteht, dann ausklingen lassen und nachspüren: Meist ist die Stabilität und Flexibilität in den Füßen deutlicher spürbar.

Balance

Mit der gewonnen Standfestigkeit kann nun experimentiert werden:
- Gewicht auf ein Bein verlagern, mit Becken nach unten gehen, Knie gebeugt.
- Im Stehen: Wechseln der Belastung, schwingen mit dem freien Bein.
- Zentrieren und Standfestigkeit im Gehen: Alle gehen durch den Raum und versuchen, sich gegenseitig durch leichte und überraschende Berührungen aus der Balance zu bringen.

Mit Partner:

Hahnenkampf
Auf einem Bein stehen, hüpfen und sich gegenseitig durch leichtes Anrempeln und Schubsen aus der Balance bringen.

Erschrecken
Einer geht vorne, der andere folgt... Der Vordere dreht sich plötzlich um, ruft „Ha!" und will dabei den "Verfolger" aus dem Gleichgewicht bringen, ohne Berührung! Der Verfolger wie der Erschrecker bleiben dabei standfest und versuchen nicht umzufallen.

Klatschen
Beide stehen einander mit gegrätschten Beinen gegenüber, nicht zu breit, und halten die Hände in Schulterhöhe mit den Handflächen nach vorne. Sie halten Blickkontakt und klatschen ganz plötzlich auf die Handflächen des Partners, sodass dieser möglichst aus der Balance kommt.

Mit Kraftpartner:

Schieben und drücken

Zentrierter Stand (Becken und Knie tiefer), Schrittstellung. Beide Partner halten die Hände in Schulterhöhe.
Nun drücken sie die Handflächen mit Kraft gleichzeitig gegeneinander, die Partner leisten einander Widerstand.
Variation: Einer drückt, der Andere gibt der Kraft entsprechend nach, und beide lassen allmählich nach, sodass nur mehr leichte Berührung und sanftes Hin- und Herwiegen entsteht.
Dann gibt jeder wieder Kraft dazu und baut die Spannung auf bis zum äußersten Punkt der Kraft. Der Zweite leistet zwar Widerstand, gibt aber keinen direkten Gegendruck - er spiegelt die Kraft des Anderen.
Damit erzielt man das Gefühl für unterschiedliche Kraftanwendung und lernt diese zu dosieren.

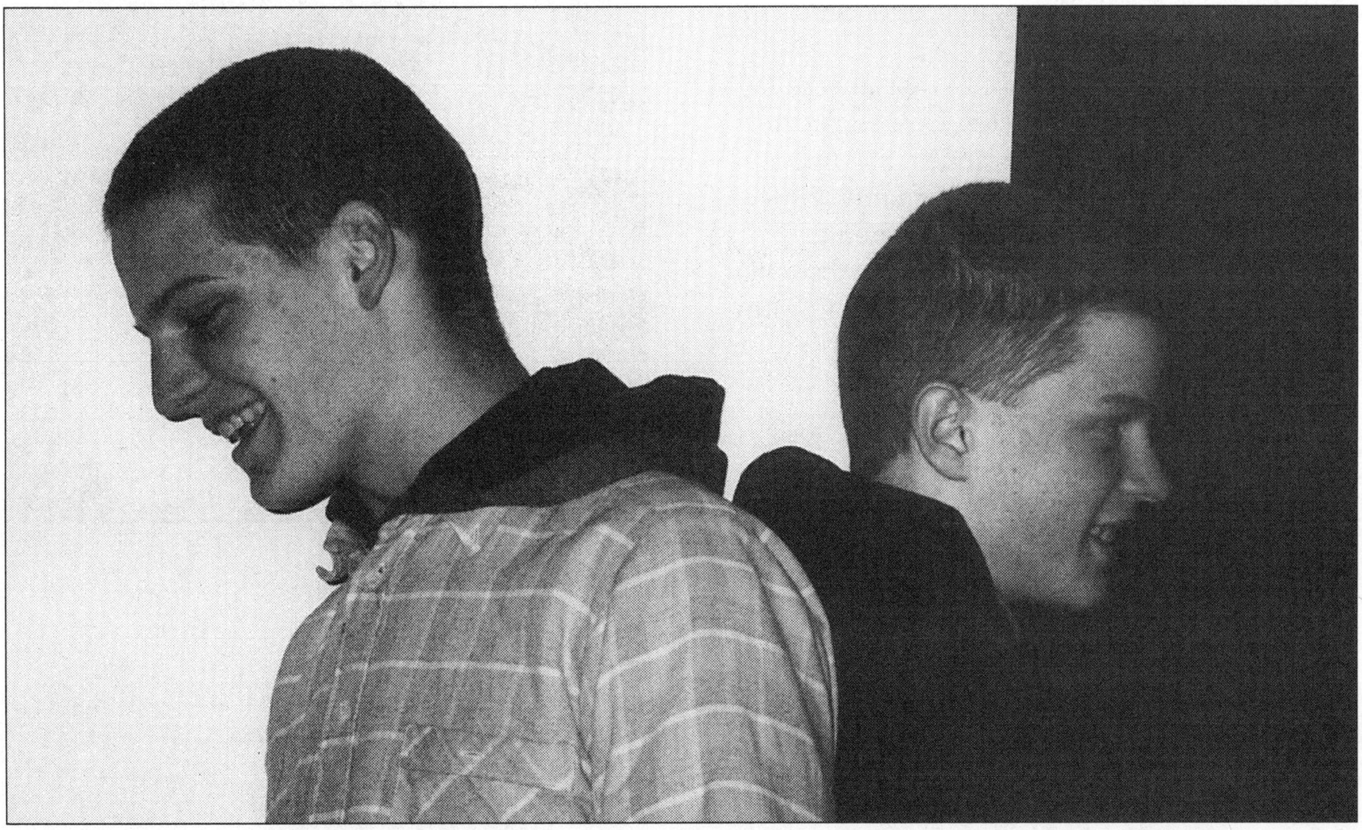

Rücken an Rücken

Beide stehen mit den Rücken zueinander und gehen dabei leicht in die Knie, sodass sie mit dem Kreuzbein aneinander gelehnt sind. Sie bleiben so stehen, und wenn sie ihrer Balance sicher sind, drücken sie mit etwas mehr Kraft gegen den Rücken des anderen und versuchen so, einander durch den Raum zu schieben. Das Nachlassen des Drucks soll langsam erfolgen und dann ruhen sie angelehnt aus.

Als Gruppenübung: Es bilden sich zwei gleich große Reihen, diese haken mit den Armen beim linken und rechten Partner ein, und jede Reihe drückt nun mit den Rücken gegen die andere Reihe. Dabei die Stimme einsetzen und schreien. Dann den Druck langsam nachlassen und entspannt anlehnen.

Ausdrucksübungen

Die Körperhaltung ist Ausdruck innerer Haltung, und diese ist durch Bewegung und neue Haltungen beeinflussbar.
Sie verdeutlichen spielerisch ernst unsere täglichen, teilweise unbewussten Umgangsformen und die versteckten Aggressionen. Die Improvisation lässt auch unerlaubtes Verhalten zu.
Die Spielregeln steuern die Experimente.
Nach jedem Spiel ist Abschütteln und Abstreifen wichtig, damit keine unangenehmen Empfindungen und Rollen hängen bleiben.

Kettenreaktion

Im Kreis stehend nennt ein Teilnehmer ein aggressives Gefühl und stellt es dann ohne Worte und mit wenig Ausdruck dar, z.B. wütend in den Boden stampfen.
Der Nächste übernimmt den Ausdruck und vergrößert ihn ein wenig, der nächste wieder usw., bis zur völligen Übersteigerung. Diese Ausdruckskurve kann auch wieder rückgängig gespielt werden.
Dann wieder mit einem anderen Gefühl beginnen. Diese schrittweise Steigerung (und Abflachung) kann auch paarweise gespielt werden, im abwechselnden Hin und Her.
Kurzer Austausch: Welcher Gefühlsausdruck war dir am angenehmsten, und wo ist dir die Aggression bereits zu stark?

Aggressionsgesten

Die Gruppe steht im Kreis, jemand beginnt mit einer Aggressionsgeste. Der Nächste lässt sich eine neue einfallen usw., assoziativ und ohne Worte, mehrere Runden durch. Danach können Variationen gespielt werden: Eine Geste wird abgeändert, durch Verstärken, Vergrößern oder auch Verkleinern und Verniedlichen. Nach mehreren Durchgängen können auch Laute und Worte dazugenommen werden.
Dieser Vorgang kann auch mit Mimik und Gesichtsausdruck gespielt werden.

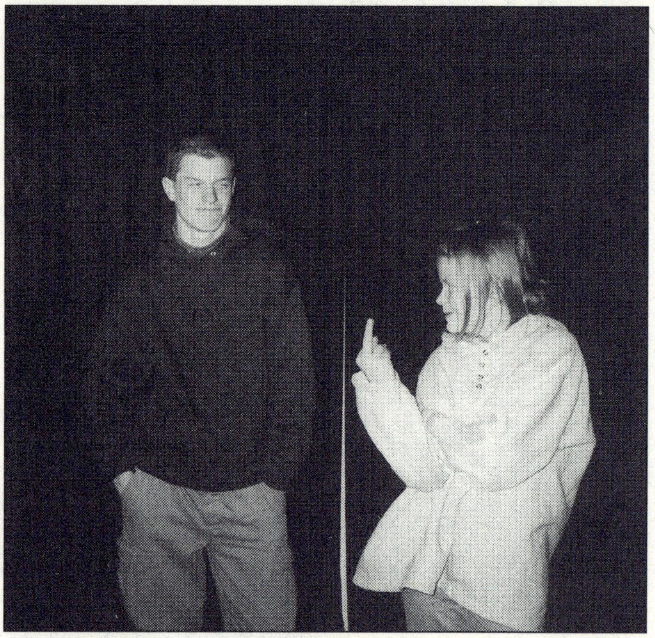

Helden und Gauner

Körperhaltungen nennen und abwandeln: Sich Aufplustern, großspurig Auftreten, sich Platz machen etc.

Westernheld und andere Helden: Klischees zu spielen ist bei Kindern und Jugendlichen besonders beliebt: Gehen „wie ein Westernheld, wie James Bond, wie Arnold Schwarzenegger", oder wie im Krimi: „der heimliche Verfolger", der „Verfolgte"; die Dynamik wird durch die Darstellung von Kontrasten verstärkt, z.B. ein „Angsthase" begegnet einem „Westernheld" - mit Rollenwechsel!
Bei Kontrastrollen werden Opfer und Täterhaltungen, Macht und Ohnmachtsgesten, die nonverbale Angst und Aggressionssprache gut sichtbar und bearbeitbar ...

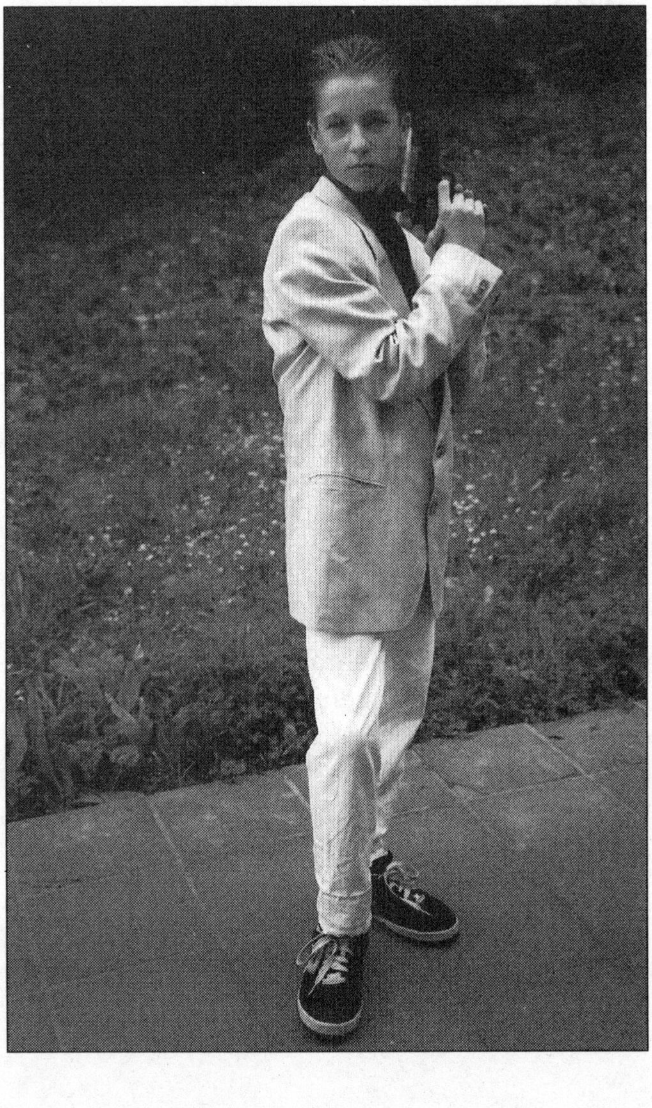

Aggression verdecken

Die TeilnehmerInnen stellen sich vor, dass sie Wut, Zorn oder Ärger haben, diesen aber auf keinen Fall zeigen dürfen.
Sie versuchen nun, diesen zu kaschieren, durch besonders freundliches Lachen, neutrales Verhalten, verkrampfte Bewegung usw.
Meist führt das zu hoher Spannung oder Lachen, da durch die Körpersprache bewusst wird, wie „verrückt" dieses Ansinnen ist.
Vertiefend kann dann altersgemäß die Frage gestellt werden: „Wo erlebst du dich so?"
Erst nach einer solchen Selbstreflexion ist es sinnvoll, Doppelbödigkeiten in Alltagsszenen aufzuspüren und nachzuspielen, z.B. „Familientreffen wegen Erbschaftsangelegenheiten" oder „Der Direktor kommt plötzlich in die Klasse".

Herangehen

Die Wortbedeutung von Aggression bietet bereits viele Anregungen für Bewegungsgestaltung. Machen Sie zuvor eine Einstimmung durch eine Zentrierungsübung.
Danach kann man auf vielfältige Weise das Wort „herangehen" bewegt umsetzen: Auf ein imaginäres Ziel zu, auf einen Punkt im Raum gerichtet oder auf eine Person.
Bereits diese verschiedenen Ziele werden das „Herangehen" beeinflussen. Die Beobachtung soll dabei weniger auf das Ziel gerichtet sein, sondern mehr auf die Bewegungsimpulse - von der Statik in die Flexibilität - wo wird der Impuls spürbar? Brust, Bauch oder Kopf?
Was machen die Arme, die Beine? Gibt es dabei einen hemmenden oder bremsenden Aspekt? Wo ist dieser spürbar?

Mit Kindern sollen die verschiedenen Aspekte direktiver angeleitet werden, z.B. jemand zieht dich oder bremst dich von hinten ... Was machst du dann? Kinder reagieren auf Handlungsimpulse und nehmen wahr, was sie tun; Erwachsene können leichter abstrahieren, auch die selbstbeobachtende Position einnehmen und „Wie mache ich es?" formulieren.

Es ist trotzdem möglich, auch Kinder nach dem „Wie fühlt sich das an?" zu fragen, sie werden es kindgemäß verstehen und beantworten.

Wie ein Tiger angreifen

Diese Improvisationen zeigen die verschiedenen Arten von aggresssiver Energie: frei oder gebunden, offen, direkt oder verdeckt. Die Rolle des Tigers hilft dabei.
Die Spieler können diese Haltung „auf allen Vieren" oder im Stehen durchführen:
- „Der Tiger vor dem Sprung" oder „Die gebundene Kraft": Angehaltener Atem, Muskeln anspannen, grollen und brummen, mit den Augen rollen, Zähne fletschen, die Richtung des Sprungs andeuten.
- „Der Tiger im Anlauf" oder „Die freie Kraft": Die Haltung geht in Bewegung über, der Impuls geht über das Ausatmen in einen Schrei über, der Anlauf geht gezielt in eine Richtung.
- „Der Tiger schlägt die Beute" oder „Die gezielte Kraft": Nach dem Anlauf erfolgt ein Sprung auf eine imaginäre Beute (es können vorher Kissen aufgelegt werden), und der ganze Körper ist mit dem Zupacken und Festkrallen beschäftigt, schreien, beißen und kratzen in dieses Kissen ist erlaubt.
- „Der Tiger ist zufrieden" oder „Die Kraft neu sammeln": Die Spannung loslassen, sich zusammenrollen und nachklingen lassen.

Dieser Vorgang kann mehrmals wiederholt werden.

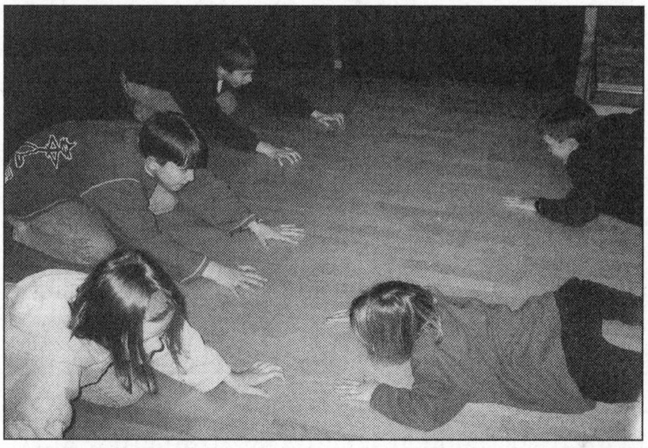

Die Begleitung mit Musikinstrumenten oder mit Sprechrhythmen macht das Spiel noch spannender: „Der Tiger lauert, jetzt schleicht er sich an ... Das Äffchen, das am Boden kauert, flieht, so schnell es kann."

Einspinnen

„Die Spinne zieht ihre Fäden um das Opfer": Die Hälfte der Gruppe spielt die Spinnen, die andere Hälfte legt sich auf den Boden oder bewegt sich wie Käfer auf allen Vieren. Die Spinnenspieler suchen sich ein „Opfer" aus, umschleichen und umgarnen es. Die Spinnen bewegen sich zuerst verhalten und langsam, dann packen sie plötzlich zu. Die Spinnenopfer können auch durch Kissen oder Stofftiere symbolisiert werden.

Belästigen

„Lästig wie eine Stechmücke":
Die Hälfte der Gruppe ist Angreifer, die anderen sind die „Mückenopfer". Die Mücken-Spieler spielen Stechmücken, der Stachel ist der Zeigefinger und alle bewegen sich rasch im Raum. Die Stechmücken berühren die Opfer mit ihren „Zeigefingerstacheln" und sind kurzfristig gelähmt.
Die freien Spieler können sie mit einer sanften Berührung erlösen. Es ist wie am Strand vor Einbruch der Nacht. Schreien und Wegjagen und immer wieder schnelles Angreifen - der Spaß ist garantiert. Danach Rollenwechsel.

Tiere spielen

Tiere übernehmen für uns Charakterzuschreibungen: Der böse Wolf oder der schlaue Fuchs, die dumme Gans, die fette Sau, der zarte Schmetterling, der lustige Spatz usw. Diese Tierrollen zu nutzen und sie in Rollenspielen, Geschichten und Improvisationen zu gestalten, ist grundsätzlich anregend und wertvoll. Tiere können durch Bewegung, Tanz, Masken und Geräusche dargestellt werden. Jeder kann sich ein Tier aussuchen, sich in die Rolle hineinversetzen, Bewegung und Laute nachahmen.

Impuls: Die Tiere bewegen sich durch den Raum, sie begegnen und verfolgen einander, flüchten und kämpfen; sie ruhen und fressen. Nach einiger Zeit werden die Rollen gewechselt, sodass der „böse Wolf" auch einmal „ängstliche Maus" spielt und umgekehrt.
Wichtig ist, dass nach dem Spiel die Rollen abgeschüttelt werden und keine Zuschreibungen daraus entstehen! Außerdem:
Jeder kann „nette" wie „böse" Rollen spielen, der Wechsel muss angeregt werden.

Besuch im Mut-, Wut-, Angst- und Ruheland

1. Im Raum werden 4 „Länder" - ungefähr gleich groß - durch Schnüre oder Striche am Boden gekennzeichnet.
2. Die Teilnehmer ziehen Kärtchen, auf dem jeweils ihre Landeszugehörigkeit geschrieben steht. Es sollen ungefähr gleich viele Bewohner pro Land sein.
3. Die Bewohner betreten die für sie reservierte Fläche und verhalten sich dort entsprechend: Zuerst entwickeln sie ihre Körpersprache, dann ihre Fantasiesprache oder spezielle Verwendung ihrer eigenen Sprache: Im Mutland sprechen sie besonders fest und klar, im Angstland verhalten und leise usw.
Wenn Material zur Verfügung steht, können sie auch noch entsprechende Hüte und Gegenstände dazu verwenden (Schilder, Stöcke, Instrumente).
4. Jedes Land entwickelt seine eigene Musik und einen Tanzstil.
5. Nun präsentiert sich jedes Land mit Bewegung, Sprache und Musik.
6. Dann besuchen sich die Bewohner in den verschiedenen Länder und reagieren aufeinander. Sie können Kontakt aufnehmen, zuerst nonverbal und mit Geräuschen und Fantasielauten, später mit ihrer Landessprache.
Sie beeinflussen einander und verändern ihr Verhalten dadurch.
7. Die Bewohner können auch ihre Zugehörigkeit wechseln und sich in ein anderes Land einleben.
8. Schließlich wählen alle Teilnehmer das Land, das ihnen im Moment am besten gefällt (auch wenn alle das gleiche wählen), und lassen sich dort nieder.
9. Sie zeichnen von diesem Land ein Bild oder eine Landkarte.
10. Abschluss: Ein Gespräch über die Gefühle in den verschiedenen „Ländern", über diese Gefühle im Alltag, über ihre eigene Angst und Wut, über Mut und Ruhe. Vielleicht ist auch die Ambivalenz in den Gefühlen spürbar geworden, etwa die Langeweile in der Ruhe, die Lust hinter der Wut etc.

Anregendes Material

Der Einsatz von Material wird in vielen pädagogischen Feldern und Einrichtungen zu wenig geschätzt und genutzt (außer im Kindergarten).
Dabei wird übersehen, dass Material nicht nur Verhalten mitgestaltet (Stöcke provozieren ein anderes Verhalten als Tücher), sondern auch etwas Entlastendes für die Leitung bieten.
Sie übernehmen quasi einen Teil der Autoritätsarbeit. Voraussetzung ist die eigene Erfahrung im Umgang mit dem jeweiligen Material.

Stöcke und Stäbe

Stöcke oder Stäbe, ca. 1 - 1,20 m lang, ca. 2 -2,5 cm im Durchmesser.
Geeignet sind solche, die im Turnunterricht und in der Rhythmik verwendet werden, aber auch auf 1 m gekürzte „Besenstiele". Stöcke sind in der Natur zu finden, sollen aber nicht zu brüchig sein.
Stöcke und Stäbe sind symbolisches Material für Macht, Stärke und Größe - kein Wunder also, wenn Kinder sie heiß lieben.
Man kann damit den Eigen-Raum vergrößern, sich gut abgrenzen, andere verjagen, kämpfen, verteidigen, drohen. Stöcke stützen und stärken, z.B. bei körperlichen Gebrechen und im Alter.

Der spielerische Einsatz fordert gute Strukturen, da Stöcke auch verletzen können. Stöcke sind eher aus Naturmaterial, Kinder, aber auch Erwachsene, können einzeln oder als gemeinsames Abenteuer in einem Wald ihren Stock suchen, schnitzen und verzieren.
Stäbe sind glatt und technisch hergestellt. Wir verwenden hier den üblicheren Begriff Stab.

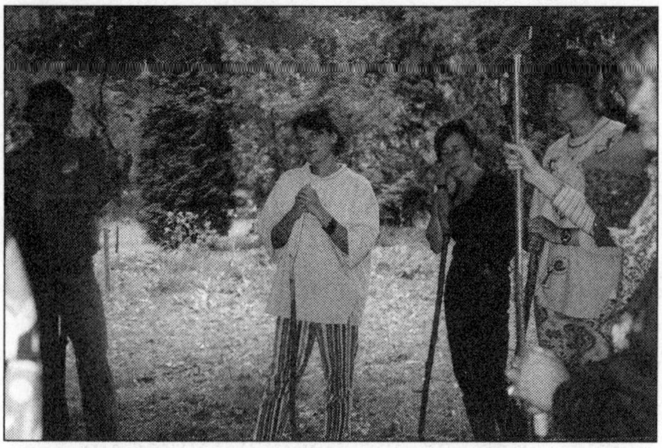

Spielideen

1. Jede(r) bekommt einen Stab, lässt ihn auf sich wirken.
Kurze verbale Einstimmung:
Welche Erfahrungen verbinde ich mit dem Stab - was mag ich daran, was fürchte ich oder lehne ich ab? Bei der Reflexion (geschlechts- und altersabhängig!) soll vor allem die Vielfalt beachtet werden, dass etwa der Stab Symbol sowohl für Würde und Orientierung als auch für Gewalt und Macht sein kann. „Der Zweck bewertet die Mittel ..."
Reihum werden dann Verwendungsmöglichkeiten gesammelt und angespielt:
Der Stab als Ruder, Krücke, Gewehr, Zeigestab, etc. Er kann auch verfremdet werden und als Zahnstocher, Ohrenputzer oder Fiebermesser verwendet werden, damit auch die heitere Betrachtung möglich wird.

2. Alle stellen sich im Kreis auf und halten den Stab vor den Körper: Wie ein „König", wie ein „Dirigent" usw.; der Stab wird in seiner Machtsymbolik sichtbar. Weiter als Waffe: Drohgebärden, zielgerichtet und abwehrend ...

3. Die Teilnehmer gehen nun durch den Raum, halten den Stab vor sich und klopfen damit auf den Boden, wenn sie vor jemandem stehen bleiben: „Da bin ich" - dabei sich selbst deutlich machen, imponieren bis „drohen".
Dann sucht jeder für sich eine angenehme Form des Ausdrucks für Macht und Größe mit dem Stab.

Raumgefühl

Viele Kinder haben ein schlechtes Raumgefühl und spüren nicht, wie weit sie mit dem Stab reichen. Zwei Personen gehen in der Mitte des Kreises, sie strecken den Arm mit dem Stab aus und zeigen, wie weit sie in alle Richtungen reichen und wieviel Raum sie plötzlich brauchen.
Dann kommen schrittweise mehrere Kindern mit ihren Stäben, um schließlich zu sehen, wieviel Raum sie brauchen, wenn alle zugleich ihre Stäbe verwenden.

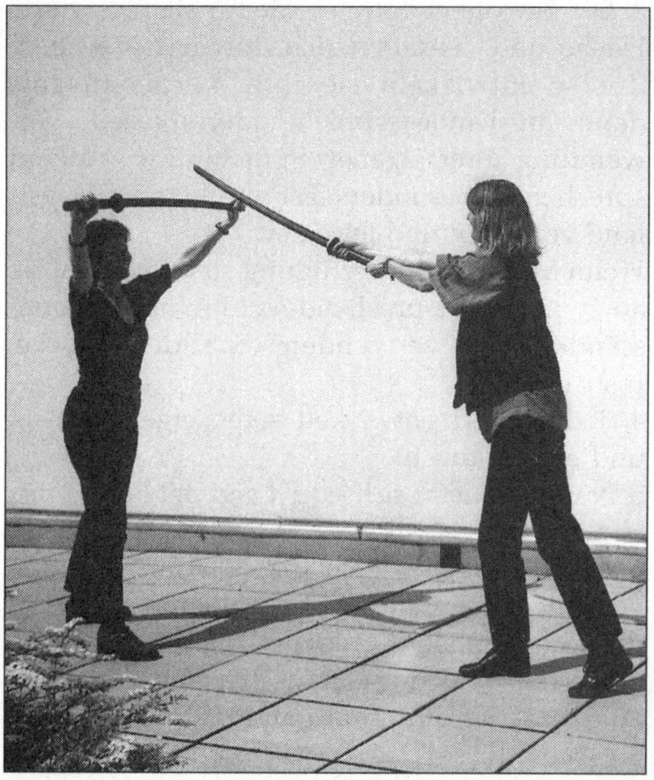

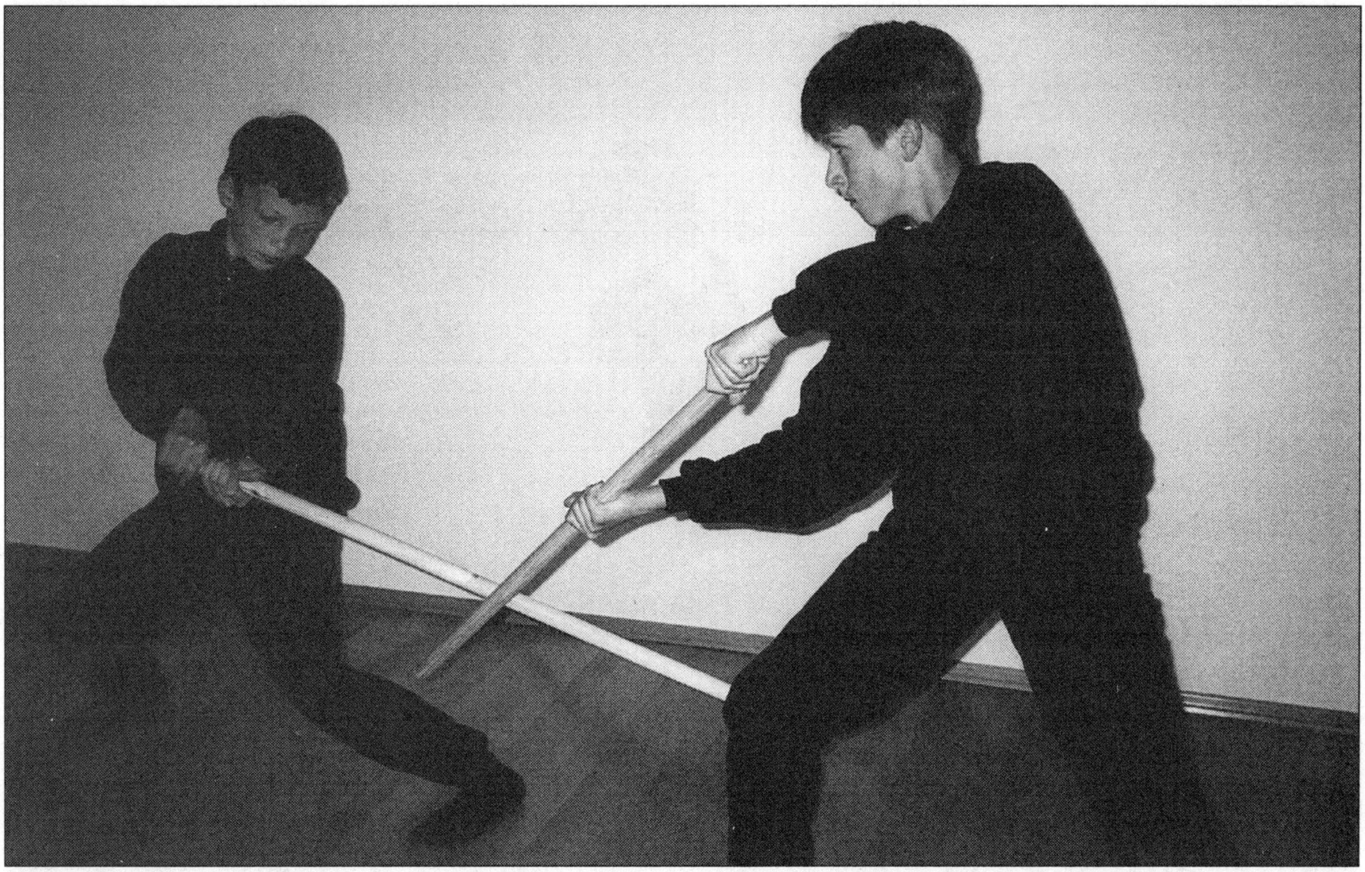

Stabkampf

Die meiste Angst vor dem Stab entsteht, wenn er als Kampfinstrument eingesetzt wird.
Kinder müssen lernen, dass „gute Kämpfer“ sehr diszipliniert sein müssen, damit sie nicht ungewollt verletzen oder verletzt werden.
Dazu gibt es einfache Übungen:
Zwei stehen einander gegenüber: Einer hält den Stab mit beiden Händen an den Enden in Gesichtshöhe, ca. 2-3 Handbreiten vor dem Gesicht, der Zweite hält den Stab beidhändig an einem Ende, wie ein Schwert.
Der Abstand zwischen den beiden ist eine Stablänge. Nun geht der Angreifer einen Schritt vor und schlägt in Richtung Stab des Partners - dieser hat die Abwehrhaltung mit dem Stab eingenommen.
Der Angreifer stoppt nun den leichten Schlag vor dem Stab ab. Mehrmals probieren, der Andere bleibt dabei ruhig stehen.
Es soll sich ein Rhythmus entwickeln, die Koordination der Bewegung wird durch den Wechsel der Haltung unterstützt.
Wenn das gut geübt ist, können die Stäbe beim Angreifen leicht berührt werden.
Dazu passt auch rhythmisch einfache Musik, die in weiterer Folge zu einer Tanzform anregen kann.
Ängstliche Kinder und Erwachsene erleben hier, dass sie einen „Schlag“ abfangen können, dass sie sich schützen können, und aggressive Personen erleben, wie Angriff beherrscht werden muss bzw. wie es ist, angegriffen zu werden. Auch wenn kein realer Kampf stattfindet, die Körper- und Symbolsprache wirkt tiefgehend.

Batacas

Batacas sind armdicke Schaumstoffrollen, in der einfachen Ausführung ohne festen Innenteil und ohne Stoff (einfache Rollen, ca. 80 cm lang), in der stärkeren Ausführung mit Stoff überzogen und innen mit einem festen Kern. Sie wirken bei Anwendung wie der Schlag von einem Kissen.

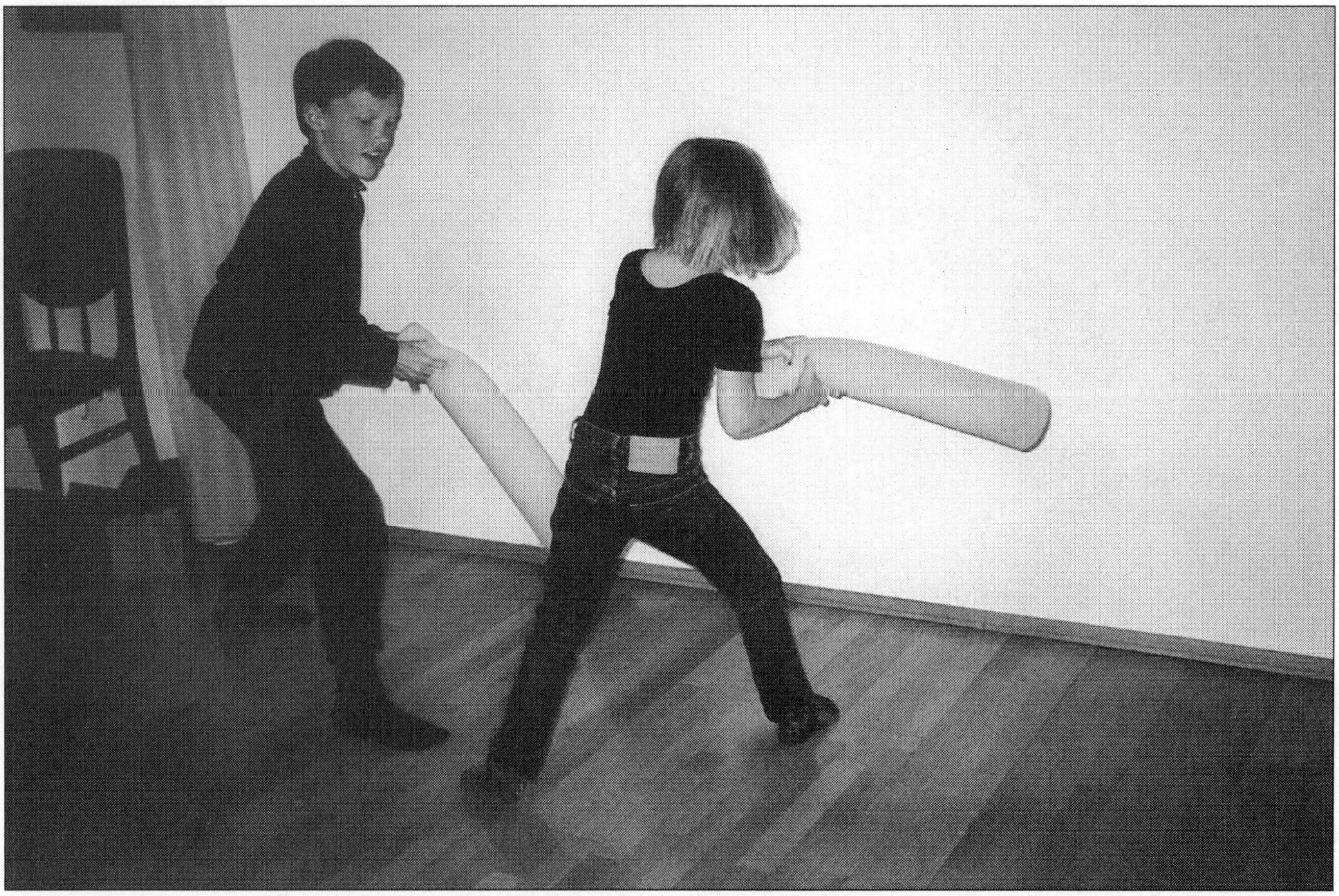

Der Batacakampf wird - wie alle anderen Rituale - nur in gegenseitigem Einverständnis durchgeführt. Wenn bei Partnern deutliche Kraftunterschiede bestehen, etwa zwischen Kindern und Erwachsenen, müssen Handicaps verhandelt werden, z.B. dass der Erwachsene dabei auf den Knien rutschen muss oder auf einem Bein hüpfen soll.
Dieser Kräfteausgleich ist wichtig, damit beide Seiten ihren Kampf relativ ungehemmt durchführen können. Bestimmte Körperzonen werden aus dem Angriff ausgeschlossen, z.B. der Genital- und Gesichtsbereich (Brillen trotzdem lieber ablegen). Außerdem sollte man sich im Raum immer auf eine Ruhezone einigen, in die sich ein Kämpfer flüchten kann, wenn er eine Verschnaufpause benötigt.
Eine Zeitgrenze wird vereinbart, die liegt erfahrungsgemäß bei ein bis zwei Minuten, auch ein Stopp-Ruf darf den Kampf unterbrechen. Auf ein gemeinsames Zeichen wird nun der Kampf begonnen, und die PartnerInnen schlagen mit den Batacas aufeinander ein.
Meist entsteht auch Lachen, da dieser Kampf Spannungen löst und Erleichterung verschafft. Anschließend beschreiben die Kämpfer ihr Gefühl und informieren damit auch die Zuschauer. Meist sieht es von außen schlimmer aus, als es von den KämpferInnen selbst empfunden wird. (Nach George Bach)

Steine

„Steine werfen" ist ein ebenso beliebtes wie gefürchtetes „Spaziergehspiel" bei Kindern und Erwachsenen.
Die Grundbewegung des Wegwerfens ist lustvoll, sie betont einerseits die eigene Zielgerichtetheit und Kraftwirkung, andererseits erweitert diese Bewegung den Radius des Eigenraumes - ähnlich wie der Stab.
Steine bedeuten für Kinder viel, sie werden häufig gesammelt, sie liegen herum. „Die Steine, die im Weg liegen", sind Hindernisse, die herausfordern.

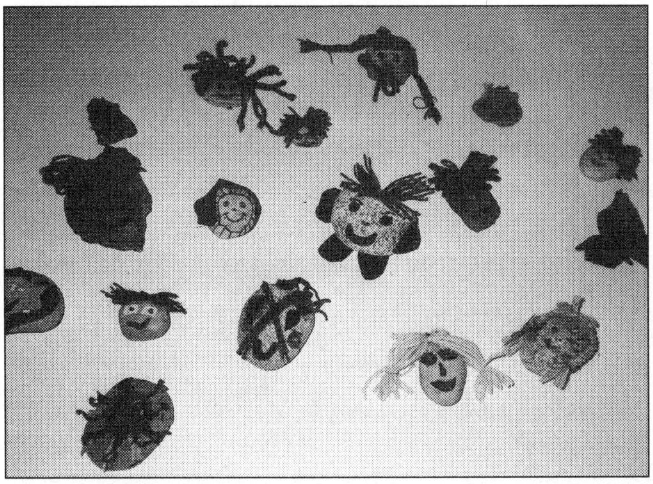

In Steine werden Zeichen geritzt, sie werden als Orientierungshilfe verwendet und als Grenzsteine. Sie haben stabilisierende und aggressive Bedeutung.

Magische Steine
Diese kreativen Methoden basieren auf der Fähigkeit des Menschen zu symbolisieren. In allen Kulturen wurden solche Mittel zur seelischen Entlastung und Heilung verwendet.

Steine bemalen
Handgroße, flache Steine suchen und mit freundlichen und aggressiven Gesichtern bemalen, ihnen Bedeutung als Schutz- oder Abwehrsteine geben ...
Sie wirken als „Magnet" für unangenehme Gefühle. Mit den gestalteten Steinen können dann gemeinsam Geschichten erfunden und gespielt werden.

Bälle

Kaum ein Material ist so anziehend und auffordernd wie ein Ball. An einem im Weg liegenden Ball kann kaum einer einfach vorbeigehen. Der Impuls, ihn zu treten, zu schlagen oder zu werfen, ist sehr lustvoll, und wird daher in allen Kulturen vielfältig genutzt. Ballspiele haben gemeinschaftlichen Wert, sie stellen Verbindung her und man muss sich an faire Regeln halten.
Mannschaftsballspiele unterstützen die Gestaltung aggressiver Energie.

Wird der Gegner nicht respektiert, gibt es Strafen. Angriff, Verteidung, Schutz und Strategien - all das ist geregelt, und so kann die Auseinandersetzung konstruktiv und gleichzeitig hart auf hart erfolgen.
Die gezielte Wurf- oder Trittbewegung macht Spass, lockert Gelenke und Atmung und übt die Bewegungskoordination.

Boxsack

Ein wertvoller Einrichtungs- und Gebrauchsgegenstand in Heimen, Horten, Jugendzentren ... Er kann auch selbst hergestellt werden: Ein Jutesack wird mit nicht hartem Material gefüllt und mit Molton übernäht.

Nach Fertigstellung wird dieser aufgehängt und „eingeweiht".
Anfangs müssen Regeln beschlossen werden, wer, wann und wie dieser benützt wird. Hilfreich ist diese Idee:
Der „Boxer" benennt seine Wut, die am Boxsack ausgelassen werden soll: „Ich habe Zorn auf meinen Lehrer oder meine kleine Schwester. "
Damit ist klar, dass das Gefühl abgelassen wird und dabei niemand zu Schaden kommt.

Tücher

Günstig sind ca. 1 - 1,5 qm große Futterstoffe, aber auch Baumwolle und Leinen, möglichst gesäumt, in verschiedenen Farben. Tücher sind weiches und doch festes Material, sie eignen sich daher auch für Kraft- und Improvisationsspiele:

Sich Raum verschaffen
Das Tuch mit einer Hand nehmen, dabei rund um sich schwingen, wirbeln und sich dadurch Platz machen, dabei die anderen vertreiben, Mit Musik dazu kann ein „Hexentanz" entstehen.

Weitere Impulse:
Jemanden einhüllen und festbinden,
einen Stierkampf durchführen,
sich als Geist verkleiden, usw.

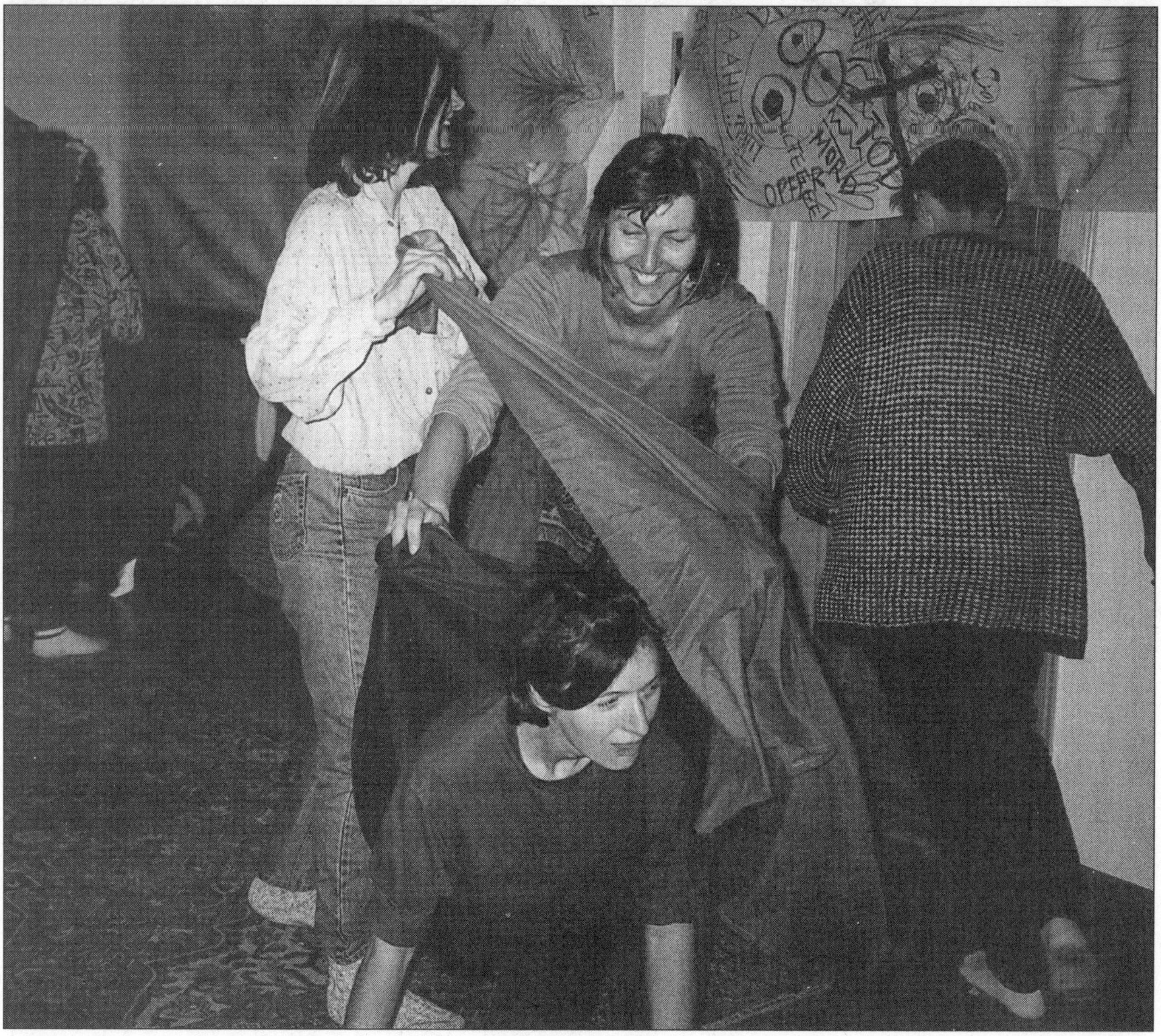
OPFER
MORD

Kapitel 5

Lebensphasen und Wachstumsschmerzen

Unsere Kultur ist von einem unruhigen Zeitbewusstsein geprägt: Wir verwenden sehr viel Zeit damit, uns an etwas zu erinnen oder etwas zu planen. Die Gegenwart, das „Hier und Jetzt", wird laufend von der Vergangenheit oder der Zukunft überdeckt. Diese „Nervosität" verringert auch unsere Fähigkeit, Situationen und Verhaltensweisen als „in der jetzigen Lebensphase angemessen" zu erfassen. Daher wollen wir mit dem folgenden Kapitel noch auf einige typische Merkmale von Lebensphasen, also auf Alterserscheinungen, aufmerksam machen, die das Erleben und Ausdrücken von Angst, Lust und Aggression speziell beeinflussen. Eine Methode zur zusammenhängenden Reflexion des Lebensprozesses schließt dieses Kapitel.

5.1. Kinder: Gefühle spielen ...

Kinder sind Gefühlen direkter ausgeliefert. Gefühle kommen bei Kindern unkontrollierter heraus, und: Sie gehen bei Kindern ungehinderter hinein!

Drei Strategien werden hier zusammengefasst, die die Entwicklung und die angemessene Gestaltung von Gefühlen bei Kindern fördern können:

Respekt vor der kindlichen Eigenart
Pädagogische Qualitätskontrolle
Kinder unter sich

Respekt vor der kindlichen Eigenart

Normale Erziehung meint, die Kontrolle von Gefühlsäußerungen sei notwendig: „Sei nicht so feig!" - „Reiß dich zusammen!" - „Sei nicht so frech!" - „Warum freust du dich denn nicht?"
Bei wiederholter Anwendung erfährt das Kind dabei, dass sein Fühlen „falsch" ist. Es erlebt, dass seine Angst vor dem Einschlafen oder später vor irgendeiner Leistungsanforderung „falsch" ist;
dass seine Abscheu vor der aufdringlichen Zuwendung der Nachbarin „falsch" ist;
dass seine Wut über ein verlorenes Spiel „falsch" ist usw.
Wenn Kinder massiv dazu gedrängt wurden, ihre eigentlichen Gefühle zu verleugnen, weil sie als „falsch" bezeichnet wurden, so haben sie als Erwachsene Schwierigkeiten, ihren Gefühlen zu vertrauen.

Pädagogische Qualitätskontrolle

Wie ist es aber mit der umgekehrten Richtung? Wann und wie lernen Kinder, von außen auf sie einstürmende Gefühle zu dosieren oder abzugrenzen? Ein Erwachsener kann sich gegen die Gewaltanwendung eines anderen teilweise schützen, er kann sich auch gegen zu viel äußeres Leid immunisieren, sonst wären manche Berufe gar nicht möglich.
Diese Fähigkeit der Entwicklung von „Kontaktgrenzen" geschieht erst allmählich und braucht wohlwollende Unterstützung oder zumindest das Vermeiden von groben Störungen auf diesem Lernweg. Solche groben Störungen sind vor allem „Übergriffe" aller Art: Die finden immer dann statt, wenn Erwachsene Kinder mit ihren spezifisch erwachsenen Bedürfnissen beladen, etwa:

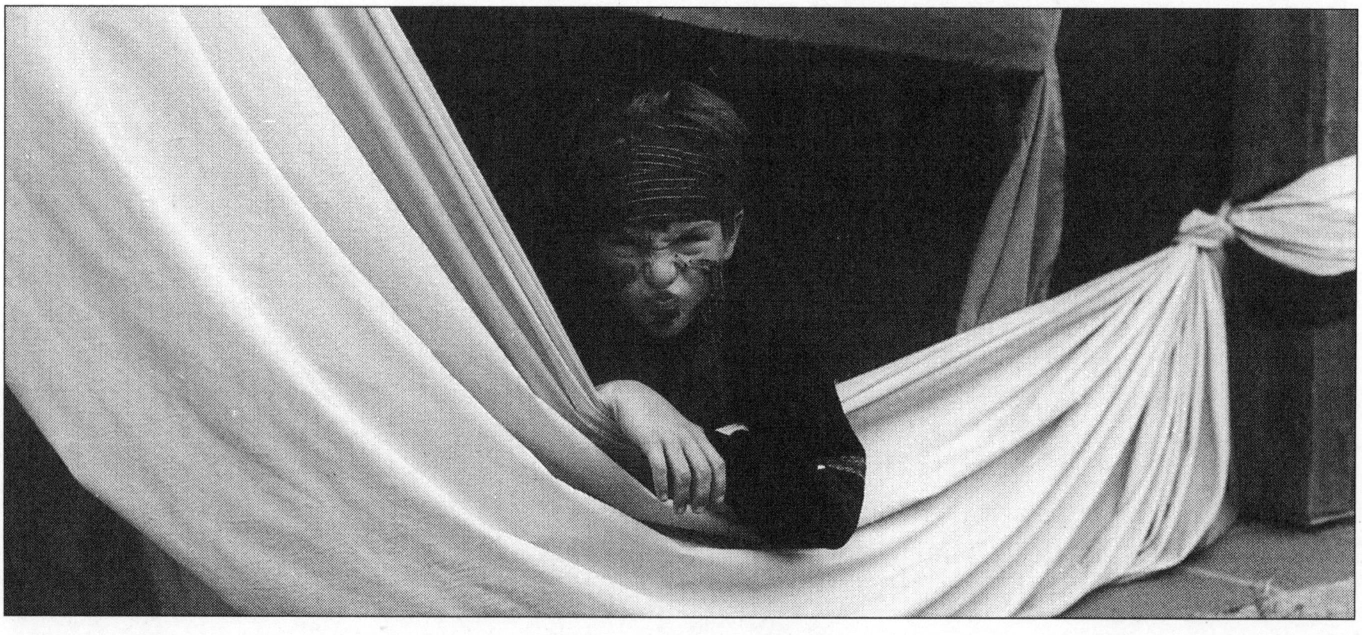

- Wenn Tante Elfriede das Kind ständig abschmust, weil sie selbst so zärtlichkeitsbedürftig ist;
- wenn Papa oder Mama ihr Kind an ihren sexuellen Empfindungen teilhaben lassen, weil sie das erregt;
- wenn die Mutter dem Kind erzählt, wie schmerzlich für sie die Geburt war, weil sie sich im Stich gelassen fühlt oder mit ihren Lebensplänen nicht klar kommt;
- wenn Papa oder Mama das Kind für ihre Ehekonflikte benutzen und dadurch das Herz des Kindes spalten;
- wenn der Vater berufliche Ideen oder Ausbildungswünsche des Kindes boykottiert oder entmutigt, weil er selbst seine Träume nicht verwirklichen konnte.

Das sind nur einige Beispiele, die zeigen können, dass „Missbrauch" nicht nur oder vor allem „sexueller Missbrauch" ist. Vieles Schlimme kann von Kindern durchaus verdaut und bewältigt werden, aber es ist doch auch so, dass solche Übergriffe in Kindern große Nöte auslösen.

Es fehlt eine Kultur, die es Erwachsenen ermöglicht, in der Erziehung offen einander zu beobachten, zu kontrollieren und zu kritisieren. Dies ist in der Arbeitswelt teilweise selbstverständlich.
Die Idee der Qualitätskontrolle und Qualitätssicherung ist inzwischen in vielen Organisationen „in", in der Pädagogik ist sie noch fremd, teilweise ein Tabu: Derzeit ist es in der Regel leichter, einem Polizisten einen Amtsmissbrauch vorzuwerfen, als einen Vater oder eine Mutter auf einen Erziehungsfehler aufmerksam zu machen.
Vermutlich sind Erwachsene in ihrem beruflichen Selbstwert stabiler als in ihrem Selbstwert als Eltern. In Elternabenden von Kindergärten und Schulen, am Rand von Sandkisten oder in Familienrunden, überall wird zwischen Erwachsenen über Erziehung eher allgemein oder sehr verhalten und ängstlich gesprochen; keiner will dem Anderen zu nahe treten.
Auch das fördert die Fortsetzung von Missbrauch.

Es wäre ein großer Schritt, wenn in Gesprächen unter Erwachsenen ein Austausch entstehen könnte über die Ängste, die uns als Väter oder Mütter so vorsichtig und labil machen, dass wir Kritik kaum konstruktiv nehmen können. Natürlich gibt es auch das quälende Reinpfuschen von Tanten, Onkeln und Großeltern, die mit ihrem „gut gemeinten" Erziehungskommentar ihre Wichtigkeit beweisen wollen. Das ist hier nicht gemeint. Gemeint sind offene, konstruktiv kritische Angebote wie:

„Ich finde, das war jetzt ungerecht für das Kind!"
„Ich seh da noch andere Möglichkeiten."
„Das, was du dem Kind vorwirfst, machst du ihm selbst vor!"
„Ich finde, du drängst ihm da zuviel auf."
„Jetzt hast du überhört, was das Kind von dir will!"

Und selbst, wenn es zu einem Streit kommt: Warum nicht??
Es kommt eben darauf an, wie kränkend ein solcher Streit wird, und da bin ich als Erwachsener für mich selbst verantwortlich. Es ist jedenfalls im Interesse der Kinder, wenn Erwachsene sich über ihr Verhalten gegenüber Kindern auseinandersetzen, ohne die Kinder dabei zu benutzen. Das gilt natürlich auch für professionelle Erziehungssysteme wie Kindergärten, Heime, etc. Hier ist kollegiale Kritik im Sinne von pädagogischer Qualitätskontrolle schon etwas besser entwickelt als in den Familien, aber immer noch förderungsbedürftig. Supervision kann und sollte hier regelmäßig Hilfe geben.

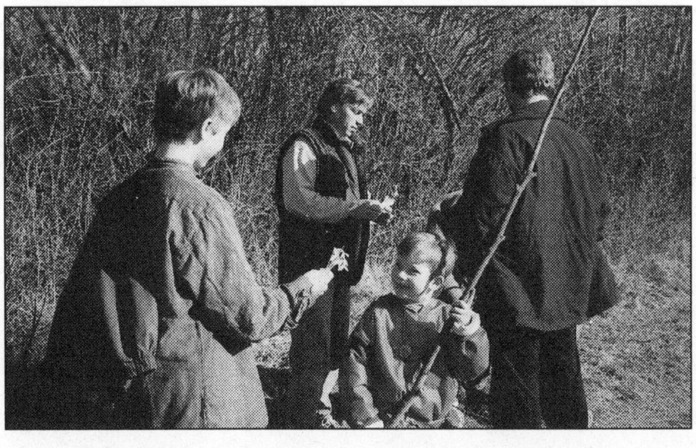

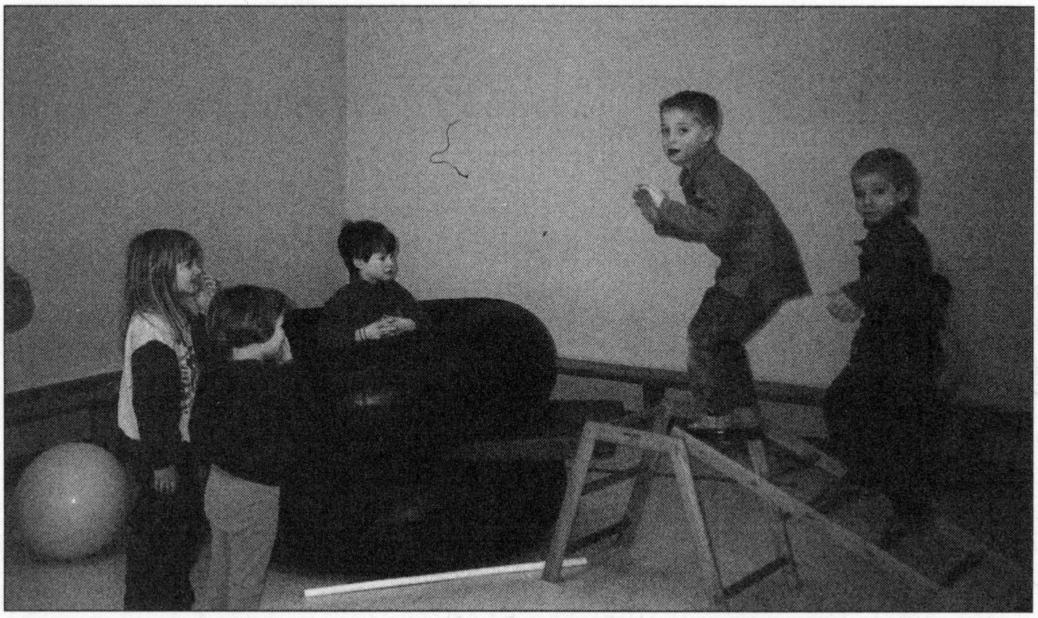

Die Spannung beim Verstecken im Wald und beim Erobern verschiedener versteckter Plätze sind auch Grundlagen der Erlebnispädagogik. Kinder, die sich hier „ausgetobt“ haben, sind als Jugendliche weniger anfällig für selbstgefährdenden „Thrill“.

Kinder unter sich

Eine dritte Strategie, die das Lernen, mit Gefühlen angemessen umzugehen, fördert, ist, den ungestörten Kontakt unter Kindern zu ermöglichen.
Viele Erwachsene wissen nicht, dass unersetzlich Wichtiges geschieht, wenn Kinder ungestört miteinander spielen, streiten, Geheimnisse austauschen etc.
Wenn Erwachsene die Gefühlsregungen von Kindern korrigieren, kritisieren oder bestärken, dann hat das notwendigerweise ein sehr großes Gewicht. Das Kind kann die Kritik des Erwachsenen zunächst nur voll aufnehmen oder stark ablehnen. Unterschiede wahrzunehmen und differenziert zu bewerten kann besser zwischen eher Gleichaltrigen gelernt werden.

Kinder haben in allen Zeiten und Kulturen Gefühle miteinander gespielt:

Verstecken

Kaum eine Spielidee ist so zeitlos und international, auch so variantenreich.
Besonders das Verstecken im Dunkeln ist eine intensive Form, den Umgang mit Angst, Lust und Aggression zu üben.

Häschen in der Grube

Dieses uralte Kreisspiel für Kleinkinder hat eine ganz berührende Qualität:

Alle stehen im Kreis, ein Kind hockt in der Mitte. Im Kreis herumgehend singen alle:
„Häschen in der Grube
saß und schlief, saß und schlief.
Armes Häschen, bist du krank,
dass du nicht mehr hüpfen kannst?
Häschen, hüpf!“
Das Kind hüpft aus der Mitte in den Kreis zurück, ein anderes Kind hockt sich in die Mitte, und das Ganze beginnt von vorn, so lange bis alle Kinder, die wollen, einmal im Kreis waren.

Hier wird rituell eine hohe Form sozialer Reife dargestellt und geübt:
Zunächst wird ein Mensch - das Häschen - von den Mitmenschen - dem Kreis - wahrgenommen.
Durch die Frage: „Armes Häschen, bist du krank?“- findet Einfühlung und Empathie statt.
Die Anteilnahme führt aber dann nicht gleich zu voreiligen Helferimpulsen, sondern zum ermutigenden Appell an die Selbstverantwortung: „Häschen, hüpf!“ Und das Häschen muss bzw. darf selbst zurück auf die eigenen Beine und in den Kreis der Gemeinschaft.

5.2. Jugend: Die Lust an der Grenze

Bewegungen im Grenzgebiet

Grenzen bedeuten aus Sicht der Jugendlichen vor allem Grenzen, die von Erwachsenen gesetzt werden. Und es ist unverzichtbar, diese Grenzen zu korrigieren, wollen Jugendliche erwachsen werden. Weise Sätze darüber gibt es längst ...

„Die Angst, zu weit zu gehen, hindert uns daran, weit genug zu gehen."
„Nur wer weiß, was hinter der Grenze ist, weiß, wo sie ist."

Walter Benjamin hat schon 1913 darauf hingewiesen, dass das Argumentieren mit der Erfahrung bei Erwachsenen meist bedeutet: Ich habe meine Träume verraten, also sollst du sie auch nicht erreichen.

„Sagen Sie ihm,
dass er für die Träume
seiner Jugend
Achtung haben soll,
wenn er ein Mann sein wird."
W. Benjamin

Wir sind nicht nur von unseren Genen und von unseren Kindheitseinflüssen geprägt, sondern auch von einer vieltausendjährigen Geschichte als Menschen. In dieser Geschichte gibt es erst seit einer klitzekleinen Zeitspanne so etwas wie „Jugend", nicht einmal 200 Jahre.
Dieser Umstand ist nicht zu unterschätzen, wenn wir feststellen, dass dieser Altersabschnitt nicht nur den Jugendlichen selbst, sondern auch den Erwachsenen jede Menge Unklarheiten bereitet.
Bei Themen wie Sexualität, Geld, Mitbestimmung (Wahlrecht) wird deutlich, wie unbestimmbar hier vieles ist. Die absolute Überzeugung vieler Erwachsener zu wissen, was für Jugendliche gut und richtig ist, ist manchmal rührend, manchmal peinlich, meist daneben.

Jugend ist ein Grenzstreifen zwischen Kind sein und Erwachsener sein, und dieser Grenzstreifen ist in den letzten Generationen breiter geworden.

Die Identität als Grenzlandbewohner prägt die Lebensthemen und alle für dieses Alter typischen Gefühlsregungen. In keinem Lebensabschnitt sind Angst, Lust und Aggression so knapp beieinander, oft ganz durchmischt, wie in der Jugend.

Die Metapher „Grenzland" ist zugleich eine Brille, mit der wir verschiedene Phänomene bei Jugendlichen konstruktiv betrachten können:

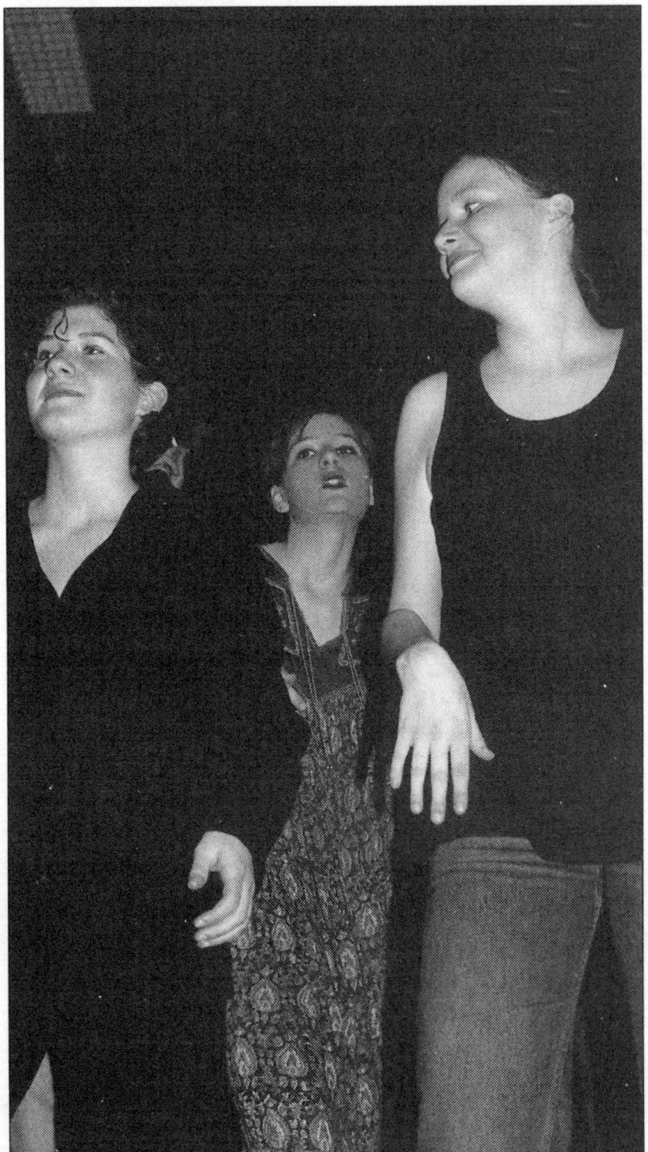

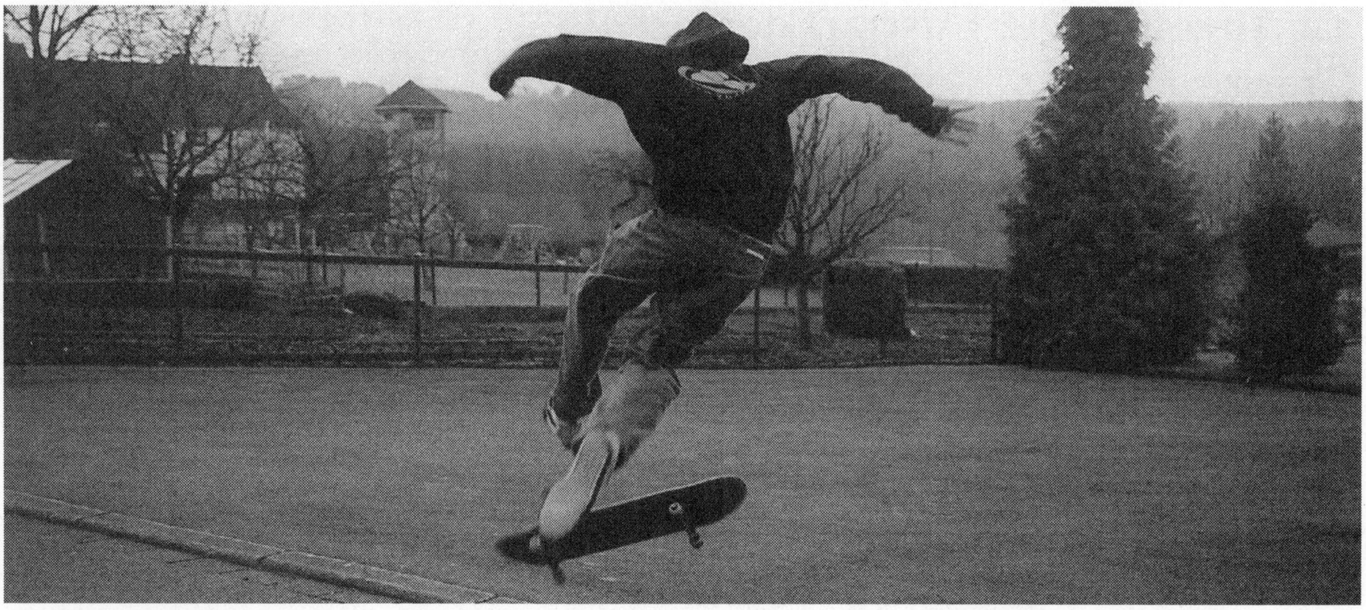

Grenzgebiete

In einem Jugendzentrum: Vor der Tür zum Café, dem eigentlichen Aufenthaltsraum, gibt es eine Art Vorraum, Garderobe, eher ungemütlich; zu den WCs geht's da auch. Eigenartigerweise halten sich hier zahlreiche Jugendliche auf, stehen herum, sitzen am Boden, rauchen. Manchmal gehen sie raus, kommen dann wieder zurück.
Im Sommer ist das etwas anders: Da stehen oder sitzen sie draußen vor dem Eingang, manche sitzen auf ihren Fahrzeugen, reden miteinander, drehen eine mehr oder weniger geräuschvolle Runde, kommen wieder zurück.
Was heißt das? Einerseits wollen sie Kontakt, Begegnungen, gesehen werden, jemand sein. Andererseits sind all diese Wünsche riskant. Jugendliche fürchten, dass sie kritisiert, verspottet oder sogar übersehen werden.
Und sie wollen auf keinen Fall festgelegt werden. Da ist es gut, wenn Rückzug möglich ist.

Auch in der Familie bevorzugen viele Jugendliche das Gespräch, während sie an der Tür stehen, noch nicht ganz da oder schon halb wieder weg sind.
Übersetzt auf die zentralen Themen dieses Buches: Die Lust treibt voran, das konkrete Verhalten wird vom Wechselspiel zwischen Angst und Aggression geprägt. Das ist das Leben im Grenzland.

Lass mich in Ruhe, aber nicht allein

Ein weiteres Grenzland für Jugendliche ist das zwischen Nähe und Distanz in Beziehung zu Erwachsenen.
Es zeigt sich am stärksten, wenn es um Verantwortung geht. Einmal ist das Einfordern von Selbst- oder Mitverantwortung eine unzumutbare Überforderung für 16-Jährige, im nächsten Augenblick ist Selbst- oder Mitverantwortung das Wichtigste auf der Welt.
Und genau so muss es sein. Es kann gar nicht anders sein.
Negativ beeinflusst wird das heutzutage dadurch, dass die Grenzen für Selbstverantwortung sowohl kommunikativ als auch gesellschaftlich meist unklar sind; das heißt, Jugendliche wissen lange nicht, wann sie - leider oder gottseidank - für sich selbst verantwortlich sein werden. Viele Eltern pendeln sehr schnell zwischen „Mach, was du willst!" und „Solange du hier lebst, machst du, was wir wollen!".
Wer die tief sitzende Sehnsucht (nicht nur) der Jugendlichen nach Klarheit und Eindeutigkeit versteht, der wundert sich weniger, dass allen Umfragen zufolge Ehe und Treue einen hohen Wert für sie darstellen.

Freiräume für Eigensinn

Anders sein und trotzdem dazu gehören, das ist der emotionale Spagat, den Jugendliche trainieren: Nicht so sein wie die Eltern, anders als viele Mitschüler und doch anerkannt von den wichtigsten Freunden, wie soll das verbindbar sein?
Sie entscheiden sich für eine bestimmte Musikrichtung, für ein Outfit, für einen aktiven Sport, für einen Star und tragen die entsprechenden Markenzeichen. Frisur, T-Shirt, Hosenlänge oder Sprache.
Um nicht falsch eingeschätzt zu werden, muss man sich dabei gut auskennen. Die Anerkennung muss von den Gleichaltrigen kommen und medial wirksam sein. Erziehungsinstanzen und Eltern sind hier nicht sehr maßgeblich.

Für die Suche nach Eigensinn und nach „Heimat“ haben Jugendliche viel Energie zur Verfügung. Wenn diese Energie keine wirklichen und konkreten Freiräume findet, wenn sie diszipliniert oder abgewürgt wird, dann entstehen vielfältige Gefährdungen, z.B. Sucht.
Das Gegenteil, dass nämlich durch zu viel Freiraum Sucht entsteht, stimmt nur dort, wo keine konstruktiven Orientierungshilfen vorhanden sind.

Glück, aber sofort!

Jede Sucht ermöglicht die schnelle Befriedigung eines erlebten Mangels. Wer süchtig ist, weiß immer, was ihm fehlt, und er kann sich selbst „satt machen“.
Das Suchtmittel versagt sich nie, es ist „gefügig“. Damit ermöglicht es die Selbstsuggestion, man sei unabhängig von anderen Menschen: Der Süchtige braucht die anderen nicht zu seinem Glück. Da ist er dann scheinbar - der ersehnte Freiraum.
Die Verheißung der Machbarkeit des Glücks, und dass es schnell zu haben sei, finden ihre Entsprechung und Nahrung in den Leitmotiven unserer Erwachsenen-Gesellschaft: Schnelligkeit, Machbarkeit, Maßlosigkeit.

Davor müssen Jugendliche geschützt werden, nicht zuletzt durch eine ehrlichere Auseinandersetzung der Erwachsenen mit ihrem Alkoholgott.

Einige originelle Vorschläge aus einem Antileitfaden für den Drogenkonsum (Brosch, Juhnke 1996, S. 11):

- Erzählen Sie Ihren Freunden in Anwesenheit Ihrer Kinder, wie toll Ihre Kinder sind und dass Sie erwarten, dass sie immer gewinnen.
- Gehen Sie wegen jeder Kleinigkeit zum Arzt und nehmen Sie beim leisesten Anzeichen von Unwohlsein Medikamente.
- Treffen Sie die Entscheidungen für Ihre Kinder und lösen Sie deren Probleme.
- Lassen Sie Ihre Kinder keine Erfahrungen mit Müdigkeit, Kälte, Kränkungen, Abenteuern, Fehlern, Problemen etc. machen.
- Am besten haben Sie von vorneherein Schuldgefühle. Sie wissen: Eltern machen alles falsch!

Die Unterscheidung zwischen Genuss und Sucht kann nicht moralisierend erlernt werden, sondern über Rituale und Gefühl erworben werden.
Rituale können das Maß von Genussmitteln regeln. Allerdings fehlen uns anerkannte ekstatische Rituale und Tranceformen. Einzig der Tanz und die Musik bieten da Chancen. Meditative Ekstase braucht verantwortlichen Rahmen und Führung, auch hier gibt es eher Verführung.
Sucht täuscht Konfluenz - Eins sein - vor.
Der Wunsch als solches ist nicht falsch, und eine Suchtvorbeugung wäre, wenn Jugendliche (aber auch Kinder und Erwachsene) miteinander Trance, Begeisterung, Ekstase erfahren dürfen.

Haben Sie sich schon einmal in Trance gesungen oder getanzt?
Welche meditativen Formen kennen und nutzen Sie?

Sucht ist auch logische Flucht

Vielleicht ist der Zusammenhang auch ganz einfach:
Je zufriedener das Alltagsleben einen Menschen macht, desto weniger ist er anfällig für ein selbstschädigendes Davonlaufen.
Dafür braucht er dann nur noch Vorbilder und Gelegenheiten. Beides gibt's genug.

Vergleichen macht sicher

Konkurrenz ist auch Orientierungshilfe.
Wer als Kind mit Gleichaltrigen Erfahrungen machen konnte, wird sich als Jugendlicher im Vergleich mit anderen leichter tun. Konkurrenz ist angstbesetzt, jedoch meist nur dort, wo sie zur Über- oder Abwertung gedient hat.

Es geht auch um die eigene

Standortbestimmung

Nehmen Sie die Kriterien und lassen Sie diese noch ergänzen.
Entwerfen Sie eine Skala von 1 bis 10 und laden Sie Jugendliche ein, sich damit selbst einzuschätzen.
Achten Sie auf die Kommentare dabei, in denen die ganze (überspielte) Unsicherheit spürbar werden kann.
a) Wie stark bin ich?
b) Wie witzig und schlagfertig kann ich sein?
c) Wie sehr kann ich mich auf Freunde verlassen?
d) Wie geschickt kann ich beim Lügen oder Verheimlichen sein?
e) Wie cool (nervenstark) bin ich?
f) Wie attraktiv bin ich?
g) Wie mächtig kann ich sein?
h) Wie interessant bin ich sexuell?

Klärende Antworten auf diese wichtigen Fragen sind mit Konkurrenz verbunden. Ohne konstruktive Suche nach Vergleich ist keine Standortbestimmung möglich.

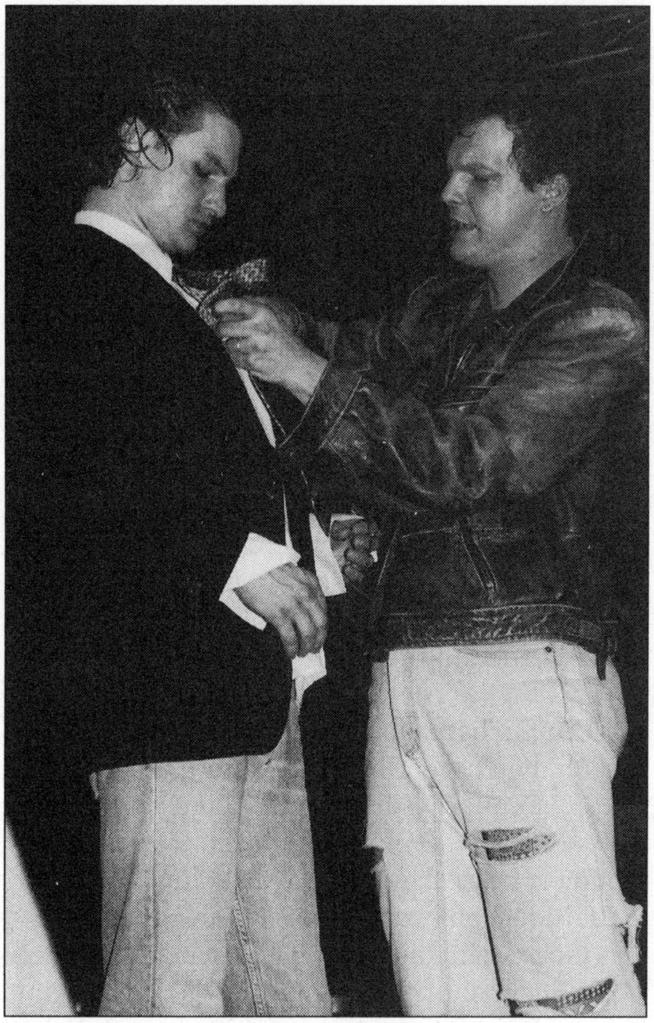

5.3. Erwachsene: Krisen zulassen

Wann ist ein Erwachsener erwachsen?
Gerade, wenn es um so ursprüngliche Gefühle geht wie Angst, Lust und Aggression, dann werden auch alle kindlichen Erfahrungen in uns wach, alle „alten Geschichten" kommen in Gang, und wir werden zu groß gewordenen Kindern.

Besonders dann, wenn aktuelle Umstände uns labil machen, wenn wir also Krisen erleben, tauchen alte Muster des Fühlens und Handelns auf. Das kann zunächst gut und wertvoll sein, etwa wenn es erfolgreiche Muster waren.
In den meisten Fällen erleben Erwachsene heutzutage in Krisen keine Unterstützung, denn „Jeder muss allein mit seinen Problemen fertig werden". Die typische Schwäche unserer Kultur ist dabei eben, dass der Erwachsene glaubt, mit seinen Problemen allein zu sein, allein sein zu müssen, und daher nur „die Schuld bei anderen" oder „die Schuld bei sich selbst" suchen zu können.
Beides hilft zur Krisenbewältigung wenig bis gar nicht.

Einige Themen, die im erwachsenen Leben zu Krisen und dadurch zu Gefühlsturbulenzen führen, wollen wir hier aufzeigen und zusammenstellen:

StudentIn sein - Was ist das?

Ist ein Student erwachsen oder nicht?
Studenten selbst erleben sich im dauernden Wechselbad. Viele leben erstmals nicht im Elternhaus, sollen über sich frei entscheiden, sind unsicher, was sie selbst wollen, sind noch unsicherer, ob sie einmal als Arbeitskräfte Chancen haben.
Partnerschaft und Kinder sollen nicht zu lange hinausgeschoben werden, und der Erfolg wartet auch nicht ewig. Das ist nur ein kleiner Ausschnitt von dem, was StudentInnen Angst macht.
Die Einsicht, dass die Umstellung des Lebensstils auch Entwicklungsraum braucht, dass also die Forderung nach schnellem, zielgerichtetem Studieren unrealistisch, ja sogar störend für die Persönlichkeitsentwicklung sein kann, ist noch nicht öffentlich gestützt.

Von der Zweisamkeit zum Dreieck

„Moderne" Paare probieren's symmetrisch, das heißt, jede/r hat im Prinzip dieselben Rechte und Pflichten. Wer was macht und wer was darf, wird dann jeweils ausgehandelt oder ausgestritten. So weit so fair und ganz gut.

Kommt ein Kind dazu, wird's zunächst einmal anders. Da gibt es keine symmetrische Gleichheit (Watzlawick 1969, S. 69), sondern jetzt wäre das einander Ergänzen (komplementäres System) angebracht: Die Mutter ist näher beim Kind, der Vater sichert zunächst mehr das Drumherum. Und da beginnen die neuen Probleme: Der Vater soll doch ein „neuer Mann" sein, also am besten auch stillen, die Mutter fürchtet um ihre gesellschaftliche Rolle, der Mann fühlt sich konkurrenziert durch das Kind, der Lebensrhythmus wird völlig verändert, die lustigen Abende unter Gleichaltrigen fallen weg usw. Und glücklich soll man natürlich auch sein, denn das Kind ist doch sooo lieb.
Zwischen Angst, Lust und Aggression brechen hier große Turbulenzen aus.

Wichtigste Hilfe ist dabei zunächst, gemeinsam wohlwollend zu verstehen, dass diese Phase heutzutage eben schwierig ist. Weiter hilft es, auf gemeinsame Zeiten zu achten, in denen - durchaus methodisch unterstützt - die beiden Partner ihre Bilder von Elternsein, von Erziehung, von Verantwortung, von Enttäuschung usw. austauschen. Methodisch unterstützt heißt, durch die Wahl bestimmter Ausdrucksmittel und Spielregeln dafür zu sorgen, dass man nicht vorschnell ins Bewerten, Fordern und Beschuldigen kommt, sondern genug Raum für das gegenseitige Mit-Teilen bleibt.

Mitteilen

Unterstützende Ausdrucksmittel sind etwa:

- Einander Briefe schreiben: „Lieber Vater/liebe Mutter meines Kindes! ..."
- Ein Bild von Familie zeichnen und einander vorstellen.
- Wichtige und weniger wichtige Fragen auf Zetteln schreiben, dann wie bei einem Gesellschaftsspiel ziehen und erst ablegen, wenn die Frage - vorläufig - erledigt ist.
- Einen Plan von einem Traumhaus für die Familie entwerfen.

Ist mein Kind gut genug?

Natürlich, werden Sie sagen!
Sind Sie aber wirklich frei von diesem allgegenwärtigen Konkurrenzdruck, was Kinder betrifft? Gehen Sie mal mit Tarnkappe zu einem Elternsprechtag in eine Schule. Um wieviel Stolz oder Verzweiflung geht es da! Bei vielen Eltern scheint der Selbstwert sogar bei Arbeitslosigkeit weniger in Gefahr, als wenn ein Kind in der Schule schlecht mitkommt.
Die Sorge um die Karriere des Kindes hat einen verständlichen Kern; aber der darf nicht darüber hinwegtäuschen, wieviel Druck in vielen Familien produziert wird und Kinder und Eltern „verrückt" macht.
Da bedarf es zunächst eines Prozesses der Lockerung, der Entkrampfung.

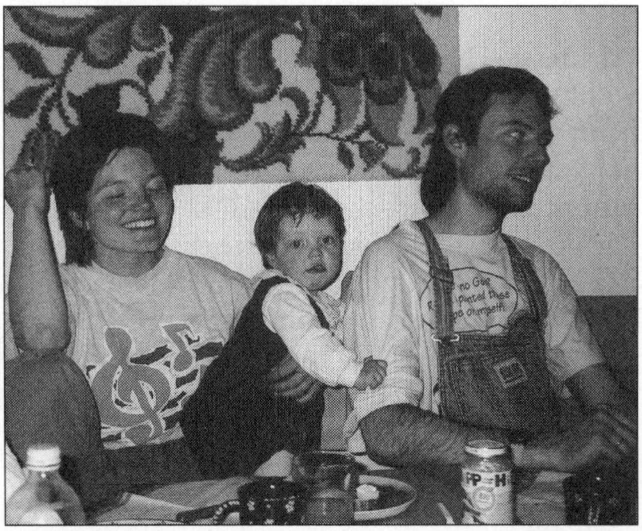

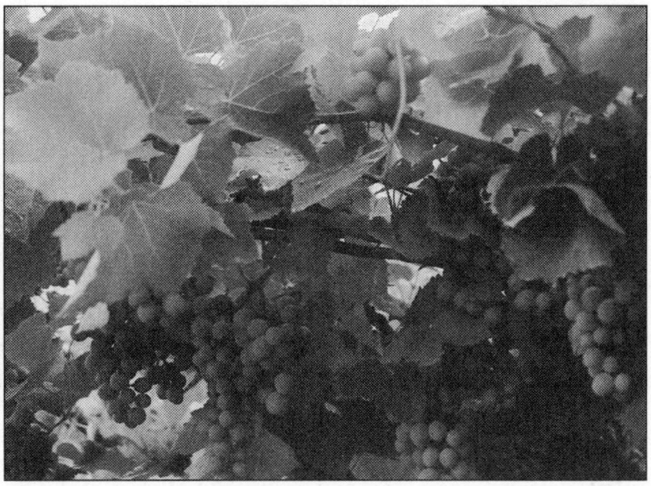

„Mit der Reife wird man immer jünger."
Hermann Hesse

Abschied von der Jugend

Und dann beginnt bei vielen Männern und Frauen die „Mitleid-Crisis". Die können Sie bei sich selbst so erkennen:

- Sie sind nicht mehr auf dem Laufenden bei den Musiktrends.
- In manchen Cafés oder Kneipen haben Sie das Gefühl, nicht mehr ganz dazuzugehören.
- Bei andersgeschlechtlichen Mitmenschen überlegen Sie plötzlich, wie alt die wohl sind.
- Irgendjemand erzählt von den ersten grauen Haaren, und Sie denken an die eigenen dabei.

Na und?

- Eigentlich sind wir doch klug genug, um die gesellschaftlichen Mechanismen zu durchschauen und zu kritisieren, die den Jugendlichkeitskult zur Konsumförderung benutzen und pflegen.
- Eigentlich sind wir doch sicher genug, um „dazu stehen zu können", dass wir nicht jung, sondern „reif" sind.
- Eigentlich wissen wir doch, dass diese Lebensphase wunderbare Möglichkeiten der Bilanz, der Weiterplanung, der Neuorientierung bietet.

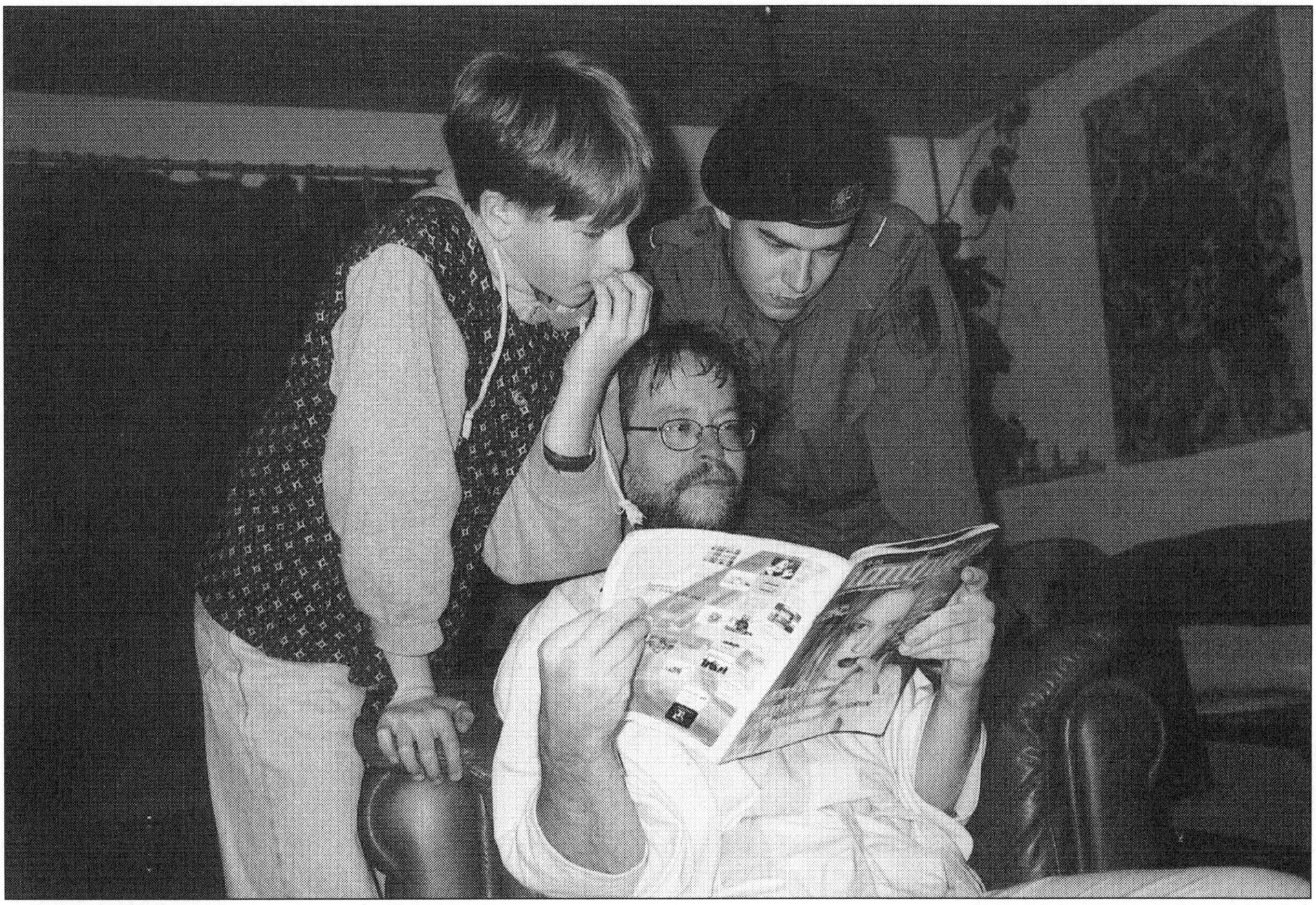

Aber wenn wir schon in den vorigen Lebensphasen gelernt haben, mit allem selbst und allein fertig werden zu müssen, dann überfällt uns jetzt die große Einsamkeit, und dann greifen die oben genannten Fähigkeiten („eigentlich ...“) nicht. Dann schaffen wir es höchstens, über den Bauchansatz und die ersten grauen Haare mit anderen blöd zu witzeln, oder diese Lebensthemen mit Aktivität (Karriere!) zu überdecken.
Vielleicht konzentrieren wir uns auch ganz heftig auf die Kinder (siehe das vorige Thema). Denn tief drinnen herrscht die große Angst vor dem Altwerden.

Hier nutzen
- der wohlwollende Blick in den Spiegel,
- das offene Gespräch mit Gleichaltrigen,
- gelegentliche Fortbildungen, die auch Selbsterfahrungselemente enthalten;

Fragen wie:
- Will ich so weiter machen bis zur Rente?
- Welchen Sinn hat mein Leben bisher gehabt?
- Was habe ich versäumt und was ist mir gelungen?
Stille und innere Ruhe wird so manche Fragen aufwerfen und auch beantworten.

Der Kampf gegen den Abstieg

Spätestens kurz vor dem 50er wird's für die meisten von uns kritisch.
Auch jetzt ist Überspielen noch in, und dann gibt's natürlich die ganz Tollen (nicht nur in den Talk-Shows), die uns überzeugend zu verstehen geben, dass älter werden ein Gewinn ist, denn schließlich wird Politik und Wissenschaft von reifen Menschen gemacht ...

Ab diesem Alter werden die Gefühle Angst, Lust und Aggression in einem höheren Maß von Außenzuschreibungen beeinflusst als in den Jahren davor.

Angst

„Dass sich ältere Menschen vor allem Möglichen fürchten, ist normal, geradezu notwendig."
„Was, das traust du dich noch? Noch mal in eine andere Stadt ziehen?
Noch mal was Neues lernen? Noch mal eine neue Beziehung starten? Du spinnst wohl ein bisschen!"
„Alte Leute, die den mutigen Helden spielen, wirken auf mich immer etwas peinlich."
Aha! Jetzt wissen sie's, die Alten, und werden wieder brav, wie sie es schon als Kinder gelernt haben.
Angst haben gehört jetzt zum guten Ton.

Lust

„Naja, ich hab da neulich gehört, dass es sexuelle Interessen noch im hohen Alter geben soll.
Eine irgendwie komische Vorstellung."
„Schau mal, da gehen zwei Alte Hand in Hand! Wie rührend!"
„Nein, Oma, unsere heutigen Witze verstehst du nicht mehr!"
„Wenn ältere Leute so ungeniert lachen, wirkt das auf mich immer etwas peinlich."

Aha! Lust ist nichts für Alte.

Aggression

„Opa, reg dich nicht so auf! Denk an Dein Herz!"
„In Ihrem Alter sollten Sie eigentlich schon etwas abgeklärter sein."
„Ältere Leute, die wütend werden, wirken auf mich immer ein bißchen lächerlich."

Aha! Aggression ist nichts für Alte.

Es ist schwer, sich gegen solche Zuschreibungen zu behaupten.
Es ist ja die Angst vor dem eigenen Älterwerden, die solche Zuschreibungen produziert.

Sofern die Kraft da ist, hilft hier ein Gemisch aus Aggression und Lust:
Humorige Kreationen wie Kabarett-Szenen, Lieder und pfiffige Texte könnten in Gruppen erarbeitet werden, die Freud und Leid des Älterwerdens darstellen. Für so etwas findet sich auch leichter Publikum als für ernste Aufklärungsaktionen.

In vielen Kulturen werden kleine Kinder absichtlich von Großeltern aufgezogen.
Dabei ist zu beobachten, dass diese beiden Generationen am ehesten eine tolerante Gelassenheit gegenüber den Bedürfnissen der anderen aufbringen, dass sie einander eher so nehmen, wie sie sind.
Natürlich sind auch viele ältere Menschen verbraucht oder pädagogische Quälgeister, aber es gibt auch viele ungenutzte Schätze.
Noch immer gibt es kaum echte Konzepte, Seniorenheime mit Kindergärten zu kombinieren.
LehrerInnen können mit den Kindern ein Projekt machen: Wie fühlen, denken, leben Menschen, wenn sie alt sind.

Letztlich münden alle Gefühle, die mit dem Altwerden zu tun haben, in ein Thema: Das Sterben. Das Thema Sterben und Tod in allen Lebensphasen und allen pädagogischen Systemen zu fordern, zu fördern, zu gestalten, das hilft allen!

Rückblick

Diese Übungsform ist geeignet, den Lebensweg unter verschiedenen Blickwinkeln zu sehen, für Erwachsene ab Mitte 20 geeignet.

Lebenspanorama

Nehmen Sie sich ein ausreichend großes Blatt Papier, am besten länglich (ca. 90 cm lang) und zeichnen Sie links Datum und Ort Ihrer Geburt ein. Dann markieren Sie den Tag, an dem Sie diese Übung machen und lassen Sie noch Platz für Ihre restliche Lebenszeit frei. Das ist bereits ein erster Schritt - wieviel Lebenszeit gestehen Sie sich selbst noch zu? Zeitgefühle ändern sich mit den Jahren...
Dann teilen Sie das Blatt in ungefähre Zehnjahresabschnitte ein und schreiben die Zahlen dazu: 10 Jahre, 20 Jahre usw.

Nun wählen Sie einen Blickpunkt, unter dem Sie Ihr Leben betrachten möchten. Wir schlagen Ihnen das Thema „Abschiede - Übergänge - Wendepunkte" vor.
Wann war Abschied, Trennung, und was begann nachher?
Welche Emotionen tauchen dazu auf, wie können sie diese beschreiben, malen?
Vertrauen Sie Ihrem eigenen Gefühl und zeichnen Sie dann mit Symbolen und Wörtern Ihre Eindrücke und Erinnerungen in die Abschnitte ein.
Nehmen Sie Ihre körperlichen Empfindungen beim Malen wahr und ernst.
Und versuchen Sie ruhig, Ihr Bild über den heutigen Tag hinaus zu malen.

Günstig wäre, wenn Sie dann Ihr Bild jemandem zeigen können oder es überhaupt mit einem Partner machen. Schreiben Sie danach vielleicht eine Geschichte, einen Text oder einfach Ihre Gedanken auf.

Bewahren Sie Ihr Bild auf, es kann später eine gute Quelle des Verständnisses für Sie selbst sein.

Es wird vielleicht auch noch die Todestunde
Uns neuen Räumen jung entgegensenden,
Des Lebens Ruf an uns wird niemals enden ...
Wohlan denn, Herz, nimm Abschied und gesunde!
Hermann Hesse

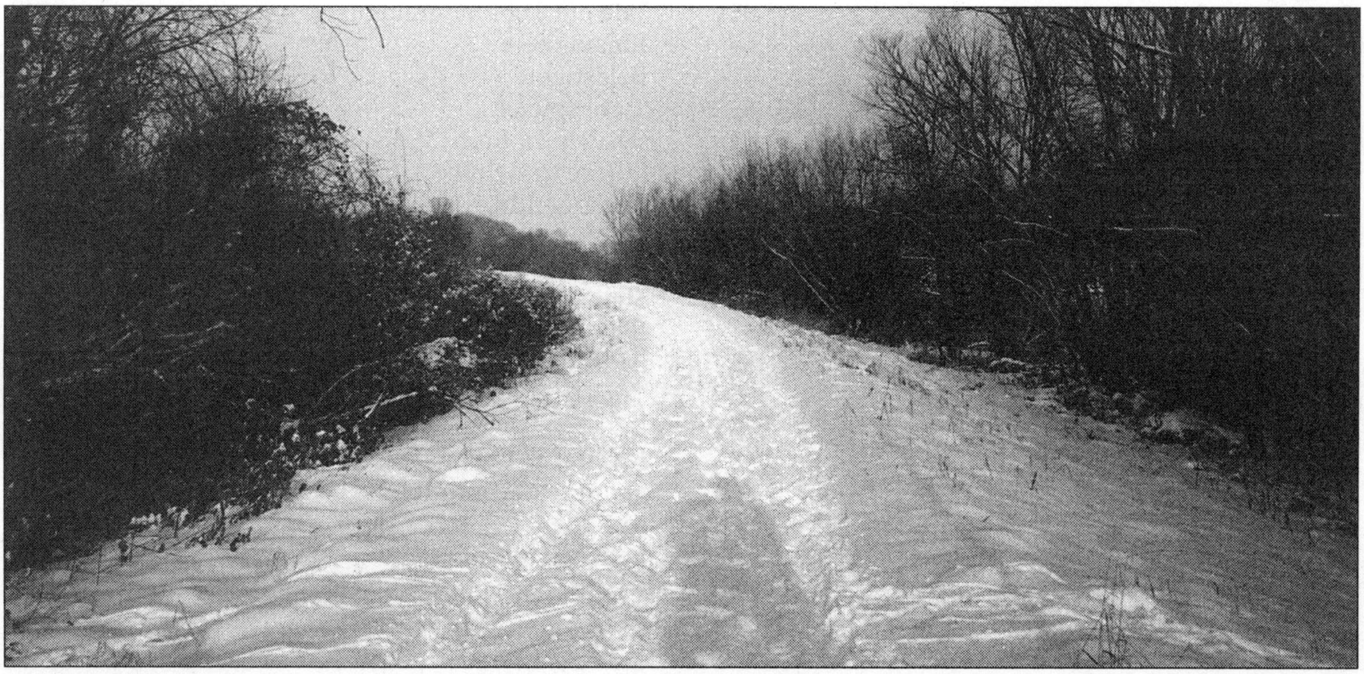

Verzeichnis der Methoden, Impulse und Spiele

Literatur

Adler, Alfred (1973): Heilen und Bilden. Fischer, Frankfurt.

Bach, George R., Goldberg, Herb (1981): Keine Angst vor Aggression. Fischer, Frankfurt a.M.

Baer, Ulrich (1988): Gruppe & Spiel, 4/1988, Akademie Remscheid.

Balint, Michael (1991): Angstlust und Regression. Klett-Cotta, Stuttgart.

Bassermann, Lujo (1992): Das älteste Gewerbe. Ullstein, Frankfurt a.M.

Benjamin, Walter (1969): Über Kinder, Jugend und Erziehung. Edition Suhrkamp, Frankfurt a.M.

Brecht, Bert (1967): Der hilflose Knabe. Gesamtausgabe Suhrkamp, Frankfurt.

Brosch, R., Juhnke, G. (1996): Zum Thema Sucht. Broschüre des BMGK, Wien, Tel. 711 72 4700.

Finkeldey, R. (1997): Testen Sie Ihre Emotionale Intelligenz. Bechtermünz Verlag, Augsburg.

Fossum, Lynn (1995): Ängste überwinden. Überreuter, Wien.

Foucault, Michel (1993): Der Gebrauch der Lüste, Sexualität und Wahrheit 2. Suhrkamp, Frankfurt.

Friedmann, Andrea (1996): Der Engel, die Mutter, das Kind. Praxisarbeit zum Lehrgang Gestaltpädagogik.

Goleman, D. (1995): Emotionale Intelligenz. Carl Hanser Verlag, New York.

Gossmann, Ulla (1996): Körperkult als Seifenoper. In: Psychologie heute, August 1996, Beltz Verlag, Weinheim.

Guha, Anton-Andreas (1990): Die ungeliebte Lust. Campus, Frankfurt.

Gumplmaier, Plattner, Reichel (1996): Arbeit macht das Leben ... Bohmann Verlag, Wien.

Hacker, Friedrich (1971): Aggression. Molden. Wien-Zürich.

Hausmann, B., Neddermeyer, R. (1996): Bewegt sein. Junfermann, Paderborn.

Heyne, Claudia (1993): Täterinnen. Kreuz Verlag, Zürich.

Höhmann-Kost, A. (1991): Bewegung ist Leben. Junfermann, Paderborn.

Jugendstiftung Baden Württemberg (1993): Erlebnispädagogik. Ökotopia, Münster.

Kast, Verena (1989): Der schöpferische Sprung. dtv, München.

Kast, Verena (1996): Vom Sinn der Angst. Herder, Freiburg in Breisgau.

Koch, F., Lutzmann K.H. (1989): Stichwörter zur Sexualerziehung. Beltz, Weinheim - Basel.

Lager, Wolfgang (1996): unveröffentlichtes Manuskript, St.Pölten.

Leymann, Heinz (1993): Mobbing. rororo aktuell 13351, Reinbek.

Loewit, Kurt (1989): Der Sinn der Sinnlichkeit, in: Auer-Frantsits: Sexualität zwischen Verdrängung und Befreiung. Bundesverlag, Wien.

Luczak, Hania (1996): Angst. In: Geo 4/1996, Gruner + Jahr, Hamburg.

Metzmacher, Bruno u.a. (1996): Therapeutische Zugänge zu den Erfahrungswelten des Kindes von heute (Band 1). Junfermann, Paderborn.

Miller, Alice (1980): Am Anfang war Erziehung. Suhrkamp, Frankfurt/Main.

Petzold, H. (Hrsg. 1995): Die Wiederentdeckung des Gefühls. Junfermann, Paderborn.

Petzold, H. (1985): Leiblichkeit. Junfermann, Paderborn.

Petzold, H. (1988): Integrative Bewegungs- und Leibtherapie. Junfermann, Paderborn.

Rabenstein, Reinhold (1989): Lernen kann auch Spaß machen. Ökotopia, Münster.

Rabenstein, R., Reichel, R. (1993): Großgruppen-Animation. Ökotopia, Münster.

Rabenstein R., Reichel R., Thanhoffer M. (1993): Das Methodenset. 5 Bücher für Referenten und Seminarleiter. Ökotopia, Münster.

Rahm, Otte, Bosse, Ruhe-Hollenbach (1993): Einführung in die Integrative Therapie. Junfermann, Paderborn.

Reiners, A. (1995): Erlebnis und Pädagogik. Jürgen Sandmann, München.

Reichel, Gusti (1995): Lebendig statt brav. Ökotopia, Münster.

Reichel, René, Scala, Eva (1996): Das ist Gestaltpädagogik. Ökotopia, Münster.

Richter, H. E. (1992): Umgang mit Angst. Hoffmann und Campe, Hamburg.

Riemann, Fritz (1987): Grundformen der Angst. Reinhardt, München.

Saum-Aldehoff, Thomas (1996): Triebkraft Todesfurcht. In: Psychologie heute, Juni 1996. Beltz, Weinheim.

Schachl, Hans (1991): Lernen ohne Angst. Broschüre des österr. BMfUK , Schulservice. Manz, Wien.

Schellenbaum, B., Werthmüller, H. (1994): Einfach eine Sauwut. TZT-Zinnober Nr. 17. Sitzt-Verlag, Meilen.

Schenk, Herrad (1996): Wieviel Mutter braucht der Mensch? Kiepenheuer und Witsch, Köln.

Schiffer, Eckhard (1993): Warum Huckleberry Finn nicht süchtig wurde. Beltz, Weinheim.

Schulte-Markwort, Michael (1994): Gewalt ist geil. Trias, Stuttgart.

Schwarz, Gerhard (1987): Die heilige Ordnung der Männer. Westdeutscher Verlag, Opladen.

Selg, Herbert, Mees, Ulrich, Berg Detlef (1988): Psychologie der Aggressivität. Verlag für Psychologie, Göttingen.

Senger, Gerti, Hoffmann, Walter (1993): Österreich intim. Amalthea Verlag, Wien-München.

Sennet, Richard (1993): Verfall und Ende des öffentlichen Lebens. Die Tyrannei der Intimität. Fischer, Frankfurt a.M.

Sicherheitsmagazin der BS (1997): Aggression. Nr. 4/97, AUVA, Adalbert Stifter Str. 65, A-1200 Wien.

Taeni, Rainer (1976): Latente Angst: das Tabu der Abwehrgesellschaft. Verlag Association, Hamburg.

Thanhoffer, M./Reichel, R./Rabenstein, R. (1992): Kreativ unterrichten. Ökotopia, Münster.

Watzlawick, P. u.a. (1969): Menschliche Kommunikation. Huber, Bern.

Winnicott, D.W. (1991): Von der Kinderheilkunde zur Psychoanalyse. Fischer, Frankfurt a.M.

Unser Team

ReferentInnen und TrainerInnen der AGB

Lisa Kolb
Neubaugasse 51/1/10, A-1070 Wien,
Tel: 01/52 445 01

Paul Lahninger
Süßmayerstr. 20, A-5020 Salzburg
Tel: 06 62/ 82 47 77, Fax: 8 24 77 -4

Mag. Manfred Perko
Raiffeisenstr. 166, A-8041 Graz,
Tel: 03 16/ 47 24 81

Reinhold Rabenstein
J.W. Kleinstr. 36, A-4040 Linz,
Tel/Fax: 07 32/ 75 05 40

Dr. René Reichel
Radeberger Hauptstr. 27, A-3105 St. Pölten,
Tel/Fax: 0 27 42/ 36 35 74

Dr. Michael Thanhoffer
Waidhausenstr. 8/1, A-1140 Wien,
Tel: 01/ 91 41 -0 51, Fax: -0 53

Dr. Berhard Weiser
Hußlstr. 56, A-6130 Schwaz,
Tel: 0 52 42/ 66 73 82, Fax: 66 73 84

Toni Wimmer
A-2392 Sulz im Wienerwald 154/3/2,
Tel: 0 22 38/ 84 29, Fax: 0 22 38/ 88 85

für

Seminare, Lehrgänge und Moderationen

Sie können uns als TrainerIn und ReferentIn für Ihr Seminar, für einen Lehrgang – speziell auf Ihre Bedürfnisse zugeschnitten – und für Ihre Teamveranstaltungen als ModeratorIn anfordern.

Supervision, Coaching und Praxisberatung

Durch Ausbildung und langjährige Erfahrung bieten sich die Referenten der AGB als BeraterInnen und SupervisorInnen für Einzelpersonen und Gruppen an.

Aktion und Animation

Wir unterstützen Sie bei der Planung und Durchführung von Festen, Spielaktionen, thematischen Animationen.

Gestaltung von Veranstaltungen

Entwicklung und Realisation kommunikativer und animativer Elemente für verschiedene Veranstaltungen: von der Raumgestaltung bis zur Gesprächsleitung, vom Markt bis zum Symposion: Mitarbeiter, Methoden, Material.

Verleih von Spielen, Spielmaterial und Spielgeräten

AGB-Shop-Wien

AGB

Arbeitsgemeinschaft für

Gruppen-Beratung

Unsere Angebote

für Lehrerinnen und Lehrer, Direktorinnen und Direktoren: "Kreativ unterrichten und wirksam kooperieren"

Unser Referententeam hat für Lehrer eigene Angebote der Weiterbildung und beratenden Begleitung - dies sowohl für Lehrerkollegien einer einzelnen Schule, wie auch für Lehrer aus Bezirken oder eines Schultyps.

Lebendig unterrichten

Methoden und Möglichkeiten, Themen lebendig und kommunikativ zu bearbeiten - lehren und lernen mit abwechslungsreichen Kommunikationsmedien wie Rollenspielen, Kurz-Szenen, Plakaten, Bildern, Schattenspiel, Bewegung.
Anregende Kommunikations-Strukturen für die Klasse.
Lockernde, kotaktreiche Impulse.
Form: 2-5 tägiges Seminar, oder mindestens 5 Nachmittage á 3 UE

Schulveranstaltungen und Feste

Wie erlebnisreiche Feste, Aktionen und Veranstaltungen vorbereitet und gemeinsam durchgeführt werden können - mit Beteiligung der Lehrer und Schüler. Form: 3-5 tägiges Seminar

Kreative technische Medien

Dias, Overhead, Kurzfilme und Video können zu thematischer und persönlicher Kommunikation anregen und zum kreativen Umgang mit diesen Medien führen. Form: 3-5 tägiges Seminar oder mindestens 3 Nachmittage á 4 UE

Kreative Medien: Tanzen, Malen, Rollenspielen

Selbsterfahrungsseminsr für Lehrer mit musischen und lebenskundlichen Fächern sowie zur Erweiterung der persönlichen Erlebnis- und Ausdrucksfähigkeit: sich selbst im Kontakt mit anderen spüren, ausdrücken, annehmen. +
Form: 4-5 tägiges Seminar

Lehrer-Gruppe: Supervision

Bei mind. 10 Treffen bearbeiten die Kollegen (max. 8 Teilnehmer) ihre persönlichen Berufserfahrungen, entdecken die Quellen ihrer Enttäuschungen und Hoffnungen, schöpfen Energie und Klarheit für ihre Rolle. Form: 10 Abende oder Nachmittage á 2,5 UE

Gordon-Lehrer-Training

10 teiliges Training partnerschaftlichen Verhaltens mit Lehrern, Konfliktlösungen ohne Verlierer, Entwicklung eines annehmenden Selbstbildes.
Form: 10 Nachmittage oder Abende mit Gordon-Arbeitsmaterialien

Team-Training

Verbesserung der Kommunikation und Kooperation im Lehrer-Kollegium - für Mitglieder einer bestehenden Abteilung, Arbeitsgruppe oder für die gesamte Lehrergruppe an einer Schule.
Form: mindestens 5 Nachmittage á 4 UE

Gestaltpädagogik

Einführungsseminar in die Grundlagen und Methodik der Gestaltpädagogik: Identitäts- und Persönlichkeitsentfaltung, Kontakt-Begegnung-Beziehung, integratives Lernen.
Form: 3-5 tägiges Seminar

Projektunterricht

Wie selbstorganisiertes, bedeutungsvolles und ergebnisorientiertes Lernen möglich wird: Methoden, Grundlagen, Kompetenzen.
Form: 3-5 tägiges Seminar

Alle diese Angebote werde auf die speziellen Interessen einer Lehrergruppe/Schule angepaßt und können direkt mit uns oder über das zuständige PI veranstaltet werden.

Das TrainerInnen-Team der

AGB

Arbeitsgemeinschaft für

Gruppen-Beratung

Büro Wien: Waidhausenstr. 8/1, A-1140 Wien